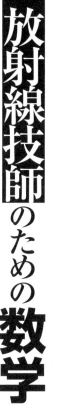
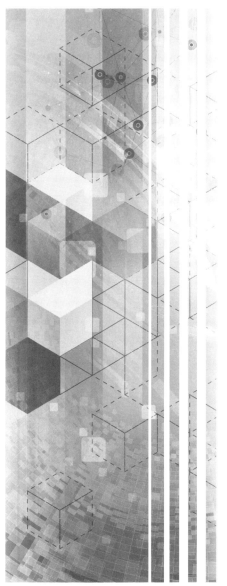

Base of Medical Science

放射線技師のための数学

著 福田 覚

3訂版

医療科学社

ISBN978-4-86003-468-9

ま え が き

　この本は放射線技師を志す人のために書いたものである．それ故，本書で取り扱っている練習問題などはほとんど放射線物理，放射線の測定，電気工学などに出てくる．これらの教科書の中に出てくる数式，あるいは計算が，いかにして導かれたか，また，その基礎となっているのは何か，を現したいということが目的でもある．

　全体の構成として，式と計算，方程式，複素数と三角関数，指数と対数，微分，積分，微分方程式，ベクトルと行列式，確率と統計及び数表からなっている．

　数学の専門家になるわけではないから，必要なものから始めてよい．式の中で，証明を必要とするものが数多くあるが，ほとんど省略して使っている．

　これだけで数学は十分であるということでは決してない．この本では数学Ⅰや基礎解析の中の問題，放射線の問題を必要と思われるところだけ取り上げ編集した．

　このような点に注意し，有効に利用していただきたい．願わくば多くの人に少しでも役に立てば幸いである．また，たくさんの方々の，いろいろな意見をききながら改訂していこうと考えている．

　　1991年1月

　　　　　　　　　　　　　　　　　　　　　　　　著　　者

三訂 2 刷に際して

本書は 1991 年に初版が刊行され，数次の改訂を経て今日まで 23 年という長い時間ご活用いただいてきた．

初版当時は X 線写真はフィルムが主体であり，診断装置などはまだ発達の途中であったが，今やデジタルの時代である．そして近年では，次々に新しい画像診断装置が開発され，医療に日常的に使われていることは周知のとおりである．これらにはデジタル画像技術，画像情報，画像機器工学の著しい進歩が応用されている．ソフト，ハードの面において，いかに数学の応用面が広がったかということである．

一例をあげてみるとデジタル画像処理では，エッジ検出に一次微分処理，二次微分処理があり，空間周波数処理にフーリエ変換，その他，いろいろな処理法があるなど高度の知識を必要としている．これらはいずれも数学の応用であり，基礎となる数学の学習が非常に重要である．本書は，放射線物理学，放射線計測学，医用画像情報技術学などに出てくる数学や，計算式をいたるところにとり入れており，放射線技師を目指す人にとっての良い参考書になると思っている．

読者の中には高校 1 年生のとき数学を学んで以来その後勉強せずにいる人，社会人となって久しく数学から離れている人がいるかもしれない．また，数学が得意な方にはいまさらと思われるやさしい正負の問題，因数分解，指数，対数から始めて，微分，積分，ベクトルまで基礎的な事柄を学習していけるように編集した．数式の中には，正しくは証明を必要とする所もあるが，ほとんど省略し，結果のみを使っているものもある．

まず例題で試す，次に，問題を解くという要領で進めるとよい．必ず自分のためになると確信している．本書を効果的に，有効に利していただき，多くの方々に，お役に立つことを心から願っている．

不足な点や思わぬ不備な点があるかもしれない．多くの方々のご批判やご意見をいただき改良していきたい．

2014 年 4 月

著　者

目　　次

第1章　式と計算 ……………………………………………………… 1

1・1　数 ……………………………………………………………… 2

1・1・1　数の体系 ………………………………………………… 2

1・1・2　数の位どり ……………………………………………… 3

1・2　整　数 ………………………………………………………… 3

1・2・1　計算の基本法則 ………………………………………… 3

1・2・2　正の数と負の数 ………………………………………… 6

1・2・3　約数と倍数 ……………………………………………… 6

1・2・4　素数と合成数 …………………………………………… 7

1・2・5　累　乗 …………………………………………………… 8

1・3　文字と式の計算 ……………………………………………… 9

1・3・1　文字と式 ………………………………………………… 9

1・3・2　文字式の基本法則 ……………………………………… 9

1・3・3　数量と文字 ………………………………………………10

1・3・4　積の形の表し方 …………………………………………10

1・3・5　小数と分数 ………………………………………………12

1・3・6　総和の公式 ………………………………………………15

1・4　平方と平方根 …………………………………………………16

1・4・1　平　方 ……………………………………………………16

1・4・2　平方根 ……………………………………………………16

iii

目　次

　　　1・4・3　分母の有理化 ……………………………………18

　　　1・4・4　二重根号 …………………………………………19

　　　1・4・5　平方根の数表 ……………………………………20

　　　1・4・6　開　平 ……………………………………………21

　　　1・4・7　$\sqrt{c}$ の近似的求め方 ……………………………21

　　1・5　整　式 ………………………………………………23

　　　1・5・1　整式演算の基本法則 ……………………………23

　　　1・5・2　単項式の乗法 ……………………………………25

　　　1・5・3　大きい数や小さい数の表し方 …………………25

　　　1・5・4　整式の割り算 ……………………………………26

　　　1・5・5　整式の乗法公式 …………………………………27

　　　1・5・6　因数分解 …………………………………………28

第2章　方程式と解法 ……………………………………35

　　2・1　恒等式と方程式 ……………………………………36

　　　2・1・1　恒等式 ……………………………………………36

　　　2・1・2　方程式 ……………………………………………36

　　　2・1・3　一次方程式の解き方 ……………………………37

　　　2・1・4　一次式 ……………………………………………41

　　　2・1・5　比例式 ……………………………………………42

　　2・2　二次方程式 …………………………………………44

　　　2・2・1　二次方程式の解法 ………………………………44

　　　2・2・2　二次方程式の根と係数 …………………………46

　　　2・2・3　因数定理 …………………………………………48

　　　2・2・4　判別式 ……………………………………………49

　　2・3　いろいろな方程式 …………………………………49

　　　2・3・1　分数方程式 ………………………………………49

目　次

2・3・2　無理方程式⋯⋯⋯⋯⋯⋯⋯⋯⋯⋯⋯51

2・3・3　高次方程式⋯⋯⋯⋯⋯⋯⋯⋯⋯⋯⋯51

2・3・4　連立方程式⋯⋯⋯⋯⋯⋯⋯⋯⋯⋯⋯51

2・4　グラフ⋯⋯⋯⋯⋯⋯⋯⋯⋯⋯⋯⋯⋯⋯53

2・4・1　一次式のグラフ⋯⋯⋯⋯⋯⋯⋯⋯⋯53

2・4・2　二次式のグラフ⋯⋯⋯⋯⋯⋯⋯⋯⋯54

第3章　複素数と三角関数⋯⋯⋯⋯⋯⋯⋯61

3・1　複素数⋯⋯⋯⋯⋯⋯⋯⋯⋯⋯⋯⋯⋯⋯62

3・1・1　複素数の体系⋯⋯⋯⋯⋯⋯⋯⋯⋯⋯62

3・1・2　複素数の四則演算⋯⋯⋯⋯⋯⋯⋯⋯63

3・1・3　共役複素数⋯⋯⋯⋯⋯⋯⋯⋯⋯⋯⋯64

3・2　直交座標と極座標⋯⋯⋯⋯⋯⋯⋯⋯⋯64

3・2・1　直交座標⋯⋯⋯⋯⋯⋯⋯⋯⋯⋯⋯⋯64

3・2・2　極座標⋯⋯⋯⋯⋯⋯⋯⋯⋯⋯⋯⋯⋯65

3・2・3　極形式⋯⋯⋯⋯⋯⋯⋯⋯⋯⋯⋯⋯⋯65

3・2・4　フェイソル⋯⋯⋯⋯⋯⋯⋯⋯⋯⋯⋯67

3・2・5　n巾根⋯⋯⋯⋯⋯⋯⋯⋯⋯⋯⋯⋯⋯68

3・3　三角関数⋯⋯⋯⋯⋯⋯⋯⋯⋯⋯⋯⋯⋯71

3・3・1　一般の角⋯⋯⋯⋯⋯⋯⋯⋯⋯⋯⋯⋯71

3・3・2　弧度法⋯⋯⋯⋯⋯⋯⋯⋯⋯⋯⋯⋯⋯73

3・3・3　重要な公式⋯⋯⋯⋯⋯⋯⋯⋯⋯⋯⋯75

3・3・4　加法定理⋯⋯⋯⋯⋯⋯⋯⋯⋯⋯⋯⋯76

3・3・5　積和公式⋯⋯⋯⋯⋯⋯⋯⋯⋯⋯⋯⋯77

3・3・6　和積公式⋯⋯⋯⋯⋯⋯⋯⋯⋯⋯⋯⋯77

3・3・7　いろいろな公式⋯⋯⋯⋯⋯⋯⋯⋯⋯78

3・3・8　三角関数表⋯⋯⋯⋯⋯⋯⋯⋯⋯⋯⋯79

目　次

3・3・9	立体角(Ω)	80
3・3・10	三角方程式の解法	81
3・3・11	媒介変数表示	83
3・3・12	逆三角関数	84
3・3・13	正弦定理と余弦定理	86
3・3・14	図形の平行移動と回転	86

第4章　指数と対数 ……93

4・1　指　数 ……94

4・1・1	累乗と累乗根	94
4・1・2	指数法則	95
4・1・3	指数関数表の使い方	95
4・1・4	指数方程式	96
4・1・5	指数関数のグラフ	97

4・2　対　数 ……99

4・2・1	対　数	99
4・2・2	対数の性質	99
4・2・3	対数方程式	101
4・2・4	対数関数のグラフ	101
4・2・5	対数を使う式	102
4・2・6	自然対数と常用対数の関係	105
4・2・7	対数表の引き方(1)	106
4・2・8	対数表の引き方(2)	107
4・2・9	比例部分の法則と七桁対数表	108
4・2・10	対数表の引き方(3)	108
4・2・11	対数計算	111

目　次

第5章　微　分　法 ……………………………………………117

5・1　極限値 ……………………………………………118

5・1・1　関数の極限値 ………………………………118

5・1・2　極限値に関する公式 ……………………118

5・1・3　三角関数の極限値 ………………………119

5・1・4　特殊な式の極限値 ………………………121

5・2　微　分 ……………………………………………122

5・2・1　平均変化率 …………………………………122

5・2・2　微分係数 ……………………………………122

5・2・3　導関数 ………………………………………124

5・2・4　微分公式 ……………………………………124

5・3　いろいろな関数の微分 ……………………126

5・3・1　$y=x^n$ の微分 ……………………………126

5・3・2　三角関数の微分 …………………………127

5・3・3　指数関数の微分 …………………………128

5・3・4　対数関数の微分 …………………………129

5・3・5　逆三角関数の微分 ………………………131

5・3・6　媒介変数表示関数の微分 ………………132

5・4　微分の応用 ……………………………………133

5・4・1　関数の概形 …………………………………133

5・4・2　速度，加速度 ………………………………135

5・4・3　高次導関数 …………………………………137

5・5　関数の展開 ……………………………………138

5・5・1　平均値の定理 ………………………………138

5・5・2　テイラーの定理とマクローリン展開 ……………139

5・5・3　指数関数と三角関数の関係 ………………141

vii

目　次

　　5・5・4　いろいろな関数の展開 ……………………141

　　5・5・5　近似値 ……………………………………142

　5・6　偏微分法 ……………………………………144

　　5・6・1　偏微分 ……………………………………144

第6章　積　分　法 ……………………………………151

　6・1　積　分 ……………………………………152

　　6・1・1　不定積分 …………………………………152

　　6・1・2　積分の基本公式 …………………………153

　　6・1・3　基本的な関数の積分 ……………………155

　　6・1・4　置換積分法 ………………………………156

　6・2　いろいろな関数の積分 ……………………158

　　6・2・1　三角関数の積分 …………………………158

　　6・2・2　指数関数の積分 …………………………159

　　6・2・3　有理関数の積分 …………………………160

　　6・2・4　部分積分法 ………………………………161

　6・3　定積分の計算 ………………………………162

　　6・3・1　区分求積法 ………………………………162

　　6・3・2　定積分 ……………………………………163

　　6・3・3　定積分の性質 ……………………………164

　　6・3・4　定積分の置換積分 ………………………165

　　6・3・5　定積分の部分積分 ………………………167

　　6・3・6　指数関数の定積分 ………………………167

　6・4　積分の応用 …………………………………169

　　6・4・1　面　積 ……………………………………169

　　6・4・2　回転体の体積 ……………………………172

　　6・4・3　速度と加速度 ……………………………173

目　次

6・4・4　曲線の長さ ………………………………… 174
6・4・5　数値積分 …………………………………… 175

第7章　微分方程式 ……………………………………… 181

7・1　微分方程式の解法 ………………………… 182
7・1・1　微分方程式 ………………………………… 182
7・1・2　変数分離型微分方程式と解き方 ………… 183
7・1・3　一階線型常微分方程式 …………………… 184
7・1・4　二階線型常微分方程式 …………………… 188
7・1・5　連立微分方程式 …………………………… 189
7・1・6　デルタ関数 ………………………………… 191

7・2　ラプラス変換と微分方程式 ……………… 194
7・2・1　ラプラス変換 ……………………………… 194
7・2・2　ラプラス変換表 …………………………… 197
7・2・3　ラプラス逆変換 …………………………… 197
7・2・4　ラプラス変換の基本法則 ………………… 198
7・2・5　ラプラス変換の応用 ……………………… 199

7・3　フーリエ級数とフーリエ変換 …………… 202
7・3・1　フーリエ級数 ……………………………… 202
7・3・2　フーリエ展開 ……………………………… 205
7・3・3　フーリエ変換 ……………………………… 211
7・3・4　離散フーリエ変換（DFT） ……………… 218
7・3・5　Z変換 ……………………………………… 220
7・3・6　10進数と2進数 …………………………… 224

第8章　ベクトルと行列式 ……………………………… 233

8・1　ベクトル …………………………………… 234

ix

目　次

8・1・1　ベクトル ……………………………… 234
8・1・2　力の合成と分解 ………………………… 234
8・1・3　ベクトルの代数 ………………………… 234
8・1・4　ベクトルの成分表示 …………………… 236
8・1・5　ベクトルの内積 ………………………… 237
8・1・6　内積の成分表示 ………………………… 238

8・2　行列と行列式 ……………………………… 241

8・2・1　行　列 …………………………………… 241
8・2・2　行列の加法，減法と実数倍 …………… 242
8・2・3　行列の乗法 ……………………………… 243
8・2・4　単位行列と 0 行列 ……………………… 244
8・2・5　逆行列 …………………………………… 245
8・2・6　行列式の値 ……………………………… 247
8・2・7　行列式と連立方程式 …………………… 249
8・2・8　行列式の性質 …………………………… 251
8・2・9　四次以上の行列式の展開 ……………… 251

第9章　確率と統計 …………………………………… 257

9・1　確　率 …………………………………………… 258

9・1・1　確　率 …………………………………… 258
9・1・2　順　列 …………………………………… 259
9・1・3　組合せ …………………………………… 260
9・1・4　二項定理 ………………………………… 261
9・1・5　独立試行の定理 ………………………… 261

9・2　統　計 …………………………………………… 262

9・2・1　統計表 …………………………………… 262
9・2・2　平均値と標準偏差 ……………………… 263
9・2・3　度数分布表の作り方 …………………… 264

目　次

9・3　確率分布 ……………………………………………266

9・3・1　二項分布 ……………………………………266

9・3・2　正規分布（ガウス分布） …………………267

9・3・3　ポワッソン分布 ……………………………271

9・3・4　ポワッソン分布の平均値 m と標準偏差 $\sqrt{V(x)}$ ……274

9・3・5　ポワッソン分布とガウス分布 ……………275

9・3・6　平均値と標準偏差の計算 …………………277

9・3・7　分解時間 τ と数え落としに対する補正 ……279

9・3・8　2線源法による分解時間の測定 …………279

9・3・9　正味計数と誤差 ……………………………280

9・3・10　β 線の散乱への応用 ……………………283

9・3・11　最小二乗法 ………………………………285

9・3・12　t 検定 ……………………………………287

第10章　数　表 ……………………………………………293

10・1　平方・平方根・逆数表 …………………………294

10・2　数の対数表 ………………………………………296

10・3　e^{-x}, e^x の表（$x=0\sim10.0$） ………………298

10・4　自然対数 ⟶ 常用対数 …………………………301

10・5　常用対数 ⟶ 自然対数 …………………………302

10・6　自然対数 …………………………………………302

10・7　三角関数表 ………………………………………305

10・8　F 分布の限界点 …………………………………306

10・9　t 分布の限界点 …………………………………307

10・10　正規分布 $N(0, 1)$ の確率積分 ………………308

索　引 ………………………………………………………310

xi

第1章　式と計算

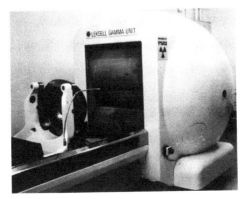

ガンマーナイフ装置
LEKSELL GAMMA UNIT

第1章 式と計算

1・1 数

1・1・1 数の体系

数えることからはじまり，割り算で数の体系は広がった．さらに2乗すると-1になる虚数が導入され，数の世界はでき上っている（図1・1）．

(1) 自然数　1, 2, 3, ……
　　偶　数　2で割り切れる自然数 2, 4, 6, ………
　　奇　数　2で割り切れない自然数　1, 3, 5, 7, …
(2) 整　数　負の整数，0，正の整数……-2, -1, 0, 1, 2, ……
(3) 有理数　分数，小数
(4) 無理数
(5) 実　数　（有理数と無理数を含む）
(6) 虚　数

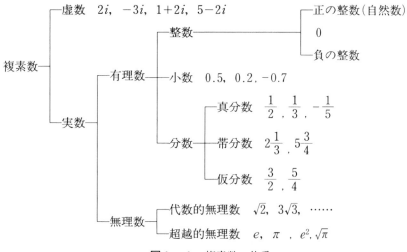

図1・1　複素数の体系

1・2 整 数

1・1・2 数の位どり

(1) 大きくなる方向

一，十，百，千，万，億，兆，京，垓，秭，穣，溝，澗，正，載，極，恒河沙，阿僧祇，那由他，不可思議，無量大数

(2) 小さくなる方向

割，分，厘，毛，糸，忽，微，繊，沙，塵，埃，渺，漠，模糊，逡巡，須臾，瞬息，弾指，刹那，六徳，空虚，清浄．

小さくてはっきりしないことを曖昧模糊というが，これは小さい数の中からとったものである．

1・2 整 数

1・2・1 計算の基本法則

1．$a+b=b+a$ 交換法則

2．$a+b+c=(a+b)+c=a+(b+c)$ 結合法則

3．$a=b$ なら $a+c=b+c$ ， $a \cdot c=b \cdot c$

4．$a=b$ なら $a-b=0$

(1) $(+a)+(+b)=a+b$ （加法）

$(+a)+(-b)=a-b$

$(+a)-(+b)=a-b$ （減法）

$(+a)-(-b)=a+b$

(2) $(+a) \cdot (+b)=a \cdot b$ （乗法）

$(+a) \cdot (-b)=-a \cdot b$

$(-a) \cdot (+b)=-a \cdot b$

$(-a) \cdot (-b)=a \cdot b$

第1章　式と計算

(3)　$\dfrac{a+b}{c}=\dfrac{a}{c}+\dfrac{b}{c}$

$\dfrac{b}{a}+\dfrac{d}{c}=\dfrac{bc}{ac}+\dfrac{ad}{ac}=\dfrac{a\cdot d+b\cdot c}{a\cdot c}$　　（通分）

$\dfrac{b}{a}=\dfrac{b\cdot m}{a\cdot m}$

$\dfrac{b}{a}\cdot\dfrac{d}{c}=\dfrac{b\cdot d}{a\cdot c}$　　（分数のかけ算）

$\dfrac{b}{a}\div\dfrac{d}{c}=\dfrac{b}{a}\times\dfrac{c}{d}=\dfrac{b\cdot c}{a\cdot d}$　　（分数の割り算は，ひっくりかえしてかけると覚えればよい.）

【例題 1 - 1 】　次の計算をしなさい.

(1)　$(-10)+(+5)$　　(2)　$(-3)-(-5)$

【解】　(1)　$-10+5=-5$　（たし算はそのまま加える.）

(2)　$-3-(-5)=-3+5=+2$　（引き算は符号をかえて加える.）

問題 1．次の計算をしなさい.

(1)　$(+6)-(+7)$　　(2)　$(-6)+(+8)$

(3)　$(-2)-(+3)$　　(4)　$(+2)-(-5)+(-7)$

(5)　$(-5)-(-3)-(-2)$

ここでの計算は非常に簡単ではあるが，次にあげるような

$$1R=\frac{1\,\text{esu}}{0.001293\,\text{g}}\times10^3\,\text{g/kg}\times\frac{1\,\text{C}}{3\times10^9\,\text{esu}}=2.58\times10^{-4}\text{C/kg}$$

$$1\,\text{amu}=\frac{1.66\times10^{-27}\times(2.99792\times10^8)^2}{1.602\times10^{-19}}=931.5\,\text{MeV}$$

などの基礎になっている.

【例題 1 - 2 】　次の計算をしなさい.

(1)　$(-6)\times(+3)\times\{(-5)-(-6)\}$　　(2)　$(-5)\times(-2)\times(-3)$

【解】　(1)　計算の基本法則を使って計算していく.

$(-6)\times(+3)\times(-5+6)=(-6)\times(+3)\times(+1)=-18$

1・2　整　数

(2)　$(-5)\times(-2)\times(-3)$　（三つあるときは，はじめの二つを計算して，
　　　　　　　　　　　　　　　その結果にかける．）

$\qquad =\{(-5)\times(-2)\}\times(-3)$

$\qquad =(+10)\times(-3)$

$\qquad =-30$

【例題1－3】　次の計算をしなさい．

$\qquad$ (1)　$\dfrac{2}{3}\times\dfrac{4}{5}$　　　(2)　$\dfrac{5}{6}\div\dfrac{2}{3}$

【解】 (1)　$\dfrac{2}{3}\times\dfrac{4}{5}=\dfrac{2\times4}{3\times5}=\dfrac{8}{15}$

$\qquad$ (2)　$\dfrac{5}{6}\div\dfrac{2}{3}$　　　（分数の割り算はひっくりかえしてかける．）

$\qquad =\dfrac{5}{6}\times\dfrac{3}{2}=\dfrac{5\times3}{6\times2}$　　（約分できるときはすべて約分する．）

$\qquad =\dfrac{15}{12}=\dfrac{5}{4}$

問題 **2.** 次の計算をしなさい．

$\qquad$ (1)　$(+2)\times(+4)$　　　(2)　$(+8)\times(-2)$

$\qquad$ (3)　$\left(-\dfrac{2}{3}\right)\times\left(-\dfrac{5}{12}\right)$　　　(4)　$(-2)\times(-1)\times(+1)$

$\qquad$ (5)　$(-3)\div\left(+\dfrac{10}{9}\right)\times(-5)$

問題 **3.** 4を4個と＋，－，×，÷，（　）を使って，答が1～10になるように式
をつくりなさい．

問題 **4.** 1～9の数と＋，－，×，÷を使って答がちょうど100になる式をつく
りなさい．ただし，数は1回だけ使い，順序は入れかえないものとする．これ
を小町算という．

　〈解答例〉

$\qquad\qquad 1+2+3-4+5+6+78+9=100$

$\qquad\qquad 123+4\times5-6\times7+8-9=100$

5

第1章 式と計算

1・2・2 正の数と負の数

(1) 正の数と負の数

0より大きい数を正の数といい，0より小さい数を負の数という．0は正の数でも負の数でもない．

(2) 数直線（1次元）

図1・2のように，一直線上に目盛をつけて，直線上の点で数を表すようにしたものを数直線という．0を表す点を原点といい，正の数は0より右の方へ，負の数は0より左の方へとる．-2, $+1$などと表す．

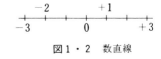

図1・2 数直線

(3) 数平面（2次元）

2本の数直線を図1・3のように縦横に表し，数平面という．このとき原点は$(0, 0)$であり，$(-1, -3)$ $(2, 1)$などのように二つの数の組で表す．

(4) 立体空間（図1・4）（3次元）

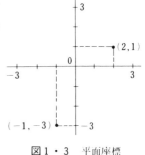

図1・3 平面座標

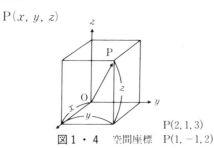

図1・4 空間座標 $P(2, 1, 3)$ $P(1, -1, 2)$

1・2・3 約数と倍数

$c = a \times b$ (a, b, cは整数)のとき，a, bはcの約数といい，cはa, bの倍数という．

【例題1-4】 12の約数を全部求めなさい．

【解】 1, 2, 3, 4, 6, 12

【例題1-5】 5の倍数を全部求めなさい．

1・2 整　数

【解】　5, 10, 15, 20, ……5n　（$n=1$, 2, 3, ……）

このように倍数はいくらでも求めることができる.

(1) 最小公倍数と最大公約数

二つ以上の整数に共通な約数を公約数といい, その中で最も大きい数を最大公約数という. また, 二つ以上の整数に共通な倍数を公倍数といい, その中で最も小さいものを最小公倍数という.

(2) 倍数のみつけ方

1. 3の倍数：各位の数の和が3の倍数
2. 4の倍数：下2桁が4の倍数であるか0のとき
3. 9の倍数：各位の数の和が9の倍数
4. 11の倍数：一つおきにとった数の和を引き算し, 0か11の倍数
5. 25の倍数：下2桁の部分が00か25の倍数

【例題1-6】　5643は11の倍数か.

【解】　$(5+4)-(6+3)=9-9=0$　∴　11の倍数

【例題1-7】　11445は15の倍数か.

【解】　15の倍数は各位の数の和が3で割り切れ, 1の位の数が0か5. だから, 11445は15の倍数.

1・2・4　素数と合成数

素数とは, 1とその数以外に約数をもたないものをいう. 2, 3, 5, 7, 11, ……などは素数である. 1は素数とは言わないし, 2は素数の中でただ一つの偶数である.

1以外の整数の中で素数でないものを合成数という. 合成数は二つまたはそれ以上の数の積に分解できる.

【例題1-8】　30を素数の積になおしなさい.

【解】　$30=5\times3\times2$

このように素数の積になおすことを素因数分解という. 特に, 約数を全部合計すると（1も含める）もとの数になるものを完全数という.

第1章 式と計算

28の約数は1，2，4，7，14でその和は28である．故に28は完全数という．

【例題1-9】 (12, 18)の最大公約数を求めなさい．

【解】 12の約数は 1, 2, 3, 4, 6, 12
18の約数は 1, 2, 3, 6, 9, 18

12と18の最大公約数は6（図1・5）である．

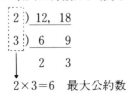

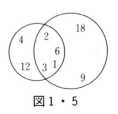

図1・5

$2 \times 3 = 6$　最大公約数

【例題1-10】 (3, 4)の最小公倍数を求めなさい．

【解】 3の倍数 3, 6, 9, 12, 15, 18, 21, 24, 27, 30
4の倍数 4, 8, 12, 16, 20, 24, 28

このように(3, 4)の公倍数は12, 24, 36, ……とたくさんある．このうち最も小さいものは12である．最小公倍数は12である．

問題 1．次の数の最大公約数を求めなさい．
(1) (21, 35)　(2) (15, 20)　(3) (25, 50, 75)

問題 2．次の数の最小公倍数を求めなさい．
(1) (9, 12)　(2) (2, 3, 4)　(3) (6, 12, 36)

問題 3．5, 12, 15のどれで割っても2余る最も小さい数はいくらか．

1・2・5 累乗

同じ数を何個かかけたものを累乗という．

$8 = 2 \times 2 \times 2 = 2^3$

$27 = 3 \times 3 \times 3 = 3^3$

1バイト$=2^8$　1バイト$=8$ビット　1Kバイト　1Mバイト

累乗でかけ合わせる数の個数を表す数を指数といい，右肩に小さく書く．2^3を2の3乗と読み，立方ということもある．

もっと大きい数100,000（10万）などは10^5と表す．

1・3 文字と式の計算

問題 1．次の数を素因数分解しなさい．

(1) 16　　(2) 64　　(3) 120

1・3　文字と式の計算

1・3・1　文字と式

1，2，5，……などは数字であり，また，a，b，……，x などは文字である．これらを使って，数量の関係や公式を表すことができる．

例えば，100円が a 枚，10円が b 枚，1円が c 枚あるとき全額を式で表してみると

$$100a + 10b + 1c$$

円となる．ここで，$a=2$　$b=5$　$c=3$ とすれば $100 \times 2 + 10 \times 5 + 1 \times 3 = 253$（円）となる．

このように，文字と式を使って一般形を表すことが多い．

【例題 1-11】　次の各式を簡単にしなさい．

(1) $4 \times a + 7 \times b \times c$　　(2) $b + b + b - a \times c \times 4$

【解】 (1) $4 \times a + 7 \times b \times c = 4a + 7bc$

(2) $b + b + b - a \times c \times 4 = 3b - 4ac$

1・3・2　文字式の基本法則

1．$A + B = B + A$　交換法則

2．$(A+B) + C = A + (B+C)$　結合法則

3．$m(A+B) = mA + mB$　分配法則

4．$mA - nA = (m-n)A$

文字式の計算は，これらの法則を使いながら式を簡単にしてゆく．

9

第1章　式と計算

1・3・3　数量と文字

文字を使って関係を簡単な式に表すことができる.

【例題 1 -12】　時速 40 km で a 時間に進んだ距離はいくらか.

【解】　$40 \times a = 40a$ (km)

【例題 1 -13】　1 本 a 円の鉛筆を b 本買うときの代金はいくらか.

【解】　$a \times b = ab$ 円

このような，40a であるとか，ab を文字式という.

1・3・4　積の形の表し方

数と文字との積　$10 \times a = 10a$, $3 \times a \times b = 3ab$

数と文字の積では数字を先に書き，文字はアルファベットの順に書くことになっている.

同じ文字の積は累乗の形に表す.

$$a \times a \times b = a^2 b$$

数と文字の割り算のときは，逆数をかける.

$$x \div 5 = x \times \frac{1}{5} = \frac{x}{5}$$

文字と文字の割り算も同様に，

$$(a+b) \div (xy) = (a+b) \times \frac{1}{xy} = \frac{a+b}{xy}$$

と表す.

同じ文字の和の表し方として，例えば，1 本 a 円の鉛筆を 4 本買うと $a+a+a+a$ 円となるのでこれを $4a$ 円と表す.

また，異なる文字の和，例えば $a+a+a+b+b$ は $3a+2b$ と表す.

【例題 1 -14】　次を文字を使った式で表しなさい.

(1)　1 辺 l (cm) の正方形の面積 S (cm²)

(2)　1 個 a 円のりんご，b 個のかごが三つあるときの値段

10

1・3 文字と式の計算

【解】 (1) $S = l^2 \, (\text{cm}^2)$

(2) $(a \times b) \times 3 = 3ab$ （同）

【例題 1-15】 F：X線管の焦点，a：拡大率，H：半影の大きさとすると

$$H = (a-1)F$$

である．焦点の大きさを $0.1\,\text{mm}$，半影の大きさを $0.2\,\text{mm}$ とすれば拡大率はいくらか．

【解】 $0.2 = (a-1)\cdot 0.1$ より $a = 3$ ∴ 拡大率は3倍になる．

【例題 1-16】 $P = IV$ において，$I = 10$ アンペア，$V = 100$ ボルト のとき P の値を求めなさい．

【解】 $P = 10 \times 100 = 1000$ ワット $= 1\,\text{KW}$

【例題 1-17】 次の式を同類項をまとめて簡単にしなさい．

(1) $5a - 3 - 6a + 4$ (2) $3x - 7 - 2x + 8$

(3) $-2(3x - 2) + 3(4x - 3)$ (4) $3(a+b) - 5a + 3b$

【解】 (1) $5a - 3 - 6a + 4 = (5-6)a - 3 + 4$

$\qquad = -1a + 1 = -a + 1$

(2) $3x - 7 - 2x + 8 = (3-2)x - 7 + 8 = x + 1$

(3) $-2(3x - 2) + 3(4x - 3) = -6x + 4 + 12x - 9$

$\qquad = (-6 + 12)x + (4 - 9) = 6x - 5$

(4) $3(a+b) - 5a + 3b = 3a + 3b - 5a + 3b$

$\qquad = (3-5)a + (3+3)b = -2a + 6b$

問題 1．次の式を簡単にしなさい．

(1) $5a - 4 + a - 4a + 5$ (2) $-2x - 5 + 3x + 4$

(3) $5a - 2b - 2 - 3a + 4b + 3$

問題 2．次の式を簡単にしなさい．

(1) $(3x - 2y) - 3(x - 2y)$

(2) $5(x - 2y) - 2(2x - 3y)$

(3) $(2x - 7) - (5x - 2)$

11

第1章 式と計算

1・3・5 小数と分数

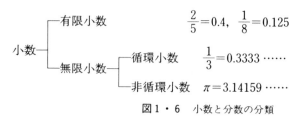

図1・6 小数と分数の分類

小数は有限小数，循環小数，非循環小数に分けられる（図1・6）．これらについて調べてみよう．

$\sqrt{3}$ を小数で表すには次のようにする．

$1.7^2=2.89$　$1.8^2=3.24$ だから　$1.7<\sqrt{3}<1.8$

$1.73^2=2.9929$　$1.74^2=3.0276$ だから　$1.73<\sqrt{3}<1.74$

　……

このようにして，循環しない無限小数，非循環小数が求められる．

$\sqrt{3}=1.7320508$ ……

また，$\dfrac{7}{9}=0.7777$ …… である．このように数字が同じ順序で繰りかえし出てくる小数を循環小数という．そして，これを次のように表す．

$0.777\cdots\cdots=0.\dot{7}$

0.5 は $\dfrac{5}{10}=\dfrac{1}{2}$ となおせるが，$0.\dot{5}=0.555$ …… はどうするか．

〈方法1．〉初項 a，公比 r の無限等比級数の和 $\dfrac{a}{1-r}$ を利用する．

$0.\dot{5}=0.555\cdots\cdots=0.5+0.05+0.005+\cdots\cdots$

$\phantom{0.\dot{5}}=\dfrac{5}{10}+\dfrac{5}{10^2}+\dfrac{5}{10^3}+\cdots\cdots$

これは，初項 $\dfrac{5}{10}$，公比 $\dfrac{1}{10}$ の無限等比級数であるからその和は $\dfrac{0.5}{1-0.1}$ である．

$$1 \cdot 3 \quad \text{文字と式の計算}$$

$$0.\dot{5} = \frac{0.5}{1-0.1} = \frac{0.5}{0.9}$$

$$\therefore \quad 0.\dot{5} = \frac{5}{9} \ (\text{答})$$

〈方法 2.〉

$x = 0.555\cdots\cdots$ とおき，両辺を 10 倍すると

$10x = 5.55\cdots\cdots$ となる．引き算して，

$10x - x = 5 \quad 9x = 5$

$x = \dfrac{5}{9}$ と求められる．

〈方法 3.〉

$\dfrac{1}{9} = 0.1111\cdots\cdots, \quad \dfrac{1}{99} = 0.010101\cdots\cdots$ などを利用する．

$0.555\cdots\cdots = 0.1111\cdots \times 5 = \dfrac{1}{9} \times 5 = \dfrac{5}{9}$

特に，$0.9999\cdots\cdots = 1$ となる．

【**例題 1-18**】 (1)$0.4\dot{1}$ を分数に，(2)$\dfrac{15}{90}$ を小数になおしなさい．

【**解**】 (1)$x = 0.4\dot{1}$ とおく．

$x = 0.41 + 0.0041 + 0.000041 + \cdots\cdots$　　Ⓐ

$x \times \dfrac{1}{100} = 0.41 \times \dfrac{1}{100} + 0.0041 \times \dfrac{1}{100} + \cdots\cdots$

$= 0.0041 + 0.000041 + \cdots\cdots$　　Ⓑ

Ⓐ－Ⓑ をつくると

$x - \dfrac{x}{100} = 0.41$

従って，$\dfrac{99}{100}x = 0.41 \quad \therefore \quad x = 0.41 \times \dfrac{100}{99} = \dfrac{41}{99}$

(2) $\dfrac{15}{90} = 0.16666\cdots\cdots = 0.1\dot{6}$

$\boxed{\text{問題}}$ 1．次の小数を分数になおしなさい．

(1) $0.1\dot{5}$　　(2) $0.\dot{2}$　　(3) $0.2\dot{5}$　　(4) $2.\dot{4}$　　(5) $0.23\dot{1}$

13

第1章　式と計算

問題 2. 次の分数を小数になおしなさい.

(1) $\dfrac{11}{30}$　　(2) $\dfrac{4}{15}$　　(3) $\dfrac{5}{11}$　　(4) $\dfrac{14}{9}$　　(5) $\dfrac{8}{99}$

問題 3. 次の計算をしなさい.

(1) $0.\dot{3}+0.\dot{9}$　　(2) $0.\dot{7}-0.\dot{4}$　　(3) $0.\dot{5}\times0.\dot{6}$　　(4) $0.\dot{6}\div0.\dot{2}$

表1・1　密封されていない放射性同位元素の定義

	放射性同位元素の種類	数　量	濃　度
第1群	^{90}Sr および α 線を放出する放射性同位元素	3.7 KBq	
第2群	物理的半減期が30日を超える放射性同位元素(^{3}H, ^{7}Be, ^{14}C, ^{35}S, ^{55}Fe, および^{90}Sr ならびにα線を放出する同位元素を除く)	37 KBq	74 Bq/g
第3群	物理的半減期が30日以下の放射性同位元素(^{13}F, ^{51}Cr, ^{71}Ge および ^{201}Tl ならびにα線を放出する同位元素を除く)ならびに ^{35}S, ^{55}Fe, ^{59}Fe	370 KBq	
第4群	^{3}H, ^{2}Be, ^{14}C, ^{18}F, ^{51}Cr, ^{71}Ge, ^{201}Tl	3.7 MBq	

　医療法, 放射線障害防止法でいう放射性同位元素 (RI) は濃度が 74 Bq/g を超え, また, 表1・1に掲げる数量を超えるもの, 2種類以上の放射性同位元素では, RIが第1群に属するとき 3.7 KBq で, 第2群に属するとき 37 KBq で, 第3群では 370 KBq, 第4群では 3.7 MBq との比をとる. その割合の和が1を超える場合, 放射性同位元素となる.

【例題 1-19】　^{90}Sr　1.50 KBq, ^{60}Co　7.50 KBq, ^{131}I　180 KBq を使用する場合, 放射性同位元素として法律の規制を受けるか.

【解】　$\dfrac{1.5}{3.7}+\dfrac{7.5}{37}+\dfrac{185}{370}$

　　　$=0.4054+0.2027+0.4865$

　　　$=1.0946$

この結果から, 各群に対する割合の和が1を超えているので, ^{90}Sr, ^{60}Co, ^{131}I の

1・3　文字と式の計算

いずれも放射性同位元素となり規制の対象となる.

1・3・6　総和の公式

例えば，自然数の1から10までの和を求めるときに使う.

$$1+2+3+\cdots\cdots+10=\frac{1}{2}\times10\times11=55$$

(1)　$1+2+3+\cdots\cdots+n=\frac{1}{2}n(n+1)$

(2)　$1^2+2^2+3^2+\cdots\cdots+n^2=\frac{1}{6}n(n+1)(2n+1)$

(3)　$1^3+2^3+3^3+\cdots\cdots+n^3=\frac{1}{4}n^2(n+1)^2$

$\sum$ の性質

(1)　$\sum_{i=1}^{n}(a_i\pm b_i)=\sum_{i=1}^{n}a_i\pm\sum_{i=1}^{n}b_i$

(2)　$\sum_{i=1}^{n}ca_i=c\sum_{i=1}^{n}a_i$

(3)　$\sum_{i=1}^{n}c=nc$

【例題 1-20】　原子の各電子軌道にはいりうる電子の数は，

$$2\cdot1+2\cdot3+2\cdot5+\cdots\cdots+2(2l+1),\quad(l=0,\ 1,\ 2,\ \cdots\cdots n-1)\ \text{である.}$$

第 n 軌道にはいる電子の数はいくつか.

【解】　$\displaystyle\sum_{l=0}^{n-1}2(2l+1)=2\sum_{l=0}^{n-1}(2l+1)=2\left\{2\sum_{l=0}^{n-1}l+\sum_{l=0}^{n-1}1\right\}$

$\qquad\qquad=2\left\{2\cdot\frac{1}{2}(n-1)n+n\right\}$

$\qquad\qquad=2\{n^2-n+n\}$

$\qquad\qquad=2n^2$

K 軌道では 2 個，L 軌道では 8 個，M 軌道では 18 個，……の電子がはいることになる.

問題 1．次の値を求めなさい.

(1)　$\displaystyle\sum_{k=1}^{20}k$　　(2)　$\displaystyle\sum_{k=1}^{10}2k^3$　　(3)　$\displaystyle\sum_{k=1}^{n}(k^2-3k+2)$

第1章　式と計算

1・4　平方と平方根

1・4・1　平　方

平方とは同じ数を2回かけることで，2乗ともいう．一辺が a の正方形の面積は a^2 である．

1・4・2　平方根

1．平方根とは，2乗すると a になる数をいう．正の数の平方根は二つあり，その絶対値は等しい．正の方を $+\sqrt{a}$ で，負の方を $-\sqrt{a}$ で表す．$\sqrt{}$ をルートと読み，根号という．$a \geqq 0$ のとき，$\sqrt{a^2}=a$, $(\sqrt{a})^2=a$, $(-\sqrt{a})^2=a$

【例題1-21】　25 の平方根を求めなさい．

【解】　$25=(\pm 5)^2$　　$\therefore$　$\sqrt{25}=\pm 5$　　　$\pm$ を複号という．

【例題1-22】　次の値はいくらか．

(1)　$\sqrt{81}$　　(2)　$-\sqrt{64}$

【解】　(1)　$\sqrt{81}=9$　　(2)　$-\sqrt{64}=-8$

【例題1-23】　縦が $\sqrt{3}$ cm，横が $\sqrt{5}$ cmの長方形の面積はいくらか．

【解】　$S=\sqrt{3} \times \sqrt{5}=\sqrt{15}$　(cm^2)

【例題1-24】　面積が 3 cm² の正方形の1辺の長さを求めなさい．

【解】　1辺の長さを x cm とすれば　$x^2=3$ となり，この x $(x>0)$ の値を求めればよい．2乗すると3になる数を3の平方根という．答　$\sqrt{3}$ (cm)

2．平方根は分数の形では表せないので，根号 $\sqrt{}$ を使って $\sqrt{3}$ と表す．また $(-\sqrt{3})^2=3$ となるので3の平方根は $+\sqrt{3}$ と $-\sqrt{3}$ がある．これを $\pm\sqrt{3}$ と表す．

　〈公式1.〉 $a>0$, $b>0$ のとき $\sqrt{a} \times \sqrt{b}=\sqrt{a \times b}$

【例題1-25】　$\sqrt{3} \times \sqrt{12}$ を計算しなさい．

【解】　$\sqrt{3} \times \sqrt{12}=\sqrt{3 \times 12}=\sqrt{36}=6$

16

1・4 平方と平方根

〈公式2．〉 $a>0$，$b>0$ のとき $\dfrac{\sqrt{a}}{\sqrt{b}}=\sqrt{\dfrac{a}{b}}$

【例題1-26】 $\sqrt{18}\div\sqrt{3}$ を計算しなさい．

【解】 $\sqrt{18}\div\sqrt{3}=\dfrac{\sqrt{18}}{\sqrt{3}}=\sqrt{\dfrac{18}{3}}=\sqrt{6}$

〈公式3〉 $a>0$，$b>0$，m，n：整数

1． $m\sqrt{a}+n\sqrt{a}=(m+n)\sqrt{a}$

2． $m\sqrt{a}\times n\sqrt{b}=mn\sqrt{ab}$

3． $m\sqrt{a}\div n\sqrt{b}=\dfrac{m\sqrt{a}}{n\sqrt{b}}$

［注意］ $\sqrt{2}$ や $\sqrt{3}$ のような無理数の長さを作図するには図1・7のようなピタゴラスの定理を使う．

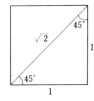 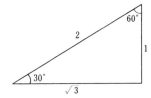

図1・7 特別な三角形

【例題1-27】 次の数を $a\sqrt{b}$ の形で表しなさい．

(1) $\sqrt{18}$　(2) $\sqrt{243}$

【解】 (1) $\sqrt{9\times 2}=\sqrt{9}\times\sqrt{2}=3\sqrt{2}$

(2) $\sqrt{243}=\sqrt{81\times 3}=\sqrt{81}\times\sqrt{3}=9\sqrt{3}$

問題1． 次の値を $\sqrt{A}$ の形にしなさい．

(1) $2\sqrt{2}$　(2) $3\sqrt{2}$　(3) $2\sqrt{5}$　(4) $5\sqrt{8}$　(5) $2\sqrt{6}$

問題2． 次の値を $a\sqrt{b}$ に表しなさい．

(1) $\sqrt{50}$　(2) $\sqrt{32}$　(3) $\sqrt{27}$　(4) $\sqrt{125}$　(5) $\sqrt{147}$

問題3． 次の計算をしなさい．

(1) $\sqrt{3}\times\sqrt{6}$　(2) $\sqrt{5}\times\sqrt{10}$　(3) $2\sqrt{3}\times\sqrt{12}$

(4) $\sqrt{32}\div\sqrt{2}$　(5) $\sqrt{56}\div 2\sqrt{7}$

問題4． 次の計算をしなさい．

第1章　式と計算

   (1)　$2\sqrt{2}+3\sqrt{2}$　　(2)　$\sqrt{5}+\sqrt{125}$　　(3)　$2\sqrt{72}+6\sqrt{8}-3\sqrt{32}$

   (4)　$\sqrt{45}+5\sqrt{5}-2\sqrt{20}$　　　(5)　$\sqrt{54}-\sqrt{24}+\sqrt{96}$

問題 5． 次の計算をしなさい．

   (1)　$(2\sqrt{2}-1)\sqrt{2}$　　(2)　$\sqrt{2}(\sqrt{3}-\sqrt{2})+\sqrt{3}(\sqrt{3}-\sqrt{2})$

   (3)　$\sqrt{3}(\sqrt{27}-\sqrt{12})$　　(4)　$\sqrt{2}\left(\sqrt{2}-\dfrac{1}{\sqrt{2}}\right)$　　(5)　$\sqrt{3}\left(\dfrac{3}{\sqrt{3}}-\dfrac{1}{\sqrt{3}}\right)$

【例題 1-28】 $\sqrt{3}$ が無理数であることを証明しなさい．

【解】 $\sqrt{3}$ が無理数でないと仮定すると $\sqrt{3}$ は有理数であり，$\sqrt{3}=\dfrac{b}{a}$ (a, b は互いに素)

$$b=\sqrt{3}a,\quad b^2=3a^2\quad\therefore\quad b^2=a(3a)$$

よって，b^2 は a で割り切れる．これは a と b が互いに素であることに矛盾する．よって $\sqrt{3}$ は無理数である．

〔**カメラの絞り**〕

カメラの絞りは 2，2.8，4，5.6，8，11，16，22，32，……となっている．これは1段階進めるごとにレンズの開口面積が半分になることを示している．半径 r の円の面積は　$S=\pi r^2$ だから，

$$\sqrt{S}=\sqrt{\pi r^2}\quad\therefore\quad r\propto\sqrt{S}$$

$$\sqrt{4},\ \sqrt{8},\ \sqrt{16},\ \sqrt{32},\ \sqrt{64},\ \sqrt{128},\ \cdots\cdots$$

1・4・3　分母の有理化

無理数で割り算を行うとはん雑になってしまうので，このようなときは分子，分母に同じものをかけ分母を有理数にする．有理化という．

$$1.\quad \frac{1}{\sqrt{a}}=\frac{\sqrt{a}}{\sqrt{a}\times\sqrt{a}}=\frac{\sqrt{a}}{a}$$

$$2.\quad \frac{1}{\sqrt{a}+\sqrt{b}}=\frac{\sqrt{a}-\sqrt{b}}{(\sqrt{a}+\sqrt{b})(\sqrt{a}-\sqrt{b})}=\frac{\sqrt{a}-\sqrt{b}}{a-b}$$

【例題 1-29】 次の式を有理化しなさい．

   (1)　$\dfrac{1}{\sqrt{3}-\sqrt{2}}$　　(2)　$\dfrac{3}{\sqrt{2}}$

$$1\cdot4\quad 平方と平方根$$

【解】 (1) $\dfrac{1}{\sqrt{3}-\sqrt{2}}=\dfrac{\sqrt{3}+\sqrt{2}}{(\sqrt{3}-\sqrt{2})(\sqrt{3}+\sqrt{2})}=\dfrac{\sqrt{3}+\sqrt{2}}{(\sqrt{3})^2-(\sqrt{2})^2}=\sqrt{3}+\sqrt{2}$

(2) $\dfrac{3}{\sqrt{2}}=\dfrac{3\times\sqrt{2}}{\sqrt{2}\times\sqrt{2}}=\dfrac{3\sqrt{2}}{(\sqrt{2})^2}=\dfrac{3\sqrt{2}}{2}$

問題 1．次の式を有理化しなさい．

(1) $\dfrac{1}{\sqrt{2}}$　　(2) $\dfrac{1}{3\sqrt{3}}$　　(3) $\dfrac{1}{\sqrt{2}-1}$

(4) $\dfrac{2+\sqrt{2}}{2-\sqrt{2}}$　　(5) $\dfrac{1}{(\sqrt{3}-1)^2}$　　(6) $\dfrac{1}{1-\sqrt{2}+\sqrt{3}}$

特殊な場合で，次のように分子を有理化することもある．

$$\dfrac{\sqrt{x+\varDelta x}-\sqrt{x}}{\varDelta x}=\dfrac{x+\varDelta x-x}{\varDelta x(\sqrt{x+\varDelta x}+\sqrt{x})}=\dfrac{1}{\sqrt{x+\varDelta x}+\sqrt{x}}$$

1・4・4　二重根号

$$(\sqrt{a}\pm\sqrt{b})^2=(\sqrt{a})^2\pm2\sqrt{a}\cdot\sqrt{b}+(\sqrt{b})^2\quad(a>b)$$
$$=(a+b)\pm2\sqrt{ab}$$
$$\therefore\quad\sqrt{(a+b)+2\sqrt{ab}}=\sqrt{a}+\sqrt{b}$$

$a>b>0$ のとき　$\sqrt{(a+b)-2\sqrt{ab}}=\sqrt{a}-\sqrt{b}$

$$\sqrt{(a-b)^2}=|a-b|=\begin{cases}a-b&a-b\geqq0\text{ のとき}\\b-a&a-b<0\text{ のとき}\end{cases}$$

【例題 1-30】　次の式を簡単にしなさい．

1．$\sqrt{6+2\sqrt{8}}$　　2．$\sqrt{7-2\sqrt{12}}$

【解】　1．$\sqrt{6+2\sqrt{8}}=\sqrt{(2+4)+2\sqrt{2\times4}}=\sqrt{2}+\sqrt{4}=2+\sqrt{2}$

2．$\sqrt{7-2\sqrt{12}}=\sqrt{(4+3)-2\sqrt{4\times3}}=\sqrt{4}-\sqrt{3}=2-\sqrt{3}$

問題 2．次の式を簡単にしなさい．

(1) $\sqrt{7+2\sqrt{10}}$　　(2) $\sqrt{5-\sqrt{24}}$　　(3) $\sqrt{7-4\sqrt{3}}$

(4) $\sqrt{2-\sqrt{3}}$　　(5) $\sqrt{\dfrac{3}{2}-\sqrt{2}}$　　(6) $\dfrac{\sqrt{2}}{\sqrt{4+\sqrt{15}}}$

(7) $\sqrt{1+\sqrt{45+20\sqrt{5}}}$

第1章 式と計算

1・4・5 平方根の数表

【例題 1-31】 表1・2より，(1) $\sqrt{55}$　(2) $\sqrt{550}$　(3) $\sqrt{5.5}$ の値を求めなさい．

【解】 (1)　$\sqrt{n}$ の $n=55$ のところを読みとれば7.4162である．

表1・2

n	n^2	$\sqrt{n}$	$\sqrt{10n}$	$\dfrac{1}{n}$	立方	立方根
51	2601	7.1414	22.5832	0.0196	132651	3.7084
52	2704	7.2111	22.8035	0.0192	140608	3.7325
53	2809	7.2801	23.0217	0.0189	148877	3.7563
54	2916	7.3485	23.2379	0.0185	157464	3.7798
55	3025	7.4162	23.4521	0.0182	166375	3.8030
56	3136	7.4833	23.6643	0.0179	175616	3.8259
57	3249	7.5498	23.8747	0.0175	185193	3.8485

(2)　$\sqrt{10n}$ の $n=55$ の値は23.4521と読みとれる．

(3)　$\sqrt{5.5}$ の値は $\sqrt{5.50}$ として $\sqrt{550}$ の値の桁数をずらして2.34521とする．

$$\therefore \quad \sqrt{5.5}=2.34521$$

【例題 1-32】 (1)　$\dfrac{1}{53}$　(2)　$\sqrt[3]{53}$ の値を表と電卓により求めなさい．

【解】 (1)　表の $\dfrac{1}{n}$ のところで $n=53$ の値を読みとれば，0.0189である．

$$\therefore \quad \frac{1}{53}=0.0189 \qquad 電卓 \; \frac{1}{53}=0.018867925$$

(2)　表の立方根のところで53の値を読みとれば，3.7563である．

$$\therefore \quad \sqrt[3]{53}=3.7563 \qquad 電卓 \; \sqrt[3]{53}=3.7562857$$

例題で示したように，$\sqrt{5.5}=2.3452$，$\sqrt{55}=7.4162$ である．小数点の位置を中心に2桁ごとに区切るのである．求める数の桁数を検討し，$\sqrt{1.35}$ か $\sqrt{13.5}$ のいずれかを使う．

【例題 1-33】 (1)　$\sqrt{0.055}$　(2)　$\sqrt{5500}$ を求めなさい．

【解】 (1)　$\sqrt{0.055}=\sqrt{0.05\vdots5}=0.2345$

(2)　$\sqrt{5500}=\sqrt{55\vdots00}=74.1619$

20

1・4 平方と平方根

1・4・6 開 平

【例題1-34】 $\sqrt{6724}$ の値を計算しなさい.

```
          |  8 2 .
    8     |  6724
  + 8     |  64
 ─────    | ─────
   162    |  324
     2    |  324
          | ─────
          |    0
```

6724を1の位の数字から左へ二つずつ区切り,平方して67より大きくならない最大の整数8を求める.8×8＝64を67の下に書く.また,左の方に縦に8を二つ書き8＋8＝16をその下に書く.

6724－6400＝324を160で割って2を求め,16の右に2,その下に2を書き,162×2＝324を前の324の下に書き引き算する.

答　$\sqrt{6724}=82$

【例題1-35】 $\sqrt{0.0784}$ を計算しなさい.

```
          |  0. 2 8
    2     |  0.0784
  + 2     |  4
 ─────    | ─────
   48     |  384
    8     |  384
          | ─────
          |    0
```

（注）　数の平方根を求めるには小数点を基準にして左右に数字を二つずつ区切って計算する.

答　$\sqrt{0.0784}=0.28$

1・4・7 $\sqrt{c}$ の近似的求め方

$a_{n+1}=\dfrac{1}{2}\left(\dfrac{c}{a_n}+a_n\right)$ を利用する.

【例題1-36】 $\sqrt{6724}$ の値を求めなさい.

【解】　$c=6724$ のときである. a_0 （初期値）を便利な値にとる. ここでは $a_0=80$ が適当である.

$a_1=\dfrac{1}{2}\left(\dfrac{6724}{80}+80\right)=82.025$　ここで大体よいが,さらに

$a_2=\dfrac{1}{2}\left(\dfrac{6724}{82.025}+82.025\right)=\dfrac{1}{2}(81.975+82.025)=82$

（注）　関数電卓がないときの計算方法を示した.

第1章　式と計算

$\sqrt[3]{c}$ の求め方

$$a_{n+1} = \frac{1}{3}\left(\frac{c}{a_n{}^2} + 2a_n\right)$$

$c = 30$ のとき　$a_0 = 3$ とすれば

$$a_1 = \frac{1}{3}\left(\frac{30}{9} + 2 \times 3\right) = \frac{1}{3}(3.333\cdots + 6) = 3.111\cdots\cdots$$

以下同様に $\sqrt[k]{c}$ の求め方

$$a_{n+1} = \frac{1}{k}\left(\frac{c}{a_n{}^{k-1}} + (k-1)a_n\right)\quad k > 2$$

（注）　どの電卓にも $\sqrt{}$ のボタンが付いているので，数表とか計算にたよらず求めることもできる。

次のことがいえるか. 検討せよ.

$$4 - 10 = 9 - 15$$

$$4 - 10 + \frac{25}{4} = 9 - 15 + \frac{25}{4}$$

$$\left(2 - \frac{5}{2}\right)^2 = \left(3 - \frac{5}{2}\right)^2$$

$$\therefore\quad 2 - \frac{5}{2} = 3 - \frac{5}{2}$$

$$\therefore\quad 2 = 3$$

〔**主な平方根のおぼえ方**〕

$\sqrt{2} = 1.41421356$

　　一夜一夜に人見頃

$\sqrt{3} = 1.7320508$

　　人並におごれや

$\sqrt{5} = 2.2360679$

　　富士山麓オーム鳴く

$\sqrt{6} = 2.44949$

　　似よ良く良く

$\sqrt{7} = 2.64575$

　　菜に虫いない

$\sqrt{8} = 2.828427$

　　ニヤニヤよぶな

$\sqrt{10} = 3.1623$

　　さて一郎兄さん

22

〔**π，e，γ（オイラー定数）の値**〕

$$\pi = 3.14159\ 26535\ 89793\ 23846\ 26433$$

$$e = 2.71828\ 18284\ 59045\ 02874\ 71352$$

$$\gamma = 0.57721\ 56649\ 01532\ 86060\ 65120$$

$$2\pi = 6.28318531$$

$$\pi^2 = 9.86960440$$

$$\sqrt{\pi} = 1.77245385$$

$$\frac{\pi}{2} = 1.57079633$$

$$\frac{1}{\pi} = 0.31830989$$

1・5 整 式

いくつかの数や文字の積として表される式を単項式といい，単項式でかけ合わせた文字の個数を，単項式の次数という．文字以外の数を係数という．例えば，$3x^2y^3$ では $3x^2y^3$ が単項式で次数は 5 次になり 3 は係数である．

$$整式 \longrightarrow \left[\begin{array}{l} 単項式 \\ 多項式 \end{array} \right.$$

いくつかの単項式の和を多項式という．

多項式の例として，例えば，x^3-3x^2-3x+1 は整式であり，最高次数は 3 であるから三次式という．定数項は 1 である．この例のように高次数の順に並べることを降べきの順にまとめるという．

同じ次数の項を同類項という．$2x^2$ と $3x^2$ は同類項である．

1・5・1　整式演算の基本法則

1．交換法則　$A+B=B+A$　　$A \times B = B \times A$

第1章 式と計算

2．結合法則 $(A+B)+C=A+(B+C)$

$\qquad (A \times B) \times C = A \times (B \times C)$

3．分配法則 $A(B+C)=AB+AC, \ (A+B)C=AC+BC$

(1) **計算の優先順位**

1．（ ）があるときは（ ）の中を先に計算する．

2．かけ算，割り算が優先する．

(2) **分数の四則**

1．$\dfrac{A}{B} \pm \dfrac{C}{D} = \dfrac{AD \pm BC}{BD}$

2．$\dfrac{A}{B} \times \dfrac{C}{D} = \dfrac{AC}{BD}$

3．$\dfrac{A}{B} \div \dfrac{C}{D} = \dfrac{A}{B} \times \dfrac{D}{C} = \dfrac{AD}{BC}$

【例題 1 –37】 次の整式 $3x^2-2x+3$ と $2x^2+3x-2$ の和および差を求めなさい．

【解】 $(3x^2-2x+3)+(2x^2+3x-2)$

$=(3+2)x^2+(-2+3)x+(3-2)$

$=5x^2+x+1$

$(3x^2-2x+3)-(2x^2+3x-2)$

$=(3-2)x^2+(-2-3)x+(3+2)$

$=x^2-5x+5$

また，次のように縦書きでもよい．

$$
\begin{array}{r}
3x^2-2x+3 \\
+)\ \underline{2x^2+3x-2} \\
5x^2+x+1
\end{array}
\qquad
\begin{array}{r}
3x^2-2x+3 \\
-)\ \underline{2x^2+3x-2} \\
x^2-5x+5
\end{array}
$$

問題 1．次の式の和および差を求めなさい．

(1) $5x^2-2x+3, \ 2x^2-3x-1$

(2) $x^2-x+1, \ x^2+x-1$

1・5 整 式

1・5・2 単項式の乗法

n が正の整数のとき a を n 個かけたものを a^n と表す．n を a の指数という．
m，n が正の整数のとき乗法の指数法則が成りたつ．

1．$a^m a^n = a^{m+n}$

2．$(a^m)^n = a^{mn}$

3．$(ab)^n = a^n b^n$

【例題 1-38】　$(2x^3) \times (-3x^2)^2$ を計算しなさい．

【解】　$(2x^3) \times (-3x^2)^2 = 2x^3 \times (-3)^2 (x^2)^2 = 2x^3 \times (9x^4)$

$\qquad = (2 \times 9)x^3 \times x^4 = 18x^{3+4} = 18x^7$

【例題 1-39】　$x^2 \times x^5 \times x^3$ を計算しなさい．

【解】　$x^2 \times x^5 \times x^3 = x^{2+5+3} = x^{10}$

<u>問題</u> 1．次の式を計算しなさい．

(1)　$(3x^2)^2 \times (-2x^3)^3$　　　(2)　$(3a^2b)^2 \times (2ab^2)^3$

1・5・3 大きい数や小さい数の表し方

通常，5 MeV（5 ミリオン電子ボルト）は 5,000,000 eV のことであるが，これを 5×10^6 eV と表すと短くてすむ．その他にアボガドロ数は 6.02×10^{23} とか，プランク定数は 6.63×10^{-34} J·s とかたくさんある．

一般的に，$A \times 10^n$ の形に表す（$1 \leqq A < 10$）．n は正でも負でもよい．

光の速さは 3×10^8 m/s = 300000000 m/s で，

原子の大きさは 1×10^{-8} cm = 0.00000001 cm である．

コップの中に水 18 ml が入っていると，この中には水分子がアボガドロ数 6.02×10^{23} 個ある．

【例題 1-40】　次の数を $a \times 10^n$ の形に表しなさい．

(1)　0.00003　　(2)　560000

【解】　(1)　$0.00003 = 3 \times 0.00001 = 3 \times 10^5$

(2)　$560000 = 5.6 \times 100000 = 5.6 \times 10^5$

第1章　式と計算

1・5・4　整式の割り算

整式 A を整式 B で割って得られる商を P，余りを Q とすれば

$$A = BP + Q$$

が成りたつ．Q は P より低い次数である．

$$(\,m\text{ 次式}\,) \times (n\text{ 次式}) = (m+n)\text{ 次式}$$

【例題 1 –41】 $(6x+5) \div (3x+1)$ を計算しなさい.

$$
\begin{array}{r}
2 \\
3x+1 \overline{)\, 6x+5} \\
\underline{6x+2} \\
3
\end{array}
$$

従って，$6x+5 = 2 \cdot (3x+1) + 3$ と表すことができる.

他の方法：

$$\frac{6x+5}{3x+1} = \frac{2(3x+1)+3}{3x+1} = \frac{2(3x+1)}{3x+1} + \frac{3}{3x+1} = 2 + \frac{3}{3x+1}$$

$$\therefore \quad \frac{6x+5}{3x+1} = 2 + \frac{3}{3x+1}$$

【例題 1 –42】 $(x^2+3x+2) \div (x+1)$ を計算しなさい.

【解】

$$
\begin{array}{r}
x+2 \\
x+1 \overline{)\, x^2+3x+2} \\
\underline{x^2+x} \\
2x+2 \\
\underline{2x+2} \\
0
\end{array}
$$

余りが 0 のとき割り切れるという.

$$\therefore \quad x^2+3x+2 = (x+1)(x+2)$$

問題 1．次の計算をしなさい.

(1) $(10x^2+x-2) \div (5x+3)$ 　　(2) $(x^2-1) \div (x-1)$

(3) $(6x^3-8x^2-x+1) \div (3x-1)$

$$1 \cdot 5 \quad 整 \ 式$$

(4)　$(3x+2) \div (x+1)$　　　　(5)　$(x^3-y^3) \div (x-y)$

1・5・5　整式の乗法公式

1．$(a+b)^2 = a^2 + 2ab + b^2$

2．$(a+b)(a-b) = a^2 - b^2$

3．$(x+a)(x+b) = x^2 + (a+b)x + ab$

4．$(ax+c)(bx+d) = abx^2 + (ad+bc)x + cd$

5．$(a+b)^3 = a^3 + 3a^2b + 3ab^2 + b^3$

6．$(a+b)(a^2-ab+b^2) = a^3 + b^3$

【例題 1-43】　次の計算をしなさい.

(1)　$2ab^2(3a-b^3)$　　　(2)　$(a+2b)(3a+2b)$

【解】　(1)　$2ab^2(3a-b^3) = 6a^2b^2 - 2ab^5$

(2)　$(a+2b)(3a+2b) = a(3a+2b) + 2b(3a+2b)$

$$= 3a^2 + 2ab + 6ab + 4b^2$$

$$= 3a^2 + 8ab + 4b^2$$

【例題 1-44】　次の計算をしなさい.

(1)　$(3a+4b)(2a+3b)$　　　(2)　$(x^2-x+1)(x-1)$

【解】

$$
\begin{array}{r}
3a+4b \\
\times \quad 2a+3b \\
\hline
6a^2+8ab \\
9ab+12b^2 \\
\hline
6a^2+17ab+12b^2
\end{array}
$$

$$
\begin{array}{r}
x^2-x+1 \\
\times \quad x-1 \\
\hline
x^3-x^2+x \\
-x^2+x-1 \\
\hline
x^3-2x^2+2x-1
\end{array}
$$

【例題 1-45】　次の式を計算しなさい.

(1)　$(x-2y)^2$　　　(2)　$(2x-1)(3x-1)$

(3)　$(x-2)^3$　　　(4)　$(x-2y-1)(x+y-2)$

【解】　(1)　$(x-2y)^2 = x^2 - 4xy + 4y^2$

(2)　$(2x-1)(3x-1) = 6x^2 - 2x - 3x + 1 = 6x^2 - 5x + 1$

(3)　$(x-2)^3 = x^3 + 3x^2 \cdot (-2) + 3x \cdot (-2)^2 + (-2)^3$

第1章　式と計算

$$=x^3-6x^2+12x-8$$

(4)　$(x-2y-1)(x+y-2)$

$$=x(x+y-2)-2y(x+y-2)-1(x+y-2)$$

$$=x^2+xy-2x-2xy-2y^2+4y-x-y+2$$

$$=x^2-xy-3x-2y^2+3y+2$$

　問題　1．次の計算をしなさい.

(1)　$(3x+1)(2x+3)$　　(2)　$(x+2)(x^2-2x+4)$

(3)　$(3x+2)^2$　　(4)　$(a+2b+c)^2$

1・5・6　因数分解

因数分解

単項式の和の形 $\xleftrightarrow{\hspace{2cm}}$ 積の形

展　　開

積の形をつくることを因数に分解するという.

　[公式]　1．$mx+my=m(x+y)$　共通因数をくくり出す.

　　　　　2．$x^2+2xy+y^2=(x+y)^2$　和の平方

　　　　　3．$x^2+(a+b)x+ab=(x+a)(x+b)$

　　　　　4．$acx^2+(ad+bc)x+bd=(ax+b)(cx+d)$

　　　　　5．$x^2-y^2=(x+y)(x-y)$

　　　　　6．$x^3+y^3=(x+y)(x^2-xy+y^2)$

　　　　　7．$x^3-y^3=(x-y)(x^2+xy+y^2)$

$(x+a)(x+b)$ を展開すると $x^2+(a+b)x+ab$ であるから逆に, $x^2+(a+b)x$ $+ab$ を因数に分解すると $(x+a)(x+b)$ となる.

$$(x+2)(x+3)=x^2+(2+3)x+2\times3$$

$$x^2+5x+6=(x+2)(x+3)$$

28

$1\cdot5$　整　式

$6x^2+11x-10$ を因数分解すると

$$ac=6,\quad bd=-10,\quad ad+bc=11$$

$$\begin{array}{l} 2\diagup\!\!\!\!\diagdown\,+5\!-\!\!-\!\!-15 \\ 3\diagup\quad -2\!-\!\!-\!\!-\,-4 \end{array}\qquad 11$$

$$a=2\quad b=5$$

$$c=3\quad d=-2$$

$$6x^2+11x-10=(2x+5)(3x-2)$$

【例題 1-46】　次の式を因数に分解しなさい.

(1)　$2ab-4ac$　　(2)　$a^2-ab+c(a-b)$

(3)　$(x+y)^2+2(x+y)-3$

【解】　(1)　$2ab-4ac$　　(2)　$a^2-ab+c(a-b)$

　　　　　$=2a(b-2c)$　　　　$=a(a-b)+c(a-b)$

　　　　　　　　　　　　　　　$=(a-b)(a+c)$

(3)　$(x+y)^2+2(x+y)-3$

　　　$=(x+y-1)(x+y+3)$

【例題 1-47】　次の式を因数分解しなさい.

(1)　$x^2+7x+12$　　(2)　$30x^2+17x-35$

(3)　$6x^2-x-1$　　(4)　$x^2-xy-2y^2-2x-5y-3$

【解】　(1)　$(x+3)(x+4)$　　(2)　$(6x-5)(5x+7)$

(3)　$(2x-1)(3x+1)$　　(4)　$(x-2y-3)(x+y+1)$

問題 1．次の式を因数分解しなさい.

(1)　$9x^2-12x+4$　　(2)　$x^2-3x-28$

(3)　$3x^2+x-2$　　(4)　$2x^2+7x-4$

(5)　x^4-6x^2+1　　(6)　x^6-7x^3-8

(7)　$xy-x-y+1$　　(8)　$x^2-3xy-9y-9$

(9)　$x^2-xy-2y^2-3x+3y+2$

(10)　$x^2-2y^2-xy-2x+7y-3$

(11)　$x(y^2-z^2)+y(z^2-x^2)+z(x^2-y^2)$

29

第1章　式と計算

(12)　$x^2y^2-x^2-y^2-4xy+1$

(13)　$(a-b)^3+(b-c)^3+(c-a)^3$

練 習 問 題

1．次の式を簡単にしなさい.

(1)　$2\sqrt{20}+3\sqrt{45}-5\sqrt{5}$　　(2)　$3\sqrt{75}-2\sqrt{27}+5\sqrt{48}$

(3)　$(\sqrt{5}-2)^2+(\sqrt{5}+2)^2$　　(4)　$\sqrt{12}+\sqrt{27}-2\sqrt{12}$

2．次の式の分母を有理化しなさい.

(1)　$\dfrac{1}{2-\sqrt{3}}$　　(2)　$\dfrac{1}{3-2\sqrt{2}}$　　(3)　$\dfrac{\sqrt{3}+\sqrt{2}}{\sqrt{3}-\sqrt{2}}$　　(4)　$\dfrac{4}{1+\sqrt{2}+\sqrt{3}}$

3．次の式を有理化しなさい.

(1)　$\dfrac{2}{\sqrt{x+1}+\sqrt{x-1}}$　　(2)　$\dfrac{1}{\sqrt{x}-1}$　　(3)　$x+\dfrac{1}{x+\sqrt{1+x^2}}$

(4)　$\dfrac{1}{\sqrt{x+1}+\sqrt{x}}$　　(5)　$\dfrac{\sqrt{x+1}-\sqrt{x-1}}{\sqrt{x+1}+\sqrt{x-1}}$　　(6)　$\dfrac{1}{\sqrt{1+x^2}-x}$

4．次の式の値を求めなさい.

(1)　$x=3$,　$y=2$ のとき　x^2-y^2 の値

(2)　$x+\dfrac{1}{x}=4$ のとき $x^2+\dfrac{1}{x^2}$ の値

(3)　$a=2$,　$b=-3$ のとき　a^2-3ab

5．次の問に答えなさい.

(1)　$x^2+\sqrt{5}\,x+1=0$ のとき $x^2+\dfrac{1}{x^2}$ の値

(2)　$x=\sqrt{5}$ のとき　x^2-5x+5 の値

(3)　$E=-13.6\times\dfrac{1}{n^2}$(eV) において，$n=1$, 2, 3, 4 のとき E_1, E_2, E_3,

E_4 の値を求めなさい.

(4)　$R=0.3E^{\frac{3}{2}}$ において $E=9$ のとき R の値

6．次の割り算をしなさい.

(1)　$(3x-1)\div(x-1)$　　(2)　$(4x^3+8x^2-5x-1)\div(2x-1)$

練習問題

(3) $(x^2-x-6) \div (x+2)$

7．$A=2x-1$　$B=3x-2$　$C=4x-3$ のとき次の計算をしなさい．

(1) $A+B+C$　　(2) $3A+2B-C$　　(3) $A-2B+3C$

8．$a+b+c=A$，$ab+bc+ca=B$，$abc=C$ とするとき次の各式を A，B，C で表しなさい．

(1) $(a^2+b^2+c^2)$　　(2) $(a-1)(b-1)(c-1)$　　(3) $a^3+b^3+c^3-3abc$

9．次の式を展開しなさい．

(1) $(x-3)^2$　　(2) $(3x^2+1)^2$　　(3) $(x-2)(x+3)$

(4) $(x-y+z)(x-y-z)$　　(5) $(x-1)(x+1)(x^2+1)$

10．次の各式を因数分解しなさい．

(1) $4ab-2ac$　　(2) $(a+b)^2-c(a+b)$

(3) x^2y+xy^2　　(4) $a^2-bc+ab-ac$

(5) $ab-b^2+ca-bc$　　(6) $a^2-b^2+c^2-2ac$

11．次の式を因数分解しなさい．

(1) x^2-x-12　　(2) $x^2+7x+12$

(3) x^2-3x+2　　(4) $3x^2-5x+2$

(5) $2x^2-11x-6$　　(6) $2x^2+7x+3$

12．次の各式を因数分解しなさい．

(1) $x^2-10xy+25y^2$　　(2) $x^2+6xy+8y^2$

(3) $8x^3-27y^3$　　(4) x^4+x　　(5) $6x^2-xy-y^2$

13．次の各式を因数分解しなさい．

(1) $x^2-xy-2x+y+1$　　(2) $x^2-2xy+y^2-3x+3y+2$

(3) $x^2-2xy-x+y^2+y-2$　　(4) $6x^2+5xy+4x+y+y^2-2$

(5) $x^2-y^2+xz+yz+x-y+z$

14．次の各式を因数分解しなさい．

(1) x^4-7x^2+1　　(2) x^4-5x^2+4

(3) $x^4+x^2y^2+y^4$　　(4) x^6-y^6　　(5) x^8-y^8

31

第1章　式と計算

15．次の各式を因数分解しなさい.

(1)　$a^2(b-c)+b^2(c-a)+c^2(a-b)$

(2)　$a^3(b-c)+b^3(c-a)+c^3(a-b)$

(3)　$4a^2c^2-(c^2+a^2-b^2)^2$

(4)　$(a+b+c)(ab+bc+ca)-abc$

(5)　$a(b^3-c^3)+b(c^3-a^3)+c(a^3-b^3)$

■解　答

1・2・1　**1.**(1)　-1　(2)　$+2$　(3)　-5　(4)　0　(5)　0　**2.**(1)

$+8$　(2)　-16　(3)　$+\dfrac{5}{18}$　(4)　$+2$　(5)　$+\dfrac{27}{2}$　**3.** 略

4. 略

1・2・4　**1.**(1)　7　(2)　5　(3)　25　**2.**(1)　36　(2)　12　(3)　36

3. 62

1・2・5　**1.**(1)　2^4　(2)　2^6　(3)　$2^3\times3\times5$

1・3・4　**1.**(1)　$2a+1$　(2)　$x-1$　(3)　$2a+2b+1$　**2.**(1)　$4y$

(2)　$x-4y$　(3)　$-3x-5$

1・3・5　**1.**(1)　$\dfrac{15}{99}$　(2)　$\dfrac{2}{9}$　(3)　$\dfrac{25}{99}$　(4)　$\dfrac{22}{9}$　(5)　$\dfrac{7}{30}$　**2.**

(1)　$0.3\dot{6}$　(2)　$0.2\dot{6}$　(3)　$0.4\dot{5}$　(4)　$1.\dot{5}$　(5)　$0.0\dot{8}$

3.(1)　$\dfrac{4}{3}$　(2)　$\dfrac{1}{3}$　(3)　$\dfrac{10}{27}$　(4)　3

1・3・6　**1.**(1)　$\dfrac{1}{2}\times20\times21=210$　(2)　$2\times\dfrac{1}{4}\times10^2\times(10+1)^2=6050$

(3)　$\dfrac{1}{3}n(n-1)(n-2)$

1・4・2　**1.**(1)　$\sqrt{8}$　(2)　$\sqrt{18}$　(3)　$\sqrt{20}$　(4)　$\sqrt{200}$　(5)　$\sqrt{24}$

2.(1)　$5\sqrt{2}$　(2)　$4\sqrt{2}$　(3)　$3\sqrt{3}$　(4)　$5\sqrt{5}$　(5)　$7\sqrt{3}$

3.(1)　$3\sqrt{2}$　(2)　$5\sqrt{2}$　(3)　12　(4)　4　(5)　$\sqrt{2}$

4.(1)　$5\sqrt{2}$　(2)　$6\sqrt{5}$　(3)　$12\sqrt{2}$　(4)　$4\sqrt{5}$　(5)　$5\sqrt{6}$

練習問題

5. (1) $4-\sqrt{2}$ (2) 1 (3) 3 (4) 1 (5) 2

$1\cdot4\cdot3$ **1.** (1) $\dfrac{\sqrt{2}}{2}$ (2) $\dfrac{\sqrt{3}}{9}$ (3) $\sqrt{2}+1$ (4) $3+2\sqrt{2}$

     (5) $\dfrac{2+\sqrt{3}}{2}$ (6) $\dfrac{\sqrt{6}+2-\sqrt{2}}{4}$ **2.** (1) $\sqrt{5}+\sqrt{2}$ (2) $\sqrt{3}-\sqrt{2}$

     (3) $2-\sqrt{3}$ (4) $\dfrac{\sqrt{6}}{2}-\dfrac{\sqrt{2}}{2}$ (5) $1-\dfrac{\sqrt{2}}{2}$ (6) $\sqrt{5}-\sqrt{3}$

     (7) $\sqrt{5}+1$

$1\cdot5\cdot1$ **1.** (1) 和 $7x^2-5x+2$, 差 $3x^2+x+4$ (2) 和 $2x^2$, 差 $-2x+2$

$1\cdot5\cdot2$ **1.** (1) $-72x^{13}$ (2) $72a^7b^8$

$1\cdot5\cdot4$ **1.** (1) $2x-1$ 余り 1 (2) $x+1$ 余りなし   (3) $2x^2-2x-1$ 余りなし   (4) 3 余り -1 (5) x^2+xy+y^2 余りなし

$1\cdot5\cdot5$ **1.** (1) $6x^2+11x+3$ (2) x^3+8 (3) $9x^2+12x+4$ (4) $a^2+4b^2+c^2+4ab+4bc+2ca$

$1\cdot5\cdot6$ **1.** (1) $(3x-2)^2$ (2) $(x+4)(x-7)$ (3) $(3x-2)(x+1)$

     (4) $(2x-1)(x+4)$ (5) $(x^2+2x-1)(x^2-2x-1)$

     (6) $(x+1)(x-2)(x^2-x+1)(x^2+2x+4)$ (7) $(x-1)(y-1)$

     (8) $(x+3)(x-3y-3)$ (9) $(x-2y-1)(x+y-2)$

     (10) $(x-2y+1)(x+y-3)$ (11) $(x-y)(y-z)(z-x)$

     (12) $(xy+x+y-1)(xy-x-y-1)$

     (13) $(a-b)^3+(b-c)^3+(c-a)^3$

$$=a^3-3a^2b+3ab^2-b^3+c^3-3c^2a+3ca^2-a^3+(b-c)^3$$
$$=-(b^3-c^3)-3a^2b+3ca^2-3c^2a+(b-c)^3$$
$$=-(b-c)(b^2+bc+c^2)-3a^2(b-c)+3a(b^2-c^2)+(b-c)^3$$
$$=(b-c)(-b^2-bc-c^2-3a^2+3ab+3ac+b^2-2bc+c^2)$$
$$=(b-c)(-3a^2+3ab+3ac-3bc)$$
$$=-3(b-c)(a^2-a(b+c)+bc)$$
$$=3(a-b)(b-c)(c-a)$$

33

第1章　式と計算

練習問題の解答

1. (1) $8\sqrt{5}$　(2) $29\sqrt{3}$　(3) 18　　(4) $\sqrt{3}$

2. (1) $2+\sqrt{3}$　(2) $3+2\sqrt{2}$　(3) $5+2\sqrt{6}$　(4) $2+\sqrt{2}-\sqrt{6}$

3. (1) $\sqrt{x+1}-\sqrt{x-1}$　(2) $\dfrac{\sqrt{x}+1}{x-1}$　(3) $\sqrt{1+x^2}$　(4) $\sqrt{x+1}-\sqrt{x}$

　 (5) $x-\sqrt{x+1}\sqrt{x-1}$　(6) $\sqrt{1+x^2}+x$

4. (1) 5　(2) 14　(3) 22

5. (1) 3　(2) $5(2-\sqrt{5})$　(3) $E_1=-13.6\mathrm{eV},\ E_2=-3.4\mathrm{eV}$

　 $E_3=-1.51\mathrm{eV},\ E_4=-0.85\mathrm{eV}$　(4) 8.1

6. (1) 3 余り 2　(2) $2x^2+5x$ 余り -1　(3) $x-3$ 余りなし

7. (1) $9x-6$　(2) $8x-4$　(3) $12x-6$

8. (1) A^2-2B　(2) $A-B+C-1$　(3) $A(A^2-3B)$

9. (1) x^2-6x+9　(2) $9x^4+6x^2+1$　(3) x^2+x-6　(4) x^2-2xy $+y^2-z^2$　(5) x^4-1

10. (1) $2a(2b-c)$　(2) $(a+b)(a+b-c)$　(3) $xy(x+y)$　(4) $(a-c)(a+b)$　(5) $(a-b)(b+c)$　(6) $(a+b-c)(a-b-c)$

11. (1) $(x+3)(x-4)$　(2) $(x+3)(x+4)$　(3) $(x-1)(x-2)$　(4) $(3x-2)(x-1)$　(5) $(2x+1)(x-6)$　(6) $(x+3)(2x+1)$

12. (1) $(x-5y)^2$　(2) $(x+2y)(x+4y)$　(3) $(2x-3y)(4x^2+6xy+9y^2)$　(4) $x(x+1)(x^2-x+1)$　(5) $(3x+y)(2x-y)$

13. (1) $(x-1)(x-y-1)$　(2) $(x-y-1)(x-y-2)$　(3) $(x-y+1)(x-y-2)$　(4) $(3x+y-1)(2x+y+2)$　(5) $(x+y+1)(x-y+z)$

14. (1) $(x^2+3x+1)(x^2-3x+1)$　(2) $(x-1)(x-2)(x+1)(x+2)$　(3) $(x^2+xy+y^2)(x^2-xy+y^2)$　(4) $(x-y)(x+y)(x^2+xy+y^2)(x^2-xy+y^2)$　(5) $(x^4+y^4)(x^2+y^2)(x+y)(x-y)$

15. (1) $-(a-b)(b-c)(c-a)$　(2) $-(a-b)(b-c)(c-a)(a+b+c)$　(3) $(a+b+c)(-a+b+c)(a-b+c)(a+b-c)$　(4) $(a+b)(b+c)(c+a)$　(5) $(a-b)(b-c)(c-a)(a+b+c)$

第2章　方程式と解法

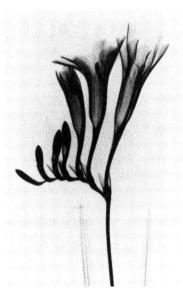

フリージア　軟X線写真

第 2 章　方程式と解法

2・1　恒等式と方程式

2・1・1　恒等式

文字がいろいろな値をとっても成りたつ式を恒等式という．これに対して，文字がある特定な値をとったときだけ成りたつ等式を方程式という．

恒等式では，交換法則や分配法則を使って導き出すことができる．

(1)　恒等式の例

$\quad$ 1．$(x-1)^2 = x^2 - 2x + 1$

$\quad$ 2．$5x - 3x = 2x$

$\quad$ 3．$\dfrac{1}{(x-1)(x-2)} = -\left\{\dfrac{1}{x-1} - \dfrac{1}{x-2}\right\}$

などがある．

2・1・2　方程式

方程式にはいろいろな種類があって，未知数の最高次数によって決まる一次方程式，二次方程式などがあり，また，未知数の数によって一元，二元などという．

$\quad$ (1)　$2x + 3 = 0$ は一元一次方程式

$\quad$ (2)　$\begin{cases} 2x + y = 3 \\ x - 2y = 1 \end{cases}$ は二元一次方程式（連立方程式）

$\quad$ (3)　$x^2 + x + 1 = 0$ は一元二次方程式（二次方程式）

習慣として，a, b, c は定数を表し，x, y, z は未知数を表すことになっている．

その他に，分数の形があれば分数方程式や，指数が出てくる指数方程式などがある．

36

2・1 恒等式と方程式

そして，方程式から未知数を求めることを，方程式を解くという．方程式を成りたたせる未知数のことを方程式の根ということもある．

2・1・3 一次方程式の解き方

【例題2-1】 $ax+b=0$ を解きなさい．ただし，$(a \neq 0)$ とする．

【解】 $ax+b-b=-b$（両辺に $-b$ を加える）

$ax=-b$

$ax \cdot \dfrac{1}{a} = -b \cdot \dfrac{1}{a}$（両辺に $\dfrac{1}{a}$ をかける）

$x=-\dfrac{b}{a}$

方程式で，$a=0$，$b \neq 0$ のとき不能，

$a=0$，$b=0$ のとき不定となり，解はない．

【例題2-2】 $2x-10=0$ を解きなさい．

【解】 $2x-10+10=10$

$2x=10$

$2x \cdot \dfrac{1}{2} = 10 \cdot \dfrac{1}{2}$

∴ $x=5$

問題 1．次の一次方程式を解きなさい．

(1) $2x-8=0$　　(2) $2x-5=0$

(3) $3x+2=5$　　(4) $3x-5=x-1$

(5) $4x=3x+2$

問題 2．次の一次方程式を解きなさい．

(1) $4(x-3)-3(x+1)=0$　　(2) $\dfrac{1}{2}(2-x)+2x=\dfrac{2}{3}$

(3) $2(x+4)-5(1-x)=10$　　(4) $5x+3=2x+7$

(5) $\dfrac{3x-1}{2}-\dfrac{2x-3}{3}=\dfrac{13}{6}$

第 2 章　方程式と解法

【例題 2 − 3 】　$m = \dfrac{m_0}{\sqrt{1 - \left(\dfrac{v}{c}\right)^2}}$ より v を求め，$2m_0$ となる v の値を求めな

さい．これは質量増加の式である．

【解】　$\sqrt{1 - \left(\dfrac{v}{c}\right)^2} = \dfrac{m_0}{m}$　移項して，

$\quad 1 - \left(\dfrac{v}{c}\right)^2 = \left(\dfrac{m_0}{m}\right)^2$　両辺を 2 乗する．

$\quad \left(\dfrac{v}{c}\right)^2 = 1 - \left(\dfrac{m_0}{m}\right)^2$　移項する．

$\quad \dfrac{v}{c} = \sqrt{1 - \left(\dfrac{m_0}{m}\right)^2}$　$\sqrt{\ }$ をとる．

$\quad \therefore v = c\sqrt{1 - \left(\dfrac{m_0}{m}\right)^2}$

$\quad v = c \cdot \sqrt{1 - \left(\dfrac{1}{2}\right)^2} = \dfrac{\sqrt{3}}{2}c = 0.866c$

これは光速度の 0.866 倍のとき質量が 2 倍になることを示している．

では，$0.963c$ のときは何倍になりますか．

問題 3．次の式の（　）内の文字について解きなさい．

(1) $I = \dfrac{E}{R + r}$　(R)　　(2) $F = \dfrac{9}{5}C + 32$　(C)

(3) $\dfrac{1}{T_p} + \dfrac{1}{T_b} = \dfrac{1}{T_e}$　(T_p)　　(4) $f_0 = \dfrac{1}{2\pi\sqrt{LC}}$　　(L)

(5) $R = 0.54E - 0.13$　(E)

【例題 2 − 4 】　$E = \dfrac{m_0 c^2}{\sqrt{1 - \left(\dfrac{v}{c}\right)^2}} - m_0 c^2$ から v を求め，$E = 1\,\text{MeV}$ のとき，

v の値を求めなさい．ただし，$m_0 c^2 = 0.51\,\text{MeV}$ とする．

【解】　$E + m_0 c^2 = \dfrac{m_0 c^2}{\sqrt{1 - \left(\dfrac{v}{c}\right)^2}}$　移項して，

$\quad \sqrt{1 - \left(\dfrac{v}{c}\right)^2} = \dfrac{m_0 c^2}{E + m_0 c^2} = \dfrac{m_0^2}{mc^2}$　移項して，

38

$$2 \cdot 1 \quad 恒等式と方程式$$

$$1 - \left(\frac{v}{c}\right)^2 = \left(\frac{m_0 c^2}{E + m_0 c^2}\right)^2 \quad 平方して,$$

$$\left(\frac{v}{c}\right)^2 = 1 - \left(\frac{m_0 c^2}{E + m_0 c^2}\right)^2 \quad 移項して,$$

$$\frac{v}{c} = \sqrt{1 - \left(\frac{m_0 c^2}{E + m_0 c^2}\right)^2} \quad \sqrt{} \ \ をとって,$$

故に, $\quad v = c \cdot \sqrt{1 - \left(\dfrac{m_0 c^2}{E + m_0 c^2}\right)^2} = c\sqrt{\dfrac{(mc^2)^2 - (m_0 c^2)^2}{(mc^2)^2}}$

$$v = c \cdot \sqrt{1 - \left(\frac{0.51}{1 + 0.51}\right)^2} = \frac{2\sqrt{2}}{3}c$$

$$= 0.943c$$

これは電子が1MVで加速されると光速の0.943倍になることを示している．では，2MVのとき光速の何倍になりますか．

【例題2-5】 図2・1の $R-L-C$ の回路において，$R = 1\mathrm{k}\Omega$, $C = 200\mathrm{pF}$ $f_0 = 900\mathrm{kHz}$ に共振しているとき，インダクタンスを求めなさい．

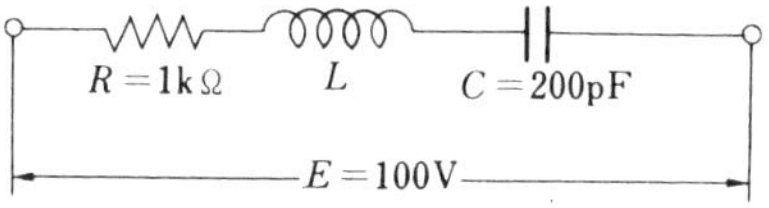

図2・1 R-L-C回路

【解】 $\quad f_0 = \dfrac{1}{2\pi\sqrt{LC}}$ より $\sqrt{LC} = \dfrac{1}{2\pi f_0}$ $\quad \therefore \ LC = \dfrac{1}{4\pi^2 f_0^2}$

$$\therefore \quad L = \frac{1}{4\pi^2 f_0^2 C} = \frac{1}{4\pi^2 \times (900 \times 10^3)^2 \times 200 \times 10^{-12}} \fallingdotseq 156(\mu\mathrm{H})$$

【例題2-6】 電気共振条件 $\omega L - \dfrac{1}{\omega C} = 0$ に対する ω の値を求めなさい．

ただし，$L = 6 \times 10^{-14} H$, $C = 3 \times 10^{-6} F$ とする．

【解】 $\quad \omega L - \dfrac{1}{\omega C} = \dfrac{\omega^2 LC - 1}{\omega C} = 0$

$$\therefore \quad \omega^2 LC - 1 = 0 \ より, \quad \omega^2 = \frac{1}{LC}$$

$$\therefore \quad \omega = \frac{1}{\sqrt{LC}} = \frac{1}{\sqrt{6 \times 10^{-14} \times 3 \times 10^{-6}}} = 2.35 \times 10^4 \quad (\mathrm{rad/s})$$

第 2 章　方程式と解法

【例題 2－7】　放射性物質を使って，未知の試料の量を求める問題は一次式に帰着し求めることができるので希釈法について考えてみる.

(1)放射性でない試料 A_1 の量 xg を求めるとき，比放射能が R_0 である標識された試料 A_2 の ag を加えて $A_1 + A_2$ を作る. これの比放射能が R であったとすると次の式が成りたつ.

$$R_0 a = (a + x)R$$

これより A_1 の量 x を求めなさい（直接希釈法という）.

(2)放射性である試料 A_1（比放射能を R_0 とする）の量 xg を求めるとき，放射性でない A_2 の ag を加えて $A_1 + A_2$ を作る. この比放射能が R であったとすると次の式が成りたつ.

$$R_0 x = (a + x)R$$

これより，もとの A_1 の量を求めなさい（逆希釈法という）.

(3)放射性である試料 A_1（比放射能を R_0 とする）の量 xg を求めるとき，x の量を二等分し，それぞれに，$a_1 g$, $a_2 g$ の放射性でない A_2 を加えて質量と放射能を測定し比放射能 R_1, R_2 を求めると次の式が成りたつ.

$$(a_1 + x)R_1 = (a_2 + x)R_2$$

これより，もとの A_1 の量を求めなさい（二重希釈法という）.

【解】　(1)　$a R_0 = aR + xR$　　∴　$xR = a R_0 - aR$

$$∴　x = \frac{a(R_0 - R)}{R} = a\left(\frac{R_0}{R} - 1\right)$$

(2)　$x R_0 = aR + xR$　　∴　$(R_0 - R)x = aR$

$$∴　x = a\left(\frac{R}{R_0 - R}\right)$$

(3)　$a_1 R_1 + x R_1 = a_2 R_2 + x R_2$　　∴　$x(R_1 - R_2) = a_2 R_2 - a_1 R_1$

$$∴　x = \frac{a_2 R_2 - a_1 R_1}{R_1 - R_2}$$

その他に，アイソトープ誘導体法があるが逆希釈法と考え方は同じである.

2・1 恒等式と方程式

2・1・4 一次式

$y = mx + b$ は傾きが m で P(x, y) を通る直線である．

$$\frac{PB}{AB} = \tan\alpha = m$$

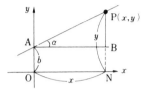

∴ $\dfrac{y-b}{x} = m$

∴ $y = mx + b$

(1) 2点を通る直線の方程式（図2・2）

$$y - y_1 = \frac{y_2 - y_1}{x_2 - x_1}(x - x_1)$$

(2) 1点 (x_1, y_1) を通り傾き m の直線

$$y - y_1 = m(x - x_1)$$

2直線を $y = mx + b$, $y = m'x + b'$ とする．

(3) 2直線の平行条件 $m = m'(b \neq b')$

(4) 2直線の垂直条件 $m \cdot m' = -1$

A(x_1, y_1), B(x_2, y_2) の2点間の距離

$$\overline{AB} = \sqrt{(x_2 - x_1)^2 + (y_2 - y_1)^2}$$

2点を結ぶ線分を $m:n$ の比に内分する点 P(x, y)（図2・3）

$$x = \frac{nx_1 + mx_2}{m+n}$$

$$y = \frac{ny_1 + my_2}{m+n}$$

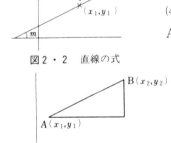

図2・2 直線の式

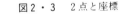

図2・3 2点と座標

|問題| 1．次の問に答えなさい．

(1) 原点と点 $(2, 3)$ を通る直線

(2) 2点 $(3, 4)$, $(-2, -3)$ を通る直線

(3) 点 $(2, 3)$ を通り，傾きが3の直線

(4) 点 $(1, 2)$ を通り，直線 $3x - y - 2 = 0$ に平行な直線

(5) 点 $(3, 3)$ を通り，直線 $3x - y - 1 = 0$ に垂直な直線

第 2 章　方程式と解法

問題 2． 次の問に答えなさい．
(1) x 軸に関し，点 $(3, 4)$ と対称な点
(2) y 軸に関し，点 $(3, 2)$ と対称な点
(3) 原点に関し，点 $(3, 2)$ と対称な点
(4) 点 $(2, 3)$ を原点を中心として左まわりに $90°$ 回転した点
(5) 点 $(-2, -1)$ を x 軸の正の向きに 5，y 軸の正の向きに 4，平行移動した点

(1) 主な対称移動．
　1．x 軸に対して対称　$y \to -y$
　2．y 軸に対して対称　$x \to -x$
　3．原点に対して対称　$x \to -x,\ y \to -y$
　4．直線 $y=x$ に対して対称　x と y の入れかえる．
　5．点 (a, b) に対して対称　$x \to 2a-x,\ y \to 2b-y$
　6．x 軸に h，y 軸に k 移動
　　$x \longrightarrow x-h \quad y \longrightarrow y-k$

(1) $\begin{pmatrix} x' \\ y' \end{pmatrix} = \begin{pmatrix} 1 & 0 \\ 0 & -1 \end{pmatrix} \begin{pmatrix} x \\ y \end{pmatrix}$

(2) $\begin{pmatrix} x' \\ y' \end{pmatrix} = \begin{pmatrix} -1 & 0 \\ 0 & 1 \end{pmatrix} \begin{pmatrix} x \\ y \end{pmatrix}$

(3) $\begin{pmatrix} x' \\ y' \end{pmatrix} = \begin{pmatrix} -1 & 0 \\ 0 & -1 \end{pmatrix} \begin{pmatrix} x \\ y \end{pmatrix}$

(4) $\begin{pmatrix} x' \\ y' \end{pmatrix} = \begin{pmatrix} \cos 90° & -\sin 90° \\ \sin 90° & \cos 90° \end{pmatrix} \begin{pmatrix} 2 \\ 3 \end{pmatrix}$

2・1・5　比例式

$a:b = c:d$ が成りたつとき，$a:b$ は $c:d$ に比例するという．内項の積は外項の積に等しい（図 2・4）．

$$\therefore\ a \cdot d = b \cdot c\ \text{または}\ \frac{a}{b} = \frac{c}{d}\ \text{と計算する．}$$

【例題 2-8】　$a=2, b=4$ で $d=5$ なら c はいくらか．

【解】　$\dfrac{2}{4} = \dfrac{c}{5}$

　　$\therefore\ c = \dfrac{2}{4} \times 5 = 2.5$

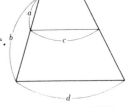

図 2・4　比例関係

【例題 2-9】　^{226}Ra ラジウム 226 の 1g 中に何個のラジウム原子がはいっているか．

2・1 恒等式と方程式

【解】 226g 中にはラジウム原子は 6.02×10^{23} 個（アボガドロ数）含まれている．

$$226(\text{g}) \cdots\cdots 6.02 \times 10^{23}$$
$$1(\text{g}) \cdots\cdots x$$

比例関係から，$226x = 1 \times 6.02 \times 10^{23}$

$$\therefore \quad x = \frac{1}{226} \times 1 \times 6.02 \times 10^{23} = 2.6 \times 10^{21} \text{（個）}$$

問題 1． 次の問に答えなさい．

(1) y は x に比例し，$x=4$ のとき $y=1$ である．$x=2$ のとき y の値を求めなさい．

(2) y は x に比例し，$x=1$ のとき $y=2$ である．比例定数を求めなさい．

(3) y は x に比例し，比例定数が 3 である．$x=4$ のとき y の値を求めなさい．

【例題 2-10】 人の血液量は放射能を利用して求めることができる．生理食塩水に ^{131}I 人血清アルブミンを 1.25×10^5 Bq/ml に希釈し静注した．全血中に分散したと思われる 5 分後に 1 ml 採血して放射能を測定したら 25.5 Bq/ml であった．人の血液量はおよそ何 ml か．

【解】 人の血液 x ml 中に 1.25×10^5 Bq である．

$$1 \, \text{m}l \cdots\cdots 25.5$$
$$x \, \text{m}l \cdots\cdots 1.25 \times 10^5$$
$$\therefore \quad 25.5x = 1 \times 1.25 \times 10^5$$
$$\therefore \quad x = \frac{1 \times 1.25 \times 10^5}{25.5} = 4900 \, \text{m}l$$

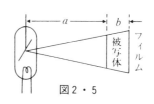

図 2・5

【例題 2-11】 図 2.5 で，X 線写真の拡大率を求めなさい．

【解】

拡大率 $M = \dfrac{a+b}{a}$

X 線像は M 倍に拡大され，通常焦点の大きさ 0.3mm で約 3 倍となる．

第2章 方程式と解法

2・2 二次方程式

図2・6は二次方程式の図式解法を示したものである．

1. $x^2 + ax - b^2 = 0$
   $x(x+a) = b^2$
   $x^2 + 8x - 16 = 0$
   $x(x+8) = 4^2$

ものさしでxの長さを測り1.7を得る．

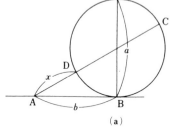

図2・6 図式解法

特に$a = b$のとき黄金分割という．
たてとよこの長さはちょうどハガキに用いられている．
$a : x = x : (a-x)$
$a = 1$のとき
$x = \dfrac{\sqrt{5}-1}{2} = 0.618$
近似値として$\dfrac{5}{8}$を使う．

2・2・1 二次方程式の解法

(1) $x^2 = A$　$x = \pm\sqrt{A}$

(2) $Ax^2 = B$　$x = \pm\sqrt{\dfrac{B}{A}}$

(3) $(x+A)^2 = B$　$x = -A \pm \sqrt{B}$

(4) $x^2 + px + q = (x+A)(x+B) = 0$　$x = -A,\ x = -B$

(5) $Ax^2 + Bx = 0$　$x(Ax+B) = 0$　$x = 0,\ x = -\dfrac{B}{A}$

(6) $Ax^2 + Bx + C = 0$

$$x^2 + \frac{B}{A}x + \frac{C}{A} = 0$$

$$x^2 + \frac{B}{A}x + \left(\frac{B}{2A}\right)^2 - \left(\frac{B}{2A}\right)^2 + \frac{C}{A} = 0$$

$$\left(x + \frac{B}{2A}\right)^2 = \frac{B^2}{4A^2} - \frac{C}{A} = \frac{B^2 - 4AC}{4A^2}$$

$$\left(x + \frac{B}{2A}\right) = \pm\sqrt{\frac{B^2 - 4AC}{4A^2}}$$

2・2　二次方程式

$$\therefore \quad x = -\frac{B}{2A} \pm \frac{\sqrt{B^2-4AC}}{2A}$$

よって，二次方程式 $Ax^2+Bx+C=0$ の解は

$$x = \frac{-B \pm \sqrt{B^2-4AC}}{2A} \qquad \text{（根の公式）}$$

である．これを根の公式という．

【例題 2-11】　次の二次方程式を解きなさい．

(1) $x^2-144=0$ 　　(2) $2x^2-50x=0$

【解】　(1) $x^2-144=(x+12)(x-12)=0$ 　　$\therefore x=\pm 12$

(2) $2x(x-25)=0$ 　$\therefore$ 　$x=0, 25$

【例題 2-12】　$\dfrac{1}{2}mv^2-mgh=0$ の v について解きなさい．

【解】　$\dfrac{1}{2}mv^2=mgh$ 　　$\therefore$ 　$v^2=2gh$ 　　$\therefore$ 　$v=\sqrt{2gh}$

問題 1．次の二次方程式を解きなさい．

(1) $x^2=25$ 　　(2) $x^2=5$

(3) $36x^2-25=0$ 　　(4) $75x^2=3$

(5) $x^2=64$

問題 2．次の二次方程式を解きなさい．

(1) $x^2-2x-3=0$ 　　(2) $(x-2)^2=16$

(3) $(2x-1)^2=5$ 　　(4) $x^2-x=0$

(5) $x(x-5)=6$

【例題 2-13】　$x^2-x-1=0$ を解きなさい．

【解】　$A=1,\ B=-1,\ C=-1$ を根の公式に代入する．

$$x = \frac{-(-1) \pm \sqrt{(-1)^2-4\times 1 \times (-1)}}{2\times 1} = \frac{1 \pm \sqrt{5}}{2}$$

問題 3．　次の方程式を解きなさい．

(1) $x^2+2x-3=0$ 　　(2) $x^2-6x+9=0$

(3) $x^2-5x+6=0$ 　　(4) $x^2+7x+12=0$

第 2 章　方程式と解法

(5)　$x^2 - 11x - 12 = 0$

(7)　二次方程式　$x^2 + 1 = 0$　をみたす実数 x は存在しない．そこで負の数でも平方根をもつように数の範囲を拡張する．

$$i^2 = -1$$

であるような新しい数 i を考えて，これを虚数単位という．i の a 倍は ai である．電気では j を使う．

$$\sqrt{-1} = i, \ \sqrt{-3} = \sqrt{3}i, \ -\sqrt{-25} = -5i$$

このように $5i$ や，$1 + 2i$ のように，i を含んだ数を虚数という（i：虚数単位）．

a，b が実数であるとき

$$a + bi$$

を複素数という．複素数の計算では i を普通の文字と同様に扱い，$i^2 = -1$ でおきかえる．

虚数をこのように決めると i^3，i^4，i^5，$\cdots$ は次のように表すことができる．

$$i^3 = -i, \ i^4 = 1, \ i^5 = i, \ i^6 = -1$$

また，$\sqrt{i}$ や $\sqrt[3]{i}$ は次のように表される．

$$\sqrt{i} = \frac{\sqrt{2} + \sqrt{2}i}{2}$$

$$\sqrt[3]{i} = \frac{\sqrt{3} + i}{2}$$

となって，いずれも i の何倍かになっていることを示している．

問題 4．次の方程式を解きなさい．

(1)　$x^2 + x + 1 = 0$　　(2)　$x^2 - x + 1 = 0$

(3)　$x^2 - 3x - 1 = 0$　　(4)　$x^2 - 5x + 7 = 0$

(5)　$x^2 - 2x - 1 = 0$

2・2・2　二次方程式の根と係数

二次方程式　$ax^2 + bx + c = 0$　の二つの根を α，β とすると和と積が

2・2　二次方程式

$$\alpha + \beta = -\frac{b}{a}, \quad \alpha\beta = \frac{c}{a}$$

と表される．これを二次方程式の根と係数の関係という．

【例題 2-14】　次の二次方程式の二根の和と積を求めなさい．

$$x^2 + 2x + 3 = 0$$

【解】　$a=1$, $b=2$, $c=3$ であるから

$$\alpha + \beta = -\frac{b}{a} = -\frac{2}{1} = -2$$

$$\alpha\beta = \frac{c}{a} = \frac{3}{1} = 3$$

問題 1．次の二次方程式の二根の和と積を求めなさい．

 (1)　$x^2 - x + 1 = 0$　　(2)　$x^2 - x - 12 = 0$

 (3)　$2x^2 + 3x + 1 = 0$　　(4)　$3x^2 - 6x - 2 = 0$

 (5)　$x^2 + 5x + 6 = 0$

【例題 2-15】　$x^2 - 4x + 1 = 0$ の 2 根を α, β とするとき $\alpha^2 + \beta^2$ の値を求めなさい．

【解】　$\alpha + \beta = 4$, $\alpha\beta = 1$ である．

 $\alpha^2 + \beta^2 = (\alpha + \beta)^2 - 2\alpha\beta$ と変形できるので，　$4^2 - 2 \times 1 = 16 - 2 = 14$

 ∴　$\alpha^2 + \beta^2 = 14$

同様に $\alpha^3 + \beta^3$ の値．また，$\dfrac{1}{\alpha} + \dfrac{1}{\beta}$ の値を求めなさい．各自試みなさい．

問題 2．$x^2 + 2x + 4 = 0$ の 2 根を α, β とするとき次の式の値を求めなさい．

 (1)　$\alpha^2\beta + \alpha\beta^2$　　(2)　$\alpha^2 - \alpha\beta + \beta^2$

 (3)　$\dfrac{\beta}{\alpha} + \dfrac{\alpha}{\beta}$

問題 3．次の問に答えなさい．

(1)　$x = 2 + \sqrt{3}$ のとき　$x^2 - 4x + 2$ の値を求めなさい．

(2)　$x = \dfrac{1 + \sqrt{3}i}{2}$ のとき　$4x^2 - 4x + 1$ の値を求めなさい．

(3)　二次方程式 $x^2 + (m+1)x + 2m - 1 = 0$ が重根をもつように m の値を決

めなさい．

2・2・3　因数定理

y は x の関数を　$y=f(x)$　で表す．

$f(x)=x^2+2x+2$　とすると　$f(-1)=(-1)^2+2\times(-1)+2=1$

すなわち，$f(x)$ を $(x+1)$ で割ると余りが 1 であることを示す．余りが 0 であれば割り切れる（図 2・7）．

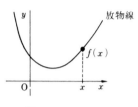

図 2・7　剰余定理

【例題 2-16】　　$f(x)=x^3+x^2-3x+1$ のとき $f(0)$, $f(-1)$ を求めなさい．

【解】　$f(0)=0+0+0+1=1$

　　　　$f(-1)=-1+1+3+1=4$

問題 1．$f(x)=\dfrac{x^2}{x+1}$ のとき，次の値を求めなさい．

(1)　$f(1)$　　(2)　$f(0)$　　(3)　$f(-1)$

(4)　$f(a)$　　(5)　$f(2)$

【例題 2-17】　　x^3+x^2-3x+1 を因数に分解しなさい．

【解】　$f(x)=x^3+x^2-3x+1$ とおくと

　　　　$f(1)=1+1-3+1=0$ だから，$f(x)$ は $x-1$ で割り切れる．$x-1$ で割ると x^2+2x-1

∴　$x^3+x^2-3x+1=(x-1)(x^2+2x-1)$

問題 2．次の式を因数分解しなさい．

(1)　x^3-7x+6

(2)　x^3+2x^2-5x-6

(3)　$2x^3-7x^2+7x-2$　　(4)　$6x^3-7x^2+1$

問題 3. x^3+3x+a を $(x-1)$ で割った余りはいくらか．

問題 4. $Ax^3-Bx^2+x+3=(x^2-x-1)(Cx-D)$ が成りたつように，A, B, C, D を決めなさい．

2・2・4 判別式

根の公式

$$x = \frac{-B \pm \sqrt{B^2-4AC}}{2A}$$

において，$D=B^2-4AC$ とおく．

(1) $D>0$ のとき　x は異なる二つの実数
(2) $D=0$ のとき　x は重根
(3) $D<0$ のとき　x は共役な複素数

D のことを判別式という（微分方程式の解法に利用する．P188）．
判別式とグラフとの位置関係は次のようになる（図 2・8）．

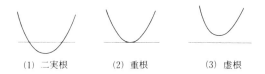

(1) 二実根　　(2) 重根　　(3) 虚根

図 2・8　根と位置関係

2・3　いろいろな方程式

2・3・1 分数方程式

【例題 2-18】　$\dfrac{2}{x-3}=\dfrac{3}{x+2}$ を解きなさい．

【解】　$\dfrac{2}{x-3}-\dfrac{3}{x+2}=0$　通分すると　$\dfrac{2(x+2)-3(x-3)}{(x-3)(x+2)}=0$

第 2 章　方程式と解法

$$2(x+2)-3(x-3)=-x+13=0$$

$$\therefore \quad x=13$$

〈検討〉これはもとの式の分母を 0 にしないから答である.

$\boxed{問題}$ 1．次の方程式を解きなさい.

(1) $\dfrac{2}{x-3}=-x$ 　　(2) $\dfrac{1}{x+1}=\dfrac{2}{x-2}$ 　　(3) $\dfrac{x+3}{x-4}=\dfrac{x-1}{x+2}$

(4) $\dfrac{x^2+1}{x^2-1}-\dfrac{1}{x-1}=\dfrac{1}{x+1}+3$ 　　(5) $\dfrac{4}{x-2}-\dfrac{1}{x+3}=\dfrac{x+6}{x^2+x-6}$

【例題 2 -19】　　$\dfrac{1}{(x-a)(x-b)}=\dfrac{A}{x-a}+\dfrac{B}{x-b}$ が恒等的に成りたつように

$A,\ B$ の値を求めなさい.

【解】　分母を払って

$$1=A(x-b)+B(x-a)$$

$$=(A+B)x-(Ab+Ba)$$

$$\begin{cases} A+B=0 \\ Ab+Ba=-1 \end{cases}$$

これを解いて恒等的に成り立つように $A,\ B$ を求めよ.

$$A=\dfrac{1}{a-b} \quad B=-\dfrac{1}{a-b}$$

$$\therefore \quad \dfrac{1}{(x-a)(x-b)}=\dfrac{1}{a-b}\left\{\dfrac{1}{x-a}-\dfrac{1}{x-b}\right\}$$

これを部分分数に分解するという（積分やラプラス変換に利用する. P160）.

$\boxed{問題}$ 2．次の式が恒等的に成立するように $A,\ B,\ C$ の値を求めなさい.

(1) $\dfrac{1}{(x-1)(x+1)}=\dfrac{A}{x-1}+\dfrac{B}{x+1}$

(2) $\dfrac{1}{x(x^2+1)}=\dfrac{A}{x}+\dfrac{Bx+C}{x^2+1}$

(3) $\dfrac{x}{(x+1)(x+2)}=\dfrac{A}{x+1}+\dfrac{B}{x+2}$

(4) $\dfrac{1}{x(x+1)^2}=\dfrac{A}{x}+\dfrac{B}{x+1}+\dfrac{C}{(x+1)^2}$

50

2・3　いろいろな方程式

2・3・2　無理方程式

【例題 2-20】　$\sqrt{x+2}=x-4$ を解きなさい.

【解】　$x+2=16-8x+x^2$

$x^2-9x+14=0$

$(x-2)(x-7)=0$　$\therefore$　$x=2,\ 7$

〈検討〉この場合は $x-4>0$, $x=7$ が答えで $x=2$ は不適である.

問題 1．次の方程式を解きなさい.

(1) $\sqrt{10-x}=3$　　(2) $\sqrt{x+5}=7-x$　　(3) $\sqrt{25-x^2}=x-1$

(4) $\sqrt{x}=6-x$　　(5) $\sqrt{x+6}=6-x$

2・3・3　高次方程式

【例題 2-21】　$x^3-6x^2+11x-6=0$　を解きなさい.

【解】　$f(x)=x^3-6x^2+11x-6$

$f(1)=1^3-6\times1^2+11\times1-6=0$

よって，$f(x)$ は $(x-1)$ で割り切れる.

$\therefore\ f(x)=(x-1)(x^2-5x+6)$

$=(x-1)(x-2)(x-3)$

$\therefore\ x=1,\ 2,\ 3$

$$
\begin{array}{r}
x^2-5x+6 \\
x-1\overline{)x^3-6x^2+11x-6} \\
\underline{x^3-x^2} \\
-5x^2+11x \\
\underline{-5x^2+5x} \\
6x-6 \\
\underline{6x-6} \\
0
\end{array}
$$

問題 1．次の式を解きなさい.

(1) $x^3=1$　　(2) $x^4=1$　　(3) $x^6=1$

(4) $x^4-5x^2+4=0$　　(5) $x^3-x^2-4x+4=0$

2・3・4　連立方程式

【例題 2-22】

$\begin{cases} x^2+y^2=25 & (1) \\ 4x-3y=0 & (2) \end{cases}$ を解きなさい.

【解】　(2)から　$y=\dfrac{4}{3}x$　　(3)　(3)を(1)に代入して　$x^2+\dfrac{16}{9}x^2=25$

51

第 2 章　方程式と解法

$$x^2 = 9 \quad \therefore \quad x = \pm 3$$

$$x = 3 \text{ のとき} \quad y = \frac{4}{3} \times 3 = 4$$

$$x = -3 \text{ のとき} \quad y = -4$$

答 $\begin{cases} x = 3 \\ y = 4 \end{cases}$ $\begin{cases} x = -3 \\ y = -4 \end{cases}$

問題 1. 次の連立方程式を解きなさい.

(1) $\begin{cases} 3x - 2y = 11 \\ 2x - y = 8 \end{cases}$
(2) $\begin{cases} x + y + z = 0 \\ 5x + 4y + 3z = 0 \\ 6x + 3y + 2z = 2 \end{cases}$

(3) $\begin{cases} 5x - 3y = 9 \\ 6x + 7y = 32 \end{cases}$
(4) $\begin{cases} x + 2y - z = 6 \\ 2x - y + z = 15 \\ -x + y + 2z = -5 \end{cases}$

(5) $\begin{cases} x + y = 5 \\ xy = 6 \end{cases}$

問題 2. 次の連立方程式を解きなさい.

(1) $\begin{cases} x + y = 11 \\ x + z = 12 \\ y + z = 13 \end{cases}$
(2) $\begin{cases} xy = 8 \\ yz = 24 \\ zx = 12 \end{cases}$

(3) $\begin{cases} xy + x + y = 14 \\ yz + y + z = 34 \\ zx + z + x = 20 \end{cases}$
(4) $\begin{cases} (x+y)(y+z) = 15 \\ (y+z)(z+x) = 20 \\ (z+x)(x+y) = 12 \end{cases}$

(5) $\begin{cases} x(y+z) = 16 \\ y(z+x) = 25 \\ z(y+x) = 21 \end{cases}$

問題 3. 次の連立方程式を解きなさい.

(1) $\begin{cases} m_1 v'_1 + m_2 v'_2 = m_1 v_1 + m_2 v_2 \\ v'_1 - v'_2 = -e(v_1 - v_2) \end{cases}$
$(v'_1 \text{ と } v'_2 \text{ を求める})$
(2) $\begin{cases} m_1 g - T = m_1 \alpha \\ T - m_2 g = m_2 \alpha \\ (m_1 > m_2 > 0) \end{cases}$

(3) $\begin{cases} x^2-y^2=0 \\ 2xy=-1 \end{cases}$ (4) $\begin{cases} x^2-y^2=1 \\ 2xy=1 \end{cases}$

【例題 2-23】 次の連立方程式を解きなさい．
$$\begin{cases} x+20y=21 \\ 10x+201y=211 \end{cases}$$

【解】 $(x=y=1)$, $(x=0, y=1.05)$

このように，x が変動すると y も変動するような解を病的な解という．

問題 4. $x^2+xy-2y^2=10$ をみたす x, y の整数値を求めなさい．

2・4　グラフ

2・4・1　一次式のグラフ

【例題 2-24】 β 線の最大エネルギーを $E(\mathrm{MeV})$ とすれば，$R(\mathrm{g/cm^2})$ は Al 中の最大飛程を表しており，

$R=0.54E-0.133 \quad (0.8<E<3)$

である．このグラフを描きなさい．

【解】

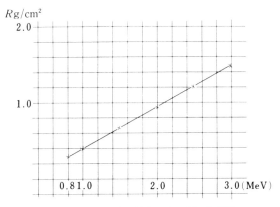

図2・9　β 線の最大エネルギーと飛程

第2章　方程式と解法

変化の表は次のようになり，グラフは図2・9になる．

E	0.8	1	1.5	2	2.5	3
R	0.3	0.4	0.677	0.947	1.217	1.487

【例題2-25】　$y=[x]$ $(n \leqq x < n+1)$ を描きなさい．〔　〕はガウス記号．

【解】

(1) $n=0$ のとき　$0 \leqq x < 1$　$y=0$

(2) $n=1$ のとき　$1 \leqq x < 2$　$y=1$

(3) $n=-1$ のとき　$-1 \leqq x < 0$　$y=-1$

(4) $n=-2$ のとき　$-2 \leqq x < -1$　$y=-2$

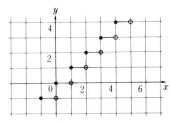

図2・10

問題　1．次の式のグラフを描きなさい．

(1) $y = x-1$　　(2) $y = |x|$

(3) $y = |x-1| + |x-3|$　　(4) $y = ||x|-1|$

(5) $y = \dfrac{x^2-4}{x-2}$　　(6) $y = x-[x]$

2・4・2　二次式のグラフ

【例題2-26】　$y=x^2$ のグラフを描きなさい．

【解】

x	-3	-2	-1	0	1	2	3	4
y	9	4	1	0	1	4	9	16

グラフは図2・11(a)のようになる．

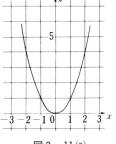

図2・11(a)

2・4 グラフ

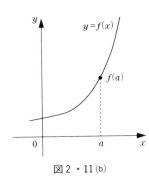

図2・11(b)

グラフが連続であるということ．(ε, δ 方式) 与えられた正数 ε (いくら小さくてもよい) に対して適当に正数 δ を選ぶ．$|x-a|<\delta$ であるすべての x に対して $|f(x)-f(a)|<\varepsilon$ となるとき $f(x)$ は $x=a$ で連続であるという．

【例題 2-27】 $y=x^2-2x+3$ のグラフを描きなさい．

【解】 $y=x^2-2x+3$ を変形すると
$$y=(x-1)^2+2$$
であるから，$y=x^2$ のグラフを x 方向に 1，y 方向に 2 平行移動したものである (図 2・12)．

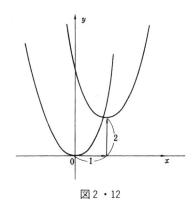

図2・12

$y=ax^2$ のグラフを x 軸の正の方向に p, y 軸の正の方向に q 平行移動すれば，$y=a(x-p)^2+q$ となる．

第 2 章　方程式と解法

練 習 問 題

1．次の方程式を解きなさい．
  (1) $4x+1=2x+5$　　(2) $4(x-3)-3(x-4)=1$
  (3) $\dfrac{3x+2}{4}-\dfrac{4x-5}{3}=1$

2．次の連立方程式を解きなさい．
  (1) $\begin{cases} 2x-3y=7 \\ 3x+5y=1 \end{cases}$　(2) $\begin{cases} 4x+3y=17 \\ 6x-5y=-3 \end{cases}$　(3) $\begin{cases} x-y=2 \\ 4x-3y=10 \end{cases}$

3．次の二次方程式を解きなさい．
  (1) $x^2+2x-63=0$　　(2) $x^2+x-1=0$
  (3) $(x-2)(x-3)=2$　　(4) $(2x-3)^2=5$

4．次の方程式を解きなさい．
  (1) $x^4+x^2-6=0$　　(2) $x^3-2x^2-5x+6=0$
  (3) $\sqrt{25-x^2}=x+1$　　(4) $\sqrt{2x-1}=x-2$
  (5) $\dfrac{2x}{x-1}+\dfrac{1}{x-3}=3$　　(6) $x^4+7x^3+14x^2+7x+1=0$
  (7) $\begin{cases} x^2-c^2z^2=1 \\ v^2x^2-c^2y^2=-c^2 \\ vx^2-c^2yz=0 \end{cases}$ (c, v は定数, $c \neq v$)

5．ある放射性物質の壊変形式は β^+, EC, γ である．また，物理的半減期は 6 日，生物学的半減期は12日である．実効半減期を求めなさい．

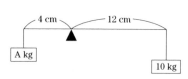

6．右の図で A を求めなさい．

7．半減期 8 日の放射性物質の平均寿命 τ を求めなさい．

練習問題

■解　答

$2 \cdot 1 \cdot 3$　**1.** (1) 4　　(2) $\dfrac{5}{2}$　　(3) 1　　(4) 2　　(5) 2　　**2.** (1) 15　　(2) $-\dfrac{2}{9}$

(3)　1　　(4) $\dfrac{4}{3}$　　(5) 2　　**3.** (1) $R = \dfrac{E}{I} - r$　　(2) $C = \dfrac{5}{9}(F$

$-32)$　　(3) $T_p = \dfrac{T_b \cdot T_e}{T_b - T_e}$　　(4) $L = \dfrac{1}{4\pi^2 f_0{}^2 \cdot C}$　　(5) $E = 1.85R + 0.24$

$2 \cdot 1 \cdot 4$　**1.** (1) $y = \dfrac{3}{2}x$　　(2) $y = \dfrac{7}{5}x - \dfrac{1}{5}$　　(3) $y = 3x - 3$　　(4) $y = 3x - 1$

(5) $y = -\dfrac{1}{3}(x - 12)$　　**2.** (1) $(3, \ -4)$　　(2) $(-3, \ 2)$　　(3)

$(-3, \ -2)$　　(4) $(-3, \ 2)$　　(5) $(3, \ 3)$

$2 \cdot 1 \cdot 5$　**1.** (1) $y = \dfrac{1}{2}$　　(2) $k = 2$　　(3) $y = 12$

$2 \cdot 2 \cdot 1$　**1.** (1) ± 5　　(2) $\pm\sqrt{5}$　　(3) $\pm\ \dfrac{5}{6}$　　(4) $\pm\dfrac{1}{5}$　　(5) ± 8

2. (1) 1 ± 2　　(2) 2 ± 4　　(3) $\dfrac{1 \pm \sqrt{5}}{2}$　　(4) $0, \ 1$　　(5) $-1, \ 6$

3. (1) $1, \ -3$　　(2) 3　　(3) $2, \ 3$　　(4) $-3, \ -4$　　(5) $-1, \ 12$

4. (1) $\dfrac{-1 \pm \sqrt{3}i}{2}$　　(2) $\dfrac{1 \pm \sqrt{3}i}{2}$　　(3) $\dfrac{3 \pm \sqrt{13}}{2}$　　(4) $\dfrac{5 \pm \sqrt{3}i}{2}$　　(5)

$1 \pm \sqrt{2}$

$2 \cdot 2 \cdot 2$　**1.** (1) $\alpha + \beta = 1, \ \alpha\beta = 1$　　(2) $\alpha + \beta = 1, \ \alpha\beta = -12$　　(3) $\alpha + \beta =$

$-\dfrac{3}{2}, \ \alpha\beta = \dfrac{1}{2}$　　(4) $\alpha + \beta = 2, \ \alpha\beta = -\dfrac{2}{3}$　　(5) $\alpha + \beta = -5, \ \alpha\beta = 6$

2. (1) $\alpha\beta(\alpha + \beta) = -8$　　(2) $(\alpha + \beta)^2 - 3\alpha\beta = -8$　　(3)

$\dfrac{(\alpha + \beta)^2 - 2\alpha\beta}{\alpha\beta} = -1$　　**3.** (1) 1　　(2) -3　　(3) $m = 1, \ 5$

$2 \cdot 2 \cdot 3$　**1.** (1) $\dfrac{1}{2}$　　(2) 0　　(3) $\pm\infty$　　(4) $\dfrac{a^2}{a+1}$　　(5) $\dfrac{4}{3}$

2. (1) $(x-1)(x-2)(x+3)$　　(2) $(x+1)(x-2)(x+3)$

(3) $(x-1)(x-2)(2x-1)$　　(4) $(x-1)(2x-1)(3x+1)$

57

第2章　方程式と解法

3. (1)$a+4$　　**4.** $A=2$　$B=5$　$C=2$　$D=3$

2・3・1　**1.** (1) $x=1$,　　(2) $x=-4$　　(3) $x=-\dfrac{1}{5}$　(4) $x=2,\ 3$　(5) $x=-2$　**2.** (1) $A=\dfrac{1}{2}$,　$B=-\dfrac{1}{2}$　　(2) $A=1$　$B=-1$　$C=0$　(3) $A=-1$,　$B=2$　　(4) $A=1$,　$B=-1$,　$C=-1$

2・3・2　**1.** (1) $x=1$　(2) $x=4$　(3) $x=4$　(4) $x=4$　(5) $x=3$

2・3・3　**1.** (1) $x=1$,　$\dfrac{-1\pm\sqrt{3}\,i}{2}$　　(2) $x=\pm1,\ \pm i$　　(3) $x=\pm1$,　$\pm\dfrac{-1\pm\sqrt{3}\,i}{2}$　　(4) $x=\pm1,\ \pm2$　　(5) $x=1,\ \pm2$

2・3・4　**1.** (1) $\begin{cases} x=5 \\ y=2 \end{cases}$　(2) $\begin{cases} x=1 \\ y=-2 \\ z=1 \end{cases}$　(3) $\begin{cases} x=3 \\ y=2 \end{cases}$

(4) $\begin{cases} x=7 \\ y=0 \\ z=1 \end{cases}$　(5) $\begin{cases} x=2 \\ y=3 \end{cases}$　$\begin{cases} x=3 \\ y=2 \end{cases}$

2. (1) $\begin{cases} x=5 \\ y=6 \\ z=7 \end{cases}$　(2) $\begin{cases} x=\pm2 \\ y=\pm4 \\ z=\pm6 \end{cases}$　（複号同順）

(3) $\begin{cases} x=2 \\ y=4 \\ z=6 \end{cases}$　$\begin{cases} x=-4 \\ y=-6 \\ z=-8 \end{cases}$　(4) $\begin{cases} x=\pm1 \\ y=\pm2 \\ z=\pm3 \end{cases}$　（複号同順）

(5) $\begin{cases} x=\pm2 \\ y=\pm5 \\ z=\pm3 \end{cases}$　（複号同順）

3. (1) $\begin{cases} v_1'=\dfrac{(m_1-em_2)v_1+m_2(1+e)v_2}{m_1+m_2} \\[2mm] v_2'=\dfrac{(m_2-em_1)v_2+m_1(1+e)v_1}{m_1+m_2} \end{cases}$　(2) $\begin{cases} a=\dfrac{m_1-m_2}{m_1+m_2}g \\[2mm] T=\dfrac{2m_1m_2}{m_1+m_2}g \end{cases}$

練習問題

(3) $\begin{cases} x = \pm \dfrac{1}{\sqrt{2}}, \ \pm \dfrac{\sqrt{2}}{2}i \\ y = \mp \dfrac{1}{\sqrt{2}}, \ \mp \dfrac{\sqrt{2}}{2}i \end{cases}$ (4) $\begin{cases} x = \pm \sqrt{\dfrac{1 \pm \sqrt{2}}{2}} \\ y = \pm \sqrt{\dfrac{-1 \pm \sqrt{2}}{2}} \end{cases}$ （複号同順）

4. $\begin{cases} x = 3 \\ y = 1 \end{cases}$ $\begin{cases} x = 4 \\ y = 3 \end{cases}$ $\begin{cases} x = -3 \\ y = -1 \end{cases}$ $\begin{cases} x = 4 \\ y = -1 \end{cases}$ $\begin{cases} x = -4 \\ y = 1 \end{cases}$

$\begin{cases} x = -4 \\ y = -3 \end{cases}$ $\begin{cases} x = 7 \\ y = -3 \end{cases}$ $\begin{cases} x = -7 \\ y = 3 \end{cases}$

2・4・1 **1.**

(1)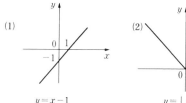
$y = x - 1$

(2)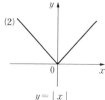
$y = |x|$

(3)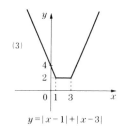
$y = |x-1| + |x-3|$

(4)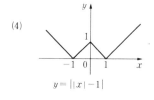
$y = ||x| - 1|$

(5)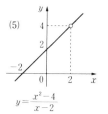
$y = \dfrac{x^2 - 4}{x - 2}$

(6)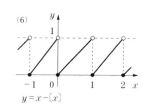
$y = x - [x]$

練習問題の解答

1. (1) $x = 2$ (2) $x = 1$ (3) $x = 2$

2. (1) $\begin{cases} x = 2 \\ y = -1 \end{cases}$ (2) $\begin{cases} x = 2 \\ y = 3 \end{cases}$ (3) $\begin{cases} x = 4 \\ y = 2 \end{cases}$

3. (1) $x = 7, \ -9$ (2) $x = \dfrac{-1 \pm \sqrt{5}}{2}$ (3) $x = 4, \ 1$ (4) $x = \dfrac{3 \pm \sqrt{5}}{2}$

4. (1) $x = \pm \sqrt{2}, \ \pm \sqrt{3}i$ (2) $x = 1, \ -2, \ 3$ (3) $x = 3$ (4) $x = 5$

   (5) $x = 2, \ 5$ (6) $x = 2 \pm \sqrt{3}, \ x = \dfrac{3 \pm \sqrt{5}}{2}$

第 2 章　方程式と解法

(7) 解き方を簡単に示しているので参考にすること.

$$c^2 yz = vx^2 \quad \therefore \quad z^2 = \left(\frac{vx^2}{c^2 y}\right)^2$$

$$x^2 - c^2\left(\frac{vx^2}{c^2 y}\right)^2 = 1 \quad \therefore \quad x^2 - \frac{v^2 x^4}{c^2 y^2} = 1$$

$$x^2(c^2 y^2) - v^2 x^4 = c^2 y^2$$

$$c^2 y^2(x^2 - 1) = v^2 x^4$$

$$(v^2 x^2 + c^2)(x^2 - 1) = v^2 x^4$$

$$x^2 = \frac{c^2}{c^2 - v^2} = \frac{1}{1 - \left(\dfrac{v}{c}\right)^2} \quad (c^2 - v^2 \neq 0)$$

$$\therefore \quad x = \frac{1}{\sqrt{1 - \left(\dfrac{v}{c}\right)^2}} \quad (x > 0)$$

y, z は $x^2 = \dfrac{c^2}{c^2 - v^2}$ を使って変形すると求まる.

$$y = \frac{1}{\sqrt{1 - \left(\dfrac{v}{c}\right)^2}}, \quad z = \frac{v}{c^2} \cdot \frac{1}{\sqrt{1 - \left(\dfrac{v}{c}\right)^2}}$$

5．$\dfrac{1}{T_e} = \dfrac{1}{T_p} + \dfrac{1}{T_b}$ から有効半減期 $T_e = \dfrac{6 \times 12}{6 + 12} = 4$ 日

6．うでの長さ×重さをモーメントという. モーメントを求める.

右まわりのモーメント＝左まわりのモーメント

$\therefore \quad 10\,\mathrm{kg} \times 12 = A \times 4 \quad \therefore \quad A = 30\,\mathrm{kg}$

7．平均寿命は半減期の 1.44 倍である.

$\tau = 1.44 \times 8 = 11.52$ 日

第3章　複素数と三角関数

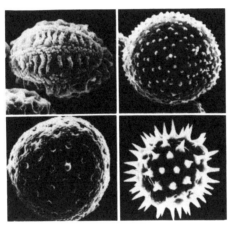

いろいろな花粉

走査電子顕微鏡写真

第3章　複素数と三角関数

3・1　複素数

二次方程式の解法において，$x^2+1=0$ が根を持つように数の範囲を拡張し，$i^2=-1$ という虚数を導入した．

$\sqrt{-1}=i$ を虚数単位という．電気工学では j を用いる．

　　　$2i$：純虚数

　　　$2+3i$：複素数

$a+bi$ と $a-bi$ を互いに共役な複素数といい，a を実数部，b を虚数部という．始まりは，二次方程式 $x(10-x)=40$ の解からであった．

$$x=5\pm\sqrt{-15}$$

$$\sqrt{1+\sqrt{-3}}+\sqrt{1-\sqrt{-3}}=\sqrt{6}$$

$$\frac{1}{x^2+1}=\frac{1}{2\sqrt{-1}}\left(\frac{1}{x-\sqrt{-1}}-\frac{1}{x+\sqrt{-1}}\right)$$

$\therefore\ 2\sqrt{-1}\tan^{-1}x=\log(x-\sqrt{-1})-\log(x+\sqrt{-1})$　　$\sqrt{-1}=i$ を使うと，

$2i\tan^{-1}x=\log(x-i)-\log(x+i)$

$$=\log\frac{x-i}{x+i}$$

$$\sin x=\frac{e^{ix}-e^{-ix}}{2i}$$

$$\cos x=\frac{e^{ix}+e^{-ix}}{2}$$

3・1・1　複素数の体系

実数と虚数を合わせて複素数という．

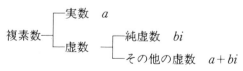

$$3 \cdot 1 \quad 複素数$$

相　等

$a = c, \ b = d$ のときに限り　$a + bi = c + di$

$a = b = 0$ のときに限り　$a + bi = 0$

3・1・2　複素数の四則演算

1. $(a_1 + b_1 i) + (a_2 + b_2 i) = (a_1 + a_2) + (b_1 + b_2) i$

2. $(a_1 + b_1 i) - (a_2 + b_2 i) = (a_1 - a_2) + (b_1 - b_2) i$

3. $(a_1 + b_1 i) \cdot (a_2 + b_2 i) = (a_1 a_2 - b_1 b_2) + (a_1 b_2 + a_2 b_1) i$

4. $\dfrac{a_1 + b_1 i}{a_2 + b_2 i} = \dfrac{a_1 a_2 + b_1 b_2}{a_2{}^2 + b_2{}^2} + \dfrac{b_1 a_2 - a_1 b_2}{a_2{}^2 + b_2{}^2} i$

（$a, \ b$ は実数）

【例題 3 - 1 】　次の計算をしなさい.

(1) $(4 + 3i) + (2 - i)$

(2) $(4 - 3i) - (1 + 2i)$

【解】　(1) $(4 + 3i) + (2 - i) = (4 + 2) + (3 - 1) i = 6 + 2i$

(2) $(4 - 3i) - (1 + 2i) = (4 - 1) + (-3 - 2) i = 3 - 5i$

【例題 3 - 2 】　次の計算をしなさい.

(1) $(2 + 3i)(1 - i)$

(2) $\dfrac{5 - 4i}{3 + 2i}$

【解】　(1) $(2 + 3i)(1 - i) = 2 + i - 3i^2 = 5 + i$

(2) $\dfrac{5 - 4i}{3 + 2i} = \dfrac{(5 - 4i)(3 - 2i)}{(3 + 2i)(3 - 2i)} = \dfrac{(15 - 8) - (12 + 10) i}{13} = \dfrac{7 - 22i}{13}$

問題 1. 次の計算をしなさい.

(1) $(3 + 4i) - (2 - 2i)$　　(2) $(5 + 3i) + (-3 + 2i)$

(3) $(2 + 3i)(3 - 2i)$　　(4) $\dfrac{(5 - 3i)}{(2 - i)}$

(5) $\left(\dfrac{1}{\sqrt{2}} + \dfrac{i}{\sqrt{2}} \right)^2$

63

第 3 章　複素数と三角関数

【例題 3 - 3 】　　次の算式をみたす実数 x, y の値を求めなさい.

$$(3-2i)x+(2+3i)y=7+4i$$

【解】　　$(3-2i)x+(2+3i)y$

$$=(3x+2y)-(2x-3y)i=7+4i$$

$$\begin{cases} 3x+2y=7 \\ -2x+3y=4 \end{cases}$$

これを解いて

$$x=1, \quad y=2$$

3・1・3　共役複素数

(1)　共役な複素数の性質

複素数 α の共役な複素数を $\overline{\alpha}$ とする.

$$\alpha=a+bi$$

$$\overline{\alpha}=a-bi$$

α, β を二つの複素数とすると

$$\overline{\alpha+\beta}=\overline{\alpha}+\overline{\beta}$$

$$\overline{\alpha-\beta}=\overline{\alpha}-\overline{\beta}$$

$$\overline{\alpha\beta}=\overline{\alpha}\cdot\overline{\beta}$$

$$\overline{\left(\frac{\beta}{\alpha}\right)}=\frac{\overline{\beta}}{\overline{\alpha}}$$

$$\overline{\overline{\alpha}}=\alpha$$

3・2　直交座標と極座標

3・2・1　直交座標

点 O で交わる互いに垂直な 2 直線を平面上に定め, 平面上の任意の 1 点をそれぞれの距離で決めることができる (図 3・1 (a)).

3・2 直交座標と極座標

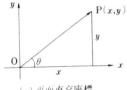

(a) 平面直交座標

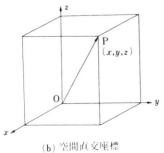

(b) 空間直交座標

図3・1 直交座標

それぞれを x, y とすると P 点は P(x, y) で定まる.

これは x 軸, y 軸上で決まるので座標平面ともいわれる.

同じように，三次元空間座標でも P(x, y, z) を決めることができる（図3・1(b)).

3・2・2　極座標

直線上に単位点 E をとる．回転の方向を左回りに約束すると任意の点は決めることができる．OP の長さは OE の実数倍であり，角は θ であるので，平面上の点は P(r, θ) で表される．これを極座標系という（図3・2(a)).

(1) (x, y) と (r, θ) の関係

$$\sin\theta=\frac{y}{r} \quad \cos\theta=\frac{x}{r} \quad \tan\theta=\frac{y}{x} \quad r=\sqrt{x^2+y^2}$$

(2) 空間極座標

(x, y, z) と (r, θ, φ) の関係（図3・2(b)).

$$x=r\sin\theta\cdot\cos\varphi$$
$$y=r\sin\theta\cdot\sin\varphi$$
$$z=r\cos\theta$$

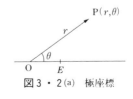

図3・2(a)　極座標

3・2・3　極形式

(1) 絶対値

複素数 $x+yi$ を z で表す.

$$\begin{aligned}z&=x+yi\\&=r\cos\theta+ri\sin\theta\\&=r(\cos\theta+i\sin\theta)\end{aligned}$$

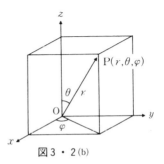

図3・2(b)

第3章　複素数と三角関数

$r(\cos\theta + i\sin\theta)$ を複素数の極形式といい，r を絶対値，θ を偏角という．

互いに共役な複素数

$$z = x + yi \quad (x：実数部 \quad y：虚数部)$$

$$\overline{z} = x - yi$$

(2) 偏角

$$\dot{z} = r \angle \theta$$

ただし，r は複素数の大きさ，θ は x 軸に対する偏角

二つの複素数を z_1, z_2 とすると

$$z_1 = r_1(\cos\theta_1 + i\sin\theta_1)$$

$$z_2 = r_2(\cos\theta_2 + i\sin\theta_2)$$

$$z_1 \cdot z_2 = r_1(\cos\theta_1 + i\sin\theta_1) \cdot r_2(\cos\theta_2 + i\sin\theta_2)$$

$$= r_1 \cdot r_2 [\cos\theta_1 \cdot \cos\theta_2 + i^2\sin\theta_1 \cdot \sin\theta_2 + i(\sin\theta_1\cos\theta_2$$

$$+ \cos\theta_1\sin\theta_2)]$$

$$\therefore \ z_1 \cdot z_2 = r_1 \cdot r_2\{\cos(\theta_1 + \theta_2) + i\sin(\theta_1 + \theta_2)\}$$

$$\frac{z_1}{z_2} = \frac{r_1(\cos\theta_1 + i\sin\theta_1)}{r_2(\cos\theta_2 + i\sin\theta_2)} = \frac{r_1}{r_2}\{\cos(\theta_1 - \theta_2) + i\sin(\theta_1 - \theta_2)\}$$

$$z^n = \{r(\cos\theta + i\sin\theta)\}^n = r^n(\cos\theta + i\sin\theta)^n$$

$$= r^n\{\cos(\theta + \theta + \cdots + \theta) + i\sin(\theta + \theta + \cdots + \theta)\}$$

$$\therefore \ z^n = r^n(\cos n\theta + i\sin n\theta)$$

これをド・モアブルの定理という．

【例題 3 - 4】 $z_1 = 2(\cos\frac{\pi}{3} + i\sin\frac{\pi}{3})$, $z_2 = 3(\cos\frac{\pi}{6} + i\sin\frac{\pi}{6})$ とするとき(1)

$z_1 \cdot z_2$, (2) $\frac{z_1}{z_2}$ を求めなさい．

【解】 (1) $z_1 \cdot z_2 = 2 \times 3\{\cos(\frac{\pi}{3} + \frac{\pi}{6}) + i\sin(\frac{\pi}{3} + \frac{\pi}{6})\}$

$$= 6(\cos\frac{\pi}{2} + i\sin\frac{\pi}{2})$$

(2) $\frac{z_1}{z_2} = \frac{2}{3}\{\cos(\frac{\pi}{3} - \frac{\pi}{6}) + i\sin(\frac{\pi}{3} - \frac{\pi}{6})\}$

66

$$= \frac{2}{3}\left(\cos\frac{\pi}{6} + i\sin\frac{\pi}{6}\right)$$

3・2・4　フェイソル

$$\dot{A} = Ae^{ix} = A(\cos x + i\sin x)$$

$$\dot{B} = Be^{iy} = B(\cos y + i\sin y)$$

のとき，次の公式が成りたつ．

〈公式1〉

1. $\dot{A} + \dot{B} = Ae^{ix} + Be^{iy}$

2. $\dot{A} - \dot{B} = Ae^{ix} - Be^{iy}$

3. $\dot{A} \cdot \dot{B} = Ae^{ix} \cdot Be^{iy} = A \cdot Be^{i(x+y)}$

4. $\dfrac{\dot{A}}{\dot{B}} = \dfrac{Ae^{ix}}{Be^{iy}} = \dfrac{A}{B}e^{i(x-y)}$

5. $(\dot{A})^n = (Ae^{ix})^n = A^n \cdot e^{inx}$

6. $\sqrt[n]{\dot{A}} = \sqrt[n]{A} \cdot e^{i\left(\frac{x}{n} \cdot \frac{2k\pi}{n}\right)}$　　　$(k = 0,\ 1,\ 2,\ 3,\ \cdots,\ n-1)$

【例題 3－5】　　$\dot{A} = 60e^{i\cdot\frac{\pi}{3}}$, $\dot{B} = 20e^{i\cdot\frac{\pi}{4}}$ のとき，次の計算をしなさい．

【解】　　(1) $\dot{A} \cdot \dot{B}$　　　　(2) $\dfrac{\dot{A}}{\dot{B}}$

(1) $\dot{A}\dot{B} = 60e^{i\cdot\frac{\pi}{3}} \cdot 20e^{i\cdot\frac{\pi}{4}} = 1200e^{i(\frac{\pi}{3}+\frac{\pi}{4})} = 1200e^{i\cdot\frac{7\pi}{12}}$

(2) $\dfrac{\dot{A}}{\dot{B}} = \dfrac{60e^{i\cdot\frac{\pi}{3}}}{20e^{i\cdot\frac{\pi}{4}}} = 3e^{i(\frac{\pi}{3}-\frac{\pi}{4})} = 3e^{i\cdot\frac{\pi}{12}}$

$A(\cos x + i\sin x) = A\underline{/x}$　　これをフェイソルという．

〈公式2〉

1. $\dot{A} + \dot{B} = A\underline{/x} + B\underline{/y}$

2. $\dot{A} - \dot{B} = A\underline{/x} - B\underline{/y}$

3. $\dot{A} \cdot \dot{B} = A\underline{/x} \cdot B\underline{/y} = A \cdot B\underline{/x+y}$

4. $\dfrac{\dot{A}}{\dot{B}} = \dfrac{A\underline{/x}}{B\underline{/y}} = \dfrac{A}{B} \cdot \underline{/x-y}$

第 3 章　複素数と三角関数

5. $\dot{A}^n = (A\underline{/x})^n = A^n\underline{/nx}$

6. $\sqrt[n]{\dot{A}} = (A\underline{/x})^{\frac{1}{n}} = \sqrt[n]{A}\underline{/\dfrac{x}{n} + \dfrac{2\pi k}{n}}$　　$(k = 0,\ 1,\ 2,\ \cdots,\ n-1)$

【例題 3 − 6】　　$\sqrt{2}(\cos\dfrac{\pi}{6} + i\sin\dfrac{\pi}{6})$ をフェイソルで表しなさい.

【解】　　$\sqrt{2}(\cos\dfrac{\pi}{6} + i\sin\dfrac{\pi}{6}) = \sqrt{2}e^{i\cdot\frac{\pi}{6}} = \sqrt{2}\underline{/\dfrac{\pi}{6}}$

【例題 3 − 7】　　$\dot{A} = 20\underline{/60°},\ \dot{B} = 5\underline{/30°}$ のとき, 次の計算をしなさい.

(1) $\dot{A}\cdot\dot{B}$　　　　(2) $\dfrac{\dot{A}}{\dot{B}}$

【解】　　(1) $\dot{A}\cdot\dot{B} = 20\underline{/60°}\cdot 5\underline{/30°} = 20\times 5\underline{/60° + 30°} = 100\underline{/90°}$

(2) $\dfrac{\dot{A}}{\dot{B}} = \dfrac{20\underline{/60°}}{5\underline{/30°}} = \dfrac{20}{5}\underline{/60° - 30°} = 4\underline{/30°}$

3・2・5　n 巾根

複素数 z の n 乗根は n 個あり, $z_0,\ z_1,\ z_2\cdots z_{n-1}$ である. これら n 個の複素数は $r^{\frac{1}{n}}$ を半径とする円周を n 等分する n 個の点となる.

$$z_n = r^{\frac{1}{n}}\Big(\cos\dfrac{\theta + 2k\pi}{n} + i\sin\dfrac{\theta + 2k\pi}{n}\Big)$$

$(k = 0,\ 1,\ 2,\ \cdots n-1)$　　（θ はラジアンである.）

【例題 3 − 8】　　$x^3 = 1$ を解きなさい.

【解】　　$1 = \cos 2k\pi + i\sin 2k\pi$

$x = (\cos 2k\pi + i\sin 2k\pi)^{\frac{1}{3}} = \cos\dfrac{2k\pi}{3} + i\sin\dfrac{2k\pi}{3}$　　$(k = 0,1,2)$

$k = 0,\ \ x = \cos 0 + i\sin 0 = 1$

$k = 1,\ \ x = \cos\dfrac{2\pi}{3} + i\sin\dfrac{2\pi}{3} = -\dfrac{1}{2} + \dfrac{\sqrt{3}}{2}i$

$k = 2,\ \ x = \cos\dfrac{4\pi}{3} + i\sin\dfrac{4\pi}{3} = -\dfrac{1}{2} - \dfrac{\sqrt{3}}{2}i$

【例題 3 − 9】　　$x^4 = 1$ を解きなさい.

$$3 \cdot 2 \quad 直交座標と極座標$$

【解】 $x = (\cos 2k\pi + i\sin 2k\pi)^{\frac{1}{4}} = \cos\dfrac{2k\pi}{4} + i\sin\dfrac{2k\pi}{4}$ $\quad (k = 0, 1, 2, 3)$

$k = 0, \quad x = \cos 0 + i\sin 0 = 1$

$k = 1, \quad x = \cos\dfrac{\pi}{2} + i\sin\dfrac{\pi}{2} = i$

$k = 2, \quad x = \cos\pi + i\sin\pi = -1$

$k = 3, \quad x = \cos\dfrac{3\pi}{2} + i\sin\dfrac{3\pi}{2} = -i$

【例題 3 −10】 $x^5 = 1$ を解きなさい.

【解】 $x = (\cos 2k\pi + i\sin 2k\pi)^{\frac{1}{5}} = \cos\dfrac{2k\pi}{5} + i\sin\dfrac{2k\pi}{5}$ $\quad (k = 0, 1, \cdots, 4)$

$k = 0, \quad x = \cos 0 + i\sin 0 = 1$

$k = 1, \quad x = \cos\dfrac{2\pi}{5} + i\sin\dfrac{2\pi}{5}$

$k = 2, \quad x = \cos\dfrac{4\pi}{5} + i\sin\dfrac{4\pi}{5}$

$k = 3, \quad x = \cos\dfrac{6\pi}{5} + i\sin\dfrac{6\pi}{5}$

$k = 4, \quad x = \cos\dfrac{8\pi}{5} + i\sin\dfrac{8\pi}{5}$

問題 1．次の式を解きなさい.

(1) $x^2 = -1$ $\qquad$ (2) $x^3 = -1$

(1) 指数関数と三角関数（後述）

1．$e^{2\pi i} = 1$ $\qquad e^{2\pi i} = \cos 2\pi + i\sin 2\pi = 1$

2．$e^{\pi i} = -1$ $\qquad e^{\pi i} = \cos \pi + i\sin \pi = -1$

3．$e^{\frac{\pi}{2} i} = i$ $\qquad e^{\frac{\pi}{2} i} = \cos\dfrac{\pi}{2} + i\sin\dfrac{\pi}{2} = i$

$\quad e^{i\theta} = \cos\theta + i\sin\theta \quad e^{-i\theta} = \cos\theta - i\sin\theta$

$\quad \cos\theta = \dfrac{e^{i\theta} + e^{-i\theta}}{2}$

$\quad \sin\theta = \dfrac{e^{i\theta} - e^{-i\theta}}{2i}$

第3章 複素数と三角関数

【例題 3-11】 次の式を極形式で表わしなさい．

(1) $\sqrt{3}+i$ (2) $\dfrac{1}{i}$

【解】 (1) $r=\sqrt{(\sqrt{3})^2+1^2}=2$ $\tan\theta=\dfrac{1}{\sqrt{3}}$ ∴ $\theta=\dfrac{\pi}{6}$

$\sqrt{3}+i=2(\cos\dfrac{\pi}{6}+i\sin\dfrac{\pi}{6})$

(2) $\dfrac{1}{i}=-i=0-i$

$r=\sqrt{0^2+(-1)^2}=1$ $\tan\theta=\dfrac{-1}{0}=-\infty$ ∴ $\theta=-\dfrac{\pi}{2}$

∴ $-i=\cos\left(-\dfrac{\pi}{2}\right)+i\sin\left(-\dfrac{\pi}{2}\right)$

∴ $-i=\cos\left(\dfrac{\pi}{2}\right)-i\sin\left(\dfrac{\pi}{2}\right)$

【例題 3-12】 次の式を計算しなさい．

(1) $(1+i)^5$ (2) $\left(\dfrac{1}{2}+\dfrac{\sqrt{3}}{2}i\right)^6$

【解】 (1) $(1+i)^5=\{\sqrt{2}(\cos\dfrac{\pi}{4}+i\sin\dfrac{\pi}{4})\}^5=4\sqrt{2}(\cos\dfrac{5\pi}{4}+i\sin\dfrac{5\pi}{4})$
$=-4(1+i)$

(2) $\left(\dfrac{1}{2}+\dfrac{\sqrt{3}}{2}i\right)^6=(\cos\dfrac{\pi}{3}+i\sin\dfrac{\pi}{3})^6=\cos 2\pi+i\sin 2\pi=1$

【例題 3-13】 次の $\dot{z}$ を図示しなさい．

(1) $\dot{z}=3\underline{/\dfrac{\pi}{4}}$ (2) $\dot{z}=2\underline{/30°}$

【解】 (1) $\dot{z}=3\left(\cos\dfrac{\pi}{4}+i\sin\dfrac{\pi}{4}\right)$ (2) $\dot{z}=2(\cos 30°+i\sin 30°)$

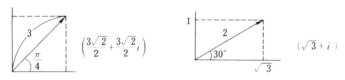

図 3・3

問題 2. 次の複素数を極形式で表しなさい．
(1) $1+i$ (2) $-2i$ (3) 3 (4) -1

3・3 三角関数

3・3・1 一般の角

動径 OP は，1 回転すなわち 360°で 1 回りするので，0〜360°まであればすべて表すことができる．

これを何回転でも使えるように角の範囲を拡張したものが，一般角とよばれる．

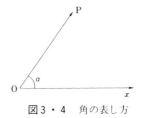

図 3・4 角の表し方

Ox を始線，OP を動径という（図 3・4）

∠xOP=α とするとき $\alpha + 360° \times n$ を α の一般角という．

$n = 0, \pm 1, \pm 2, \pm 3$

そして，左回りの角を正の角，右回りの角を負の角という．

ここで使う三角関数は $0 \leq \alpha \leq 180°$ または $0 \leq \alpha \leq 360°$ の範囲しか使わない．

三角関数

平面座標において，OP を始線に対して θ をなす方向にとる．P の座標を (x, y) とするとき斜辺，底辺，垂線のそれぞれの比を次のように定義する．

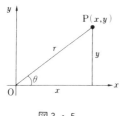

図 3・5

$\sin\theta = \dfrac{y}{r}$（正弦），$\operatorname{cosec}\theta = \dfrac{r}{y}$（正割）

$\cos\theta = \dfrac{x}{r}$（余弦），$\sec\theta = \dfrac{r}{x}$（余割）

$\tan\theta = \dfrac{y}{x}$（正接），$\cot\theta = \dfrac{x}{y}$（余接）

第3章　複素数と三角関数

これらをまとめて三角関数という（図3・5）．

　三角関数のグラフを図3.6に示した．また，三角関数表を10.7に示した．これらの対応は三角方程式や三角関数の定積分にくり返し使われる．

$\dfrac{1}{\sin\theta}=\mathrm{cosec}\,\theta$，$\dfrac{1}{\cos\theta}=\sec\theta$，$\dfrac{1}{\tan\theta}=\cot\theta$ はそれぞれコセカント，セカント，コタンジェントと読む．

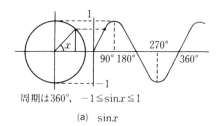

周期は360°，$-1\leqq\sin x\leqq 1$
(a)　$\sin x$

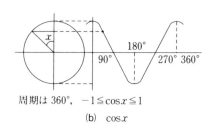

周期は360°，$-1\leqq\cos x\leqq 1$
(b)　$\cos x$

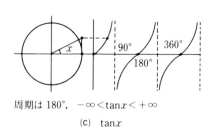

周期は180°，$-\infty<\tan x<+\infty$
(c)　$\tan x$

図3・6　三角関数のグラフ

3・3 三角関数

3・3・2 弧度法

$OA = r$, $\overset{\frown}{AB} = r$

$\angle AOB = 1$ ラジアン (rad)

$1\,\text{rad} = \dfrac{180°}{\pi} = 57°17'44''$

$1° = \dfrac{\pi}{180} = 0.0174\cdots\text{rad}$

$x°$ が θ ラジアンならば

$x° = \dfrac{180°}{\pi}\cdot\theta \longleftrightarrow \theta = \dfrac{\pi}{180}x°$

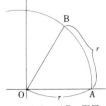

$1\,\text{rad} : 360° = \overset{\frown}{AB} : 円周$
$\qquad = r : 2\pi r$
$\therefore 1\,\text{rad}\cdot 2\pi r = r\cdot 360$

図3・7(a)

ラジアンを使うと，弧の長さを半径と角で表すことができる（図3・7(a)）．

【例題 3-14】 図3・7(b)を使い(1) $l = r\theta$

(2) $S = \dfrac{1}{2}r^2\theta$ を証明しなさい．

【解】 (1) $l : 2\pi r = \theta : 2\pi$

$\therefore\ 2\pi\cdot l = 2\pi r\cdot\theta$

$\therefore\ l = r\cdot\theta$

(2) $S = \dfrac{1}{2}l\cdot r = \dfrac{1}{2}\cdot r\cdot\theta\cdot r = \dfrac{1}{2}r^2\theta$

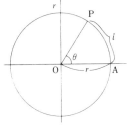

図3・7(b) ラジアン

【例題 3-15】 $\dfrac{5}{12}\pi$ を60分法に直しなさい．

【解】 $x° = \dfrac{180°}{\pi}\times\dfrac{5}{12}\pi = 75°$

【例題 3-16】 150°を弧度法で表しなさい．

【解】 $\theta = 150°\times\dfrac{\pi}{180} = \dfrac{5}{6}\pi$

問題 1．次の角を60分法に直しなさい．

(1) $\dfrac{\pi}{12}$　(2) $\dfrac{4\pi}{3}$　(3) $\dfrac{7\pi}{6}$　(4) $\dfrac{2\pi}{3}$　(5) $\dfrac{11\pi}{6}$

問題 2．次の角を弧度法に直しなさい．

(1) 15°　(2) 75°　(3) 105°　(4) 135°　(5) 315°

第3章　複素数と三角関数

(1)　度 ⟶ ラジアン（表3・1）

$$0° = 0\,\text{rad} \qquad 210° = \frac{7\pi}{6}\,\text{rad}$$

$$30° = \frac{\pi}{6}\,\text{rad} \qquad 225° = \frac{5\pi}{4}\,\text{rad}$$

$$45° = \frac{\pi}{4}\,\text{rad} \qquad 240° = \frac{4\pi}{3}\,\text{rad}$$

$$60° = \frac{\pi}{3}\,\text{rad} \qquad 270° = \frac{3\pi}{2}\,\text{rad}$$

$$90° = \frac{\pi}{2}\,\text{rad} \qquad 300° = \frac{5\pi}{3}\,\text{rad}$$

表3・1(1)

x 度	0°	30°	45°	60°	90°	120°	135°	150°	180°
radian	0	$\frac{\pi}{6}$	$\frac{\pi}{4}$	$\frac{\pi}{3}$	$\frac{\pi}{2}$	$\frac{2\pi}{3}$	$\frac{3\pi}{4}$	$\frac{5\pi}{6}$	π
$\sin x$	0	$\frac{1}{2}$	$\frac{1}{\sqrt{2}}$	$\frac{\sqrt{3}}{2}$	1	$\frac{\sqrt{3}}{2}$	$\frac{1}{\sqrt{2}}$	$\frac{1}{2}$	0
$\cos x$	1	$\frac{\sqrt{3}}{2}$	$\frac{1}{\sqrt{2}}$	$\frac{1}{2}$	0	$-\frac{1}{2}$	$-\frac{1}{\sqrt{2}}$	$-\frac{\sqrt{3}}{2}$	-1
$\tan x$	0	$\frac{1}{\sqrt{3}}$	1	$\sqrt{3}$	$\pm\infty$	$-\sqrt{3}$	-1	$-\frac{1}{\sqrt{3}}$	0

表3・1(2)

210°	225°	240°	270°	300°	315°	330°	360°
$\frac{7\pi}{6}$	$\frac{5\pi}{4}$	$\frac{4\pi}{3}$	$\frac{3\pi}{2}$	$\frac{5\pi}{3}$	$\frac{7\pi}{4}$	$\frac{11\pi}{6}$	2π
$-\frac{1}{2}$	$-\frac{1}{\sqrt{2}}$	$-\frac{\sqrt{3}}{2}$	-1	$-\frac{\sqrt{3}}{2}$	$-\frac{1}{\sqrt{2}}$	$-\frac{1}{2}$	0
$-\frac{\sqrt{3}}{2}$	$-\frac{1}{\sqrt{2}}$	$-\frac{1}{2}$	0	$\frac{1}{2}$	$\frac{1}{\sqrt{2}}$	$\frac{\sqrt{3}}{2}$	1
$\frac{1}{\sqrt{3}}$	1	$\sqrt{3}$	$\pm\infty$	$-\sqrt{3}$	-1	$-\frac{1}{\sqrt{3}}$	0

表3・1は $0 \leqq x \leqq 2\pi$ における特殊な角の $\sin x$　$\cos x$　$\tan x$ の値を示している.

例　$\sin 120° = \frac{\sqrt{3}}{2}$ 　　$\cos 120° = -\frac{1}{2}$ 　　$\tan 120° = -\sqrt{3}$

$$120° = \frac{2\pi}{3}\text{rad} \quad 315° = \frac{7\pi}{4}\text{rad}$$

$$150° = \frac{5\pi}{6}\text{rad} \quad 330° = \frac{11\pi}{6}\text{rad}$$

$$180° = \pi\text{rad} \quad 360° = 2\pi\text{rad}$$

3・3・3　重要な公式

1. $\sin^2 x + \cos^2 x = 1$ 　　2. $1 + \tan^2 x = \sec^2 x$

3. $1 + \cot^2 x = \text{cosec}^2 x$ 　　4. $\cos^2 x (1 + \tan^2 x) = 1$

$\sin(\theta + 2n\pi) = \sin\theta$ 　　$\sin(-\theta) = -\sin\theta$

$\cos(\theta + 2n\pi) = \cos\theta$ 　　$\cos(-\theta) = \cos\theta$

$\tan(\theta + n\pi) = \tan\theta$ 　　$\tan(-\theta) = -\tan\theta$

(1) 三角定規

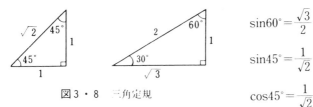

図3・8　三角定規

$\sin 60° = \frac{\sqrt{3}}{2}$

$\sin 45° = \frac{1}{\sqrt{2}}$

$\cos 45° = \frac{1}{\sqrt{2}}$

【例題3-17】 次の角を最小の角で表わしなさい．

(1) $\sin 1830°$ 　(2) $\cos 2565°$ 　(3) $\tan 3300°$

【解】　(1) $\sin 1830° = \sin(360° \times 5 + 30°) = \sin 30°$

(2) $\cos 2565° = \cos(360° \times 7 + 45°) = \cos 45°$

(3) $\tan 3300° = \tan(360° \times 9 + 60°) = \tan 60°$

問題 1．次の値を求めなさい．

(1) $\sin 750°$ 　(2) $\cos 1860°$ 　(3) $\tan 2925°$

(4) $\cos 420°$ 　(5) $\sin 720°$

3・3・4 加法定理（図3・9）

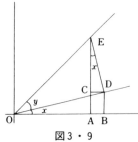

図3・9

$$\sin(x+y) = \frac{EA}{OE} = \frac{EC+CA}{OE}$$
$$= \frac{EC}{OE} + \frac{CA}{OE} = \frac{EC}{OE} + \frac{DB}{OE}$$
$$= \frac{EC}{ED} \cdot \frac{ED}{OE} + \frac{DB}{OD} \cdot \frac{OD}{OE}$$
$$= \cos x \cdot \sin y + \sin x \cdot \cos y$$
$$\therefore \sin(x+y) = \sin x \cos y + \cos x \sin y$$

$$\cos(x+y) = \cos x \cos y - \sin x \sin y$$
$$\tan(x+y) = \frac{\sin(x+y)}{\cos(x+y)} = \frac{\sin x \cos y + \cos x \sin y}{\cos x \cos y - \sin x \sin y}$$
$$= \frac{\tan x + \tan y}{1 - \tan x \tan y}$$

（注）$\sin(x+y)$ と $\sin x + \sin y$ とは等しくない．例えば $x = \frac{\pi}{6}$, $y = \frac{\pi}{3}$ としてみると $\sin\left(\frac{\pi}{6} + \frac{\pi}{3}\right) = 1$, $\sin\frac{\pi}{6} + \sin\frac{\pi}{3} = \frac{\sqrt{3}+1}{2}$

1． $\sin(x \pm y) = \sin x \cos y \pm \cos x \sin y$
2． $\cos(x \pm y) = \cos x \cos y \mp \sin x \sin y$
3． $\tan(x \pm y) = \dfrac{\tan x \pm \tan y}{1 \mp \tan x \tan y}$

【例題3-18】 α, β がともに第1象限の角で $\sin\alpha = \frac{3}{5}$, $\cos\beta = \frac{12}{13}$ のとき $\sin(\alpha+\beta)$, $\cos(\alpha+\beta)$, $\tan(\alpha+\beta)$ の値を求めなさい．

【解】 $\cos\alpha = \dfrac{4}{5}$, $\sin\beta = \dfrac{5}{13}$ だから

$$\sin(\alpha+\beta) = \sin\alpha\cos\beta + \cos\alpha\sin\beta = \frac{3}{5} \cdot \frac{12}{13} + \frac{4}{5} \cdot \frac{5}{13} = \frac{56}{65}$$

同様な方法で計算する．

$$\cos(\alpha+\beta) = \frac{33}{65}, \quad \tan(\alpha+\beta) = \frac{56}{33}$$

3・3　三角関数

【例題 3 -19】　　$\sin 75°$ の値を求めなさい.

【解】　　$\sin 75° = \sin(30° + 45°) = \sin 30° \cos 45° + \cos 30° \sin 45°$

$$= \frac{1}{2} \cdot \frac{1}{\sqrt{2}} + \frac{\sqrt{3}}{2} \cdot \frac{1}{\sqrt{2}} = \frac{\sqrt{6} + \sqrt{2}}{4}$$

問題 1．次の値を求めなさい.

(1) $\cos 75°$　　(2) $\tan 15°$　　(3) $\sin 15°$　　(4) $\sin 105°$　　(5) $\cos 15°$

3・3・5　積和公式

1．$\sin x \cdot \cos y = \frac{1}{2}\{\sin(x+y) + \sin(x-y)\}$

2．$\cos x \cdot \sin y = \frac{1}{2}\{\sin(x+y) - \sin(x-y)\}$

3．$\sin x \cdot \sin y = -\frac{1}{2}\{\cos(x+y) - \cos(x-y)\}$

4．$\cos x \cdot \cos y = \frac{1}{2}\{\cos(x+y) + \cos(x-y)\}$

【例題 3 -20】　　$\sin 6\theta \cdot \cos 2\theta$ を和の形に変えなさい.

【解】　　$\sin 6\theta \cdot \cos 2\theta = \frac{1}{2}\{\sin(6\theta + 2\theta) + \sin(6\theta - 2\theta)\} = \frac{1}{2}(\sin 8\theta + \sin 4\theta)$

問題 1．次の式を和の形に変えなさい.

(1) $\sin \theta \cdot \sin 2\theta$　　(2) $\cos 5x \cdot \cos 4x$　　(3) $\cos \alpha \cdot \cos 4\alpha$

(4) $\sin \theta \cdot \cos 5\theta$　　(5) $\cos 6\theta \cdot \sin 8\theta$

問題 2．$\sin 20° \cdot \sin 40° \cdot \sin 80°$　の値を求めなさい.

3・3・6　和積公式

加法定理で $x + y = X$, $x - y = Y$ とおけば $x = \dfrac{X+Y}{2}$, $y = \dfrac{X-Y}{2}$

1．$\sin x + \sin y = 2\sin \dfrac{x+y}{2} \cdot \cos \dfrac{x-y}{2}$

2．$\sin x - \sin y = 2\cos \dfrac{x+y}{2} \cdot \sin \dfrac{x-y}{2}$

第 3 章　複素数と三角関数

3．$\cos x + \cos y = 2\cos\dfrac{x+y}{2}\cdot\cos\dfrac{x-y}{2}$

4．$\cos x - \cos y = -2\sin\dfrac{x+y}{2}\cdot\sin\dfrac{x-y}{2}$

【例題 3 -21】　　$\sin 5\theta + \sin 3\theta$ を積の形に変えなさい．

【解】　　$\sin 5\theta + \sin 3\theta = 2\sin\dfrac{5\theta+3\theta}{2}\cdot\cos\dfrac{5\theta-3\theta}{2} = 2\sin 4\theta\cos\theta$

問題 1．次の式を積の形に変えなさい．

(1) $\sin 2\theta + \sin 4\theta$　　(2) $\sin 10\alpha - \sin 4\alpha$　　(3) $\cos 5\theta + \cos 3\theta$

(4) $\cos 10x - \cos 6x$　　　　(5) $\sin(x+\varDelta x) - \sin x$

3・3・7　いろいろな公式

(1)　半角，倍角の公式

加法定理から $x = y$ とおけば

$$\sin(x+x) = 2\sin x\cos x \quad \therefore \quad \sin 2x = 2\sin x\cos x = \frac{2\tan x}{1+\tan^2 x}$$

$$\cos 2x = \cos^2 x - \sin^2 x = 2\cos^2 x - 1 = 1 - 2\sin^2 x = \frac{1-\tan^2 x}{1+\tan^2 x}$$

$$\tan 2x = \frac{2\tan x}{1-\tan^2 x}$$

(2)　3 倍角の公式

1．$\sin 3x = 3\sin x - 4\sin^3 x$

2．$\cos 3x = 4\cos^3 x - 3\cos x$

3．$\tan 3x = \dfrac{3\tan x - \tan^3 x}{1-3\tan^2 x}$

(3)　半角の公式

1．$\sin^2\dfrac{x}{2} = \dfrac{1-\cos x}{2}$　　　　$\sin^2 x = \dfrac{1}{2}(1-\cos 2x)$

2．$\cos^2\dfrac{x}{2} = \dfrac{1+\cos x}{2}$　　　　$\cos^2 x = \dfrac{1}{2}(1+\cos 2x)$

3．$\tan^2\dfrac{x}{2} = \dfrac{1-\cos x}{1+\cos x}$　　　　$\tan^2 x = \dfrac{1-\cos 2x}{1+\cos 2x}$

78

$$3 \cdot 3 \quad 三角関数$$

⑷　**4倍，5倍角**

1．$\sin 4x = 4\sin x\cos x - 8\sin^3 x\cos x$

2．$\cos 4x = 1 - 8\cos^2 x + 8\cos^4 x = 1 - 8\sin^2 x + 8\sin^4 x$

3．$\sin 5x = 16\sin^5 x - 20\sin^3 x + 5\sin x$

4．$\cos 5x = 16\cos^5 x - 20\cos^3 x + 5\cos x$

5．$\cos 6x = 32\cos^6 x - 48\cos^4 x + 18\cos^2 x - 1$

[問題] 1．次の問に答えなさい．

(1) $\tan x = a$ のとき $\sin 2x$，$\cos 2x$ を a で表しなさい．

(2) $\tan\dfrac{x}{2} = t$ のとき $\sin x$，$\cos x$，$\tan x$ を t で表しなさい．

(3) $\cos 2x = \dfrac{1 - \tan^2 x}{1 + \tan^2 x}$ であることを証明しなさい．

3・3・8　三角関数表

1．$\sin\dfrac{\pi}{4} = \dfrac{1}{\sqrt{2}} = 0.7071\cdots\cdots$　　　$\cos\dfrac{\pi}{4} = \dfrac{1}{\sqrt{2}} = 0.707\cdots\cdots$

2．$\sin\dfrac{\pi}{6} = \dfrac{1}{2} = 0.5$　　　　　　　$\cos\dfrac{\pi}{6} = \dfrac{\sqrt{3}}{2} = 0.866\cdots\cdots$

3．$\sin\dfrac{\pi}{8} = \dfrac{\sqrt{2 - \sqrt{2}}}{2}$　　　　　　$\cos\dfrac{\pi}{8} = \dfrac{\sqrt{2 + \sqrt{2}}}{2} = 0.924\cdots\cdots$

4．$\sin\dfrac{\pi}{12} = \dfrac{\sqrt{6} - \sqrt{2}}{4}$　　　　　$\cos\dfrac{\pi}{12} = \dfrac{\sqrt{6} + \sqrt{2}}{4}$

5．$\sin\dfrac{\pi}{16} = \dfrac{\sqrt{2 - \sqrt{2 + \sqrt{2}}}}{2}$　　　$\cos\dfrac{\pi}{16} = \dfrac{\sqrt{2 + \sqrt{2 + \sqrt{2}}}}{2}$

6．$\sin\dfrac{\pi}{24} = \dfrac{\sqrt{8 - 2(\sqrt{6} + \sqrt{2})}}{4}$　　$\cos\dfrac{\pi}{24} = \dfrac{\sqrt{8 + 2(\sqrt{6} + \sqrt{2})}}{4}$

7．$\sin\dfrac{\pi}{32} = \dfrac{\sqrt{2 - \sqrt{2 + \sqrt{2 + \sqrt{2}}}}}{2}$

8．$\sin\dfrac{\pi}{5} = \dfrac{\sqrt{10 - 2\sqrt{5}}}{4}$　　　　　$\cos\dfrac{\pi}{5} = \dfrac{\sqrt{5} + 1}{4} = 0.809\cdots\cdots$

第 3 章　複素数と三角関数

9. $\sin\dfrac{2\pi}{5}=\dfrac{\sqrt{10+2\sqrt5}}{4}$　　　　　$\cos\dfrac{2\pi}{5}=\dfrac{\sqrt5-1}{4}=0.309\cdots\cdots$

10. $\sin\dfrac{3\pi}{5}=\dfrac{\sqrt{10+2\sqrt5}}{4}$

11. $\sin\dfrac{4\pi}{5}=\dfrac{\sqrt{10-2\sqrt5}}{4}$

【例題 3 -22】　(1) $\sin15°$　(2) $\sin22.5°$　(3) $\cos30°$ の値を表 3・2 より求めなさい．また，関数電卓により小数第 5 位まで求めなさい．

【解】　(1) 正弦角 15° の値は表より 0.2588 と読みとれる．また，15° は $\dfrac{\pi}{12}$ であるから $\sin\dfrac{\pi}{12}=\dfrac{\sqrt6-\sqrt2}{4}=$ 0.258819 と求められる．

(2) $\sin22.5°$ は，22° の値 0.3746 と 23° の 0.3907 の平均値 0.38265 としてもよいが，22.5° は $\dfrac{\pi}{8}$ ラジアンだから，$\sin\dfrac{\pi}{8}=$ $\dfrac{\sqrt{2-\sqrt2}}{2}=0.38268$ と求められる．

(3) $\cos30°$ は余弦の 30° の値を読みとり 0.8660 とする．または $\cos\dfrac{\pi}{6}=\dfrac{\sqrt3}{2}=$ 0.8660 としても同じである．

表 3・2

角	正弦	余弦	正接
14°	0.2419	0.9703	0.2493
15°	0.2588	0.9659	0.2679
16°	0.2756	0.9613	0.2867
17°	0.2924	0.9563	0.3057
18°	0.3090	0.9511	0.3249
19°	0.3256	0.9455	0.3443
20°	0.3420	0.9397	0.3640
21°	0.3584	0.9336	0.3839
22°	0.3746	0.9272	0.4040
23°	0.3907	0.9205	0.4245
24°	0.4067	0.9135	0.4452
25°	0.4226	0.9063	0.4663
26°	0.4384	0.8988	0.4877
27°	0.4540	0.8910	0.5095
28°	0.4695	0.8829	0.5317
29°	0.4848	0.8746	0.5543
30°	0.5000	0.8660	0.5774
31°	0.5150	0.8572	0.6009

3・3・9　立体角(Ω)（図 3・10(a)，10(b)）

O を中心とする半径 r の球を考え，球面上の微小面積を dS とすれば立体角 $d\Omega\,[Sr]$（ステラジアン）は

$$d\Omega=\dfrac{dS}{r^2}$$

で与えられる．ここで，$r=1\,\mathrm{cm}$，$S=1\,\mathrm{cm}^2$ とすれば $\Omega=1\,[Sr]$ となる．

3・3 三角関数

平面上の角は $l = r \cdot \theta$ より，$\theta = \dfrac{l}{r}$ で表されるが，角度の立体的な広がりにも同様に応用することができる．立体角は放射線の計測の際重要な役割をはたす．

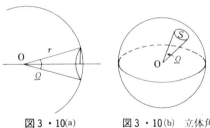

図3・10(a)　　図3・10(b)　立体角

1点Oから全空間を見込む角即ち立体角 Ω は $\Omega = \int d\Omega = \dfrac{\int dS}{r^2} = \dfrac{4\pi r^2}{r^2}$ で 4π ステラジアンとなる．

3・3・10　三角方程式の解法

1. $\sin x = a$　$|a| \leqq 1$　一つの解を α とすると
$$x = \alpha + 2n\pi, \quad x = (\pi - \alpha) + 2n\pi \quad \text{まとめると}$$
$$x = (-1)^n \alpha + n\pi$$

2. $\cos x = a$　$|a| \leqq 1$　一つの解を α とすると
$$x = 2n\pi \pm \alpha$$

3. $\tan x = a$　一つの解を α とすると
$$x = n\pi + \alpha$$

何も制限がついていない場合は，一般解となるので，制限があるほうが楽である．

【例題 3-23】　次の三角方程式を解きなさい．

(1) $\sin x = \dfrac{1}{2}$　　(2) $\sin x = \dfrac{1}{2}$ $(0 \leqq x \leqq \pi)$　　(3) $\sin 2x = 1$

(4) $\cos x = -\dfrac{1}{2}$　　(5) $\cos x = \dfrac{1}{\sqrt{2}}$ $(0 \leqq x \leqq \pi)$　　(6) $\tan x = 1$

【解】　(1)　$\sin x = \dfrac{1}{2}$

$\sin x = \sin \dfrac{\pi}{6}$

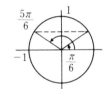

81

第3章　複素数と三角関数

∴　$x = (-1)^n \cdot \dfrac{\pi}{6} + n\pi$　$(n = 0, \pm 1, \pm 2, \cdots\cdots)$

(2)　$\sin x = \dfrac{1}{2}$　$(0 \leqq x \leqq \pi)$

　　　$\sin x = \dfrac{1}{2}$

　　　$\sin x = \sin \dfrac{\pi}{6},\ \sin \dfrac{5\pi}{6}$

　　∴　$x = \dfrac{\pi}{6},\ \dfrac{5\pi}{6}$

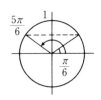

(3)　$\sin 2x = 1$

　　　$\sin 2x = \sin \dfrac{\pi}{2}$

　　∴　$2x = (-1)^n \cdot \dfrac{\pi}{2} + n\pi$

　　∴　$x = (-1)^n \cdot \dfrac{\pi}{4} + \dfrac{n\pi}{2}$　$(n = 0, \pm 1, \cdots\cdots)$

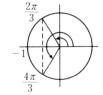

(4)　$\cos x = -\dfrac{1}{2}$

　　　$\cos x = \cos \dfrac{2\pi}{3}$

　　∴　$x = 2n\pi \pm \dfrac{2\pi}{3}$　$(n = 0, \pm 1, \cdots\cdots)$

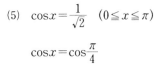

(5)　$\cos x = \dfrac{1}{\sqrt{2}}$　$(0 \leqq x \leqq \pi)$

　　　$\cos x = \cos \dfrac{\pi}{4}$

　　∴　$x = \dfrac{\pi}{4}$

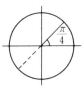

(6)　$\tan x = 1$

　　　$\tan x = \tan \dfrac{\pi}{4}$

　　∴　$x = \dfrac{\pi}{4} + n\pi$　$(n = 0, \pm 1, \cdots\cdots)$

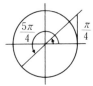

3・3 三角関数

問題 1. 次の三角方程式を解きなさい.

(1) $2\cos4x=1$ $\left(0\le x\le\dfrac{\pi}{2}\right)$ (2) $\sin2x=\dfrac{\sqrt{3}}{2}$ $(0\le x\le\pi)$

(3) $\cos x=\dfrac{1}{\sqrt{2}}$ $(0\le x\le2\pi)$ (4) $\tan x=\sqrt{3}$

(5) $\sin\left(x+\dfrac{\pi}{6}\right)=1$

3・3・11 媒介変数表示

【例題 3-24】 次の式から t を消去しなさい.

$$\begin{cases} x=(v_0\cos\theta)t & (1) \\ y=(v_0\sin\theta)t-\dfrac{1}{2}gt^2 & (2) \end{cases}$$

【解】 (1)より $t=\dfrac{x}{v_0\cos\theta}$ これを(2)に代入して

$$y=v_0\sin\theta\cdot\dfrac{x}{v_0\cos\theta}-\dfrac{1}{2}g\cdot\left(\dfrac{x}{v_0\cdot\cos\theta}\right)^2$$

故に, $y=(\tan\theta)x-\dfrac{g}{2v_0{}^2\cos^2\theta}x^2$

y は x に関して二次方程式だから放物線を表す.

問題 1. 次の式から t を消去しなさい.

(1) $\begin{cases} x=r\cos t \\ y=r\sin t \end{cases}$ (2) $\begin{cases} x=a\cos t \\ y=b\sin t \end{cases}$

(3) $\begin{cases} x=a\sec t \\ y=b\tan t \end{cases}$ (4) $\begin{cases} x=a\sin^3 t \\ y=b\cos^3 t \end{cases}$

(5) $\begin{cases} x=a\sin^4 t \\ y=b\cos^4 t \end{cases}$

【例題 3-25】 $a\sin x+b\cos x$ を $r\sin(x+a)$ の形に変形しなさい.

【解】 $a\sin x+b\cos x=\sqrt{a^2+b^2}\left(\sin x\cdot\dfrac{a}{\sqrt{a^2+b^2}}+\cos x\cdot\dfrac{b}{\sqrt{a^2+b^2}}\right)$

83

第3章　複素数と三角関数

$= \sqrt{a^2+b^2}(\sin x \cdot \cos\alpha + \cos x \cdot \sin\alpha)$
$= \sqrt{a^2+b^2}\sin(x+\alpha)$
$\cos\alpha = \dfrac{a}{\sqrt{a^2+b^2}}, \quad \sin\alpha = \dfrac{b}{\sqrt{a^2+b^2}}$

角 α をこのようにとる

|問題| **2．** 次の式を $r\sin(x+\alpha)$ の形に直しなさい．

(1) $\sin x + \cos x$　　(2) $\sin x + \sqrt{3}\cos x$　　(3) $4\sin x + 3\cos x$

(4) $\sin x + 2\cos x$　　(5) $\sqrt{3}\sin x + \cos x$

3・3・12　逆三角関数

$y = \sin x$ の x と y を入れ替え，y について解いたものを逆三角関数という．

$$y = \sin^{-1} x \iff x = \sin y$$

これをアークサイン x と読む．　1価関数とするとき主値をとる．

$-1 \leqq x \leqq 1$　　　$\sin^{-1} x$　　　　$-\dfrac{\pi}{2} \leqq y \leqq \dfrac{\pi}{2}$

$-1 \leqq x \leqq 1$　　　$\cos^{-1} x$　　　　$0 \leqq y \leqq \pi$

$-\infty < x < \infty$　　$\tan^{-1} x$　　　　$-\dfrac{\pi}{2} \leqq y \leqq \dfrac{\pi}{2}$

1．$x = \sin\alpha$　　$\sin^{-1} x = n\pi + (-1)^n \alpha$

2．$x = \cos\alpha$　　$\cos^{-1} x = 2n\pi \pm \alpha$

3．$x = \tan\alpha$　　$\tan^{-1} x = n\pi + \alpha$

【例題3−26】　(1) $\sin^{-1}\dfrac{\sqrt{3}}{2}$　(2) $\cos^{-1} 1$　(3) $\tan^{-1} 1$ の主値を求めなさい．

【解】　(1) $\sin\dfrac{\pi}{3} = \dfrac{\sqrt{3}}{2} \iff \sin^{-1}\dfrac{\sqrt{3}}{2} = \dfrac{\pi}{3}$

(2) $\cos 0 = 1$ であるから　　∴ $\cos^{-1} 1 = 0$

(3) $\tan\dfrac{\pi}{4} = 1$ であるから　　∴ $\tan^{-1} 1 = \dfrac{\pi}{4}$

3・3 三角関数

問題 1. 次の式の主値を求めなさい．

(1) $\sin^{-1}\dfrac{1}{2}$ (2) $\sin^{-1}0$ (3) $\cos^{-1}\dfrac{1}{2}$ (4) $\tan^{-1}\sqrt{3}$ (5) $\cos^{-1}1$

〈参考〉

円周率 $\pi(3.1415\cdots\cdots)$ の値を求めるには逆三角関数を利用する．

1. $\sin^{-1}x + \cos^{-1}x = \dfrac{\pi}{2}$

2. $\tan^{-1}\dfrac{1}{4} + \tan^{-1}\dfrac{3}{5} = \dfrac{\pi}{4}$

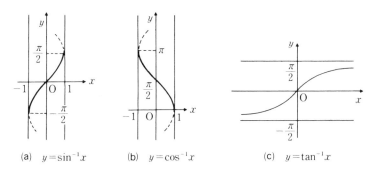

(a)　$y = \sin^{-1}x$　　(b)　$y = \cos^{-1}x$　　(c)　$y = \tan^{-1}x$

図 3・11　逆三角関数のグラフ

図 3・11 は逆三角関数のグラフを示している．実線の部分は主値である．

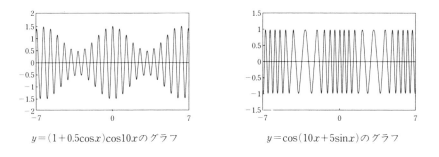

$y = (1+0.5\cos x)\cos 10x$ のグラフ　　　　$y = \cos(10x + 5\sin x)$ のグラフ

三角関数では振幅，周波数も変化させることができる．

3・3・13 正弦定理と余弦定理 (図3・12(a))

(1) 正弦定理 (R は外接円の半径)

$$\frac{a}{\sin A} = \frac{b}{\sin B} = \frac{c}{\sin C} = 2R$$

(2) 余弦定理

$$a^2 = b^2 + c^2 - 2bc\cos A$$
$$b^2 = c^2 + a^2 - 2ca\cos B$$
$$c^2 = a^2 + b^2 - 2ab\cos C$$

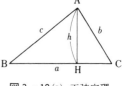

図3・12(a) 正弦定理

【例題3-27】 図3・12(b)でベクトル $\overrightarrow{PQ} = \overrightarrow{OQ} - \overrightarrow{OP}$ に余弦定理を適用しなさい.

【解】 $PQ^2 = OQ^2 + OP^2 - 2OQ \cdot OP \cdot \cos\theta$ より

$$(mv)^2 = \left(\frac{h\nu_0}{c}\right)^2 + \left(\frac{h\nu}{c}\right)^2 - 2\left(\frac{h\nu_0}{c}\right)\left(\frac{h\nu}{c}\right)\cos\theta$$

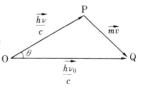

(3) 面積 (図3・13)

$$S = \frac{1}{2}ah = \frac{1}{2}ac\sin B$$
$$S = 2R^2\sin A \cdot \sin B \cdot \sin C$$
$$S = \sqrt{s(s-a)(s-b)(s-c)} \quad 2s = a+b+c$$

これをヘロンの公式という.

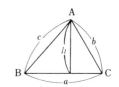

図3・12(b) ベクトル図

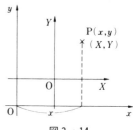

図3・13 三角形の面積

3・3・14 図形の平行移動と回転

x, y 軸に関する点 (a, b) を新しい原点とし、両軸に平行に引いた直線を新座標軸 X, Y とすると (図3・14)

$$\begin{cases} x = X + a \\ y = Y + b \end{cases} \quad \begin{cases} X = x - a \\ Y = y - b \end{cases}$$

図3・14

問題 1. 次の式を ( ) 内の点に平行移動しなさい.

(1) $x^2+y^2-2x-4y=11$ (1, 2)

(2) $2x^2-8x-y+11=0$ (2, 3)

(3) $9x^2+4y^2-18x-16y-11=0$ (1, 2)

原点をそのままとし，x,y 軸を回転角 θ だけ回転した（図 3・15）．

$$\begin{cases} x=X\cos\theta - Y\sin\theta \\ y=X\sin\theta + Y\cos\theta \end{cases} \quad \begin{pmatrix} x \\ y \end{pmatrix}=\begin{pmatrix} \cos\theta & -\sin\theta \\ \sin\theta & \cos\theta \end{pmatrix}\begin{pmatrix} X \\ Y \end{pmatrix}$$

$$\begin{cases} X=x\cos\theta + y\sin\theta \\ Y=-x\sin\theta + y\cos\theta \end{cases}$$

【例題 3-28】 $x^2-y^2=2$ を原点のまわりに 45°回転して得られる式を求めなさい．

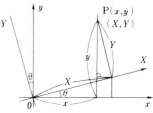

図 3・15 座標の回転

【解】 $p(x, y) \longrightarrow p'(x', y')$

$$\begin{pmatrix} x' \\ y' \end{pmatrix}=\begin{pmatrix} \cos 45° & -\sin 45° \\ \sin 45° & \cos 45° \end{pmatrix}\begin{pmatrix} x \\ y \end{pmatrix}$$

$$\begin{pmatrix} \cos 45° & -\sin 45° \\ \sin 45° & \cos 45° \end{pmatrix}^{-1}=\begin{pmatrix} \cos 45° & \sin 45° \\ -\sin 45° & \cos 45° \end{pmatrix}=\begin{pmatrix} \dfrac{1}{\sqrt{2}} & \dfrac{1}{\sqrt{2}} \\ -\dfrac{1}{\sqrt{2}} & \dfrac{1}{\sqrt{2}} \end{pmatrix}$$

$\therefore \begin{pmatrix} x \\ y \end{pmatrix}=\begin{pmatrix} \dfrac{1}{\sqrt{2}} & \dfrac{1}{\sqrt{2}} \\ -\dfrac{1}{\sqrt{2}} & \dfrac{1}{\sqrt{2}} \end{pmatrix}\begin{pmatrix} x' \\ y' \end{pmatrix}$

$\therefore \begin{cases} x=\dfrac{1}{\sqrt{2}}(x'+y') \\ y=\dfrac{1}{\sqrt{2}}(-x'+y') \end{cases}$

$\therefore\ x^2-y^2=\dfrac{1}{2}(x'+y')^2-\dfrac{1}{2}(-x'+y')^2=2 \quad \therefore\ x'y'=1 \quad xy=1$（答）

問題 2．次の式を 45°回転した式を求めなさい．

(1) $5x^2+26xy+5y^2-36=0$

第 3 章　複素数と三角関数

(2) $3x^2 - 2xy + 3y^2 - 2 = 0$

(3) $\sqrt{x} + \sqrt{y} = 1$

練 習 問 題

1．次の三角関数の値を求めなさい．

(1) $\sin\dfrac{\pi}{4}$　　(2) $\tan\dfrac{\pi}{6}$　　(3) $\cos\dfrac{2}{3}\pi$　　(4) $\sin\dfrac{3}{2}\pi$　　(5) $\tan\dfrac{13\pi}{4}$

2．次の方程式を解きなさい．

(1) $\sin x = \dfrac{\sqrt{3}}{2}$　$(0 \le x \le \pi)$　　(2) $\tan x = \sqrt{3}$　$(0 \le x \le \pi)$

(3) $\sqrt{3}\sin x - \cos x = 1$　$(0 \le x \le 2\pi)$

3．次の式の和は積の形に，積は和の形にしなさい．

(1) $\sin 3x + \sin 5x$　　(2) $\cos 3x - \cos x$　　(3) $\cos x \cdot \cos 3x$　　(4) $\sin 2x \cdot \sin 4x$

4．$\sqrt{i}$ を $a + bi$ の形に表しなさい．

5．次の計算をしなさい．

(1) $(1 + 2i) + (3 - 4i)$　　(2) $(1 - 2i) \cdot (3 - i)$　　(3) $\dfrac{1 + 2i}{2 + i}$

6．$x^4 = -1$ を解きなさい．

7．次の式を極形式で表しなさい．

(1) $\dfrac{1}{2} + \dfrac{\sqrt{3}}{2}i$　　(2) 1　　(3) i　　(4) $\dfrac{1}{1 + i}$

8．$\cos 75° - \cos 15°$ の値を求めなさい．

9．$\cos 20° \cdot \cos 40° \cdot \cos 80°$ の値を求めなさい．

10．$\sin 20° - \sin 100° + \sin 140°$ の値を求めなさい．

11．$\dfrac{\cos 75° + \sin 75°}{\cos 75° - \sin 75°}$ の値を求めなさい．

12．$\sin x + \cos x = \sqrt{2}$ のとき，$\sin^3 x + \cos^3 x$ の値を求めなさい．

13．$\sin 2\alpha = \dfrac{3}{5}$ のとき $\sin\alpha + \cos\alpha$ の値を求めなさい．

練習問題

14. $\sin\alpha=\dfrac{1}{2}$, $\cos\beta=\dfrac{\sqrt{3}}{2}$ のとき $\sin(\alpha+\beta)$ の値を求めなさい．ただし，

$0<\alpha<\dfrac{\pi}{2}$, $0<\beta<\dfrac{\pi}{2}$ とする．

15. $E=\dfrac{h\nu\alpha(1-\cos\theta)}{1+\alpha(1-\cos\theta)}$, $\alpha=\dfrac{h\nu}{0.51}$ MeV において $h\nu=1.02$ MeV のとき $\theta=180°$ とすれば E の値はいくらか．

■解　答

$3\cdot1\cdot2$　**1.** (1) $1+6i$　　(2) $2+5i$　　(3) $12+5i$　　(4) $\dfrac{13-i}{5}$　　(5) i

$3\cdot2\cdot5$　**1.** (1) $\sqrt{-1}=\cos\dfrac{\pi+2k\pi}{2}+i\sin\dfrac{\pi+2k\pi}{2}$　　$k=0$

$\cos\dfrac{\pi}{2}+i\sin\dfrac{\pi}{2}=i$　　$k=1$　　$\cos\dfrac{3\pi}{2}+i\sin\dfrac{3\pi}{2}=-i$

(2) $\sqrt[3]{-1}=\cos\dfrac{\pi+2k\pi}{3}+i\sin\dfrac{\pi+2k\pi}{3}$　　$k=0$

$\cos\dfrac{\pi}{3}+i\sin\dfrac{\pi}{3}=\dfrac{1}{2}+\dfrac{\sqrt{3}}{2}i$　　$k=1$　　$\cos\pi+i\sin\pi=-1$

$k=2$　　$\cos\dfrac{5\pi}{3}+i\sin\dfrac{5\pi}{3}=\dfrac{1}{2}-\dfrac{\sqrt{3}}{2}i$

　　2. (1) $1+i=\sqrt{2}(\cos\dfrac{\pi}{4}+i\sin\dfrac{\pi}{4})$　　(2) $-2i=2(\cos\dfrac{3}{2}\pi+i\sin\dfrac{3}{2}\pi)$　　(3) $3=3(\cos0+i\sin0)$　　(4) $-1=\cos\pi+i\sin\pi$

$3\cdot3\cdot2$　**1.** (1) $15°$　　(2) $240°$　　(3) $210°$　　(4) $120°$　　(5) $330°$　　**2.**

(1) $\dfrac{\pi}{12}$　　(2) $\dfrac{5\pi}{12}$　　(3) $\dfrac{7\pi}{12}$　　(4) $\dfrac{3\pi}{4}$　　(5) $\dfrac{7\pi}{4}$

$3\cdot3\cdot3$　**1.** (1) $\sin30°=\dfrac{1}{2}$　　(2) $\cos60°=\dfrac{1}{2}$　　(3) $\tan45°=1$　　(4)

$\cos60°=\dfrac{1}{2}$　　(5) $\sin0°=0$

$3\cdot3\cdot4$　**1.** (1) $\dfrac{\sqrt{6}-\sqrt{2}}{4}$　　(2) $2-\sqrt{3}$　　(3) $\dfrac{\sqrt{6}-\sqrt{2}}{4}$　　(4) $\dfrac{\sqrt{6}+\sqrt{2}}{4}$

89

第3章　複素数と三角関数

(5) $\dfrac{\sqrt{6}+\sqrt{2}}{4}$

3・3・5　**1**．　(1) $-\dfrac{1}{2}\{\cos3\theta-\cos\theta\}$　(2) $\dfrac{1}{2}\{\cos9x+\cos x\}$　(3) $\dfrac{1}{2}\{\cos5\alpha$

$+\cos3\alpha\}$　(4) $\dfrac{1}{2}\{\sin6\theta-\sin4\theta\}$　(5) $\dfrac{1}{2}\{\sin14\theta+\sin2\theta\}$

　　　　2．　積和公式の利用 $\sin 20°\cdot\sin 40°\cdot\sin 80°=\sin 20°\cdot(\sin 40°\cdot$

$\sin 80°)=\dfrac{\sqrt{3}}{8}$

3・3・6　**1**．　(1) $2\sin3\theta\cos\theta$　(2) $2\cos7\alpha\sin3\alpha$　(3) $2\cos4\theta\cdot\cos\theta$　(4)

$-2\sin8x\sin2x$　(5) $2\cdot\cos\dfrac{2x+\varDelta x}{2}\cdot\sin\dfrac{\varDelta x}{2}$

3・3・7　**1**．　(1) $\sin2x=\dfrac{2a}{1+a^2}$, $\cos2x=\dfrac{1-a^2}{1+a^2}$　(2) $\sin x=\dfrac{2t}{1+t^2}$, $\cos x$

$=\dfrac{1-t^2}{1+t^2}$, $\tan t=\dfrac{2t}{1-t^2}$　(3) $\tan^2x=\dfrac{1-\cos2x}{1+\cos2x}$ より $\tan^2x(1$

$+\cos2x)=1-\cos2x$　$\cos2x(1+\tan^2x)=1-\tan^2x$　$\therefore$

$\cos2x=\dfrac{1-\tan^2x}{1+\tan^2x}$

3・3・10　**1**．　(1) $\dfrac{\pi}{12}$, $\dfrac{5\pi}{12}$　(2) $\dfrac{\pi}{6}$, $\dfrac{\pi}{3}$　(3) $\dfrac{\pi}{4}$, $\dfrac{7\pi}{4}$　(4) $n\pi+\dfrac{\pi}{3}$

(5) $x=(n-\dfrac{1}{6})\pi+(-1)^n\cdot\dfrac{\pi}{2}$　$(n=0,\pm1,\pm2,\cdots)$

3・3・11　**1**．　(1) $x^2+y^2=r^2$　(2) $\dfrac{x^2}{a^2}+\dfrac{y^2}{b^2}=1$　(3) $\dfrac{x^2}{a^2}-\dfrac{y^2}{b^2}=1$　(4)

$\left(\dfrac{x}{a}\right)^{\frac{2}{3}}+\left(\dfrac{y}{b}\right)^{\frac{2}{3}}=1$　(5) $\sqrt{\dfrac{x}{a}}+\sqrt{\dfrac{y}{b}}=1$

　　　　2．　(1) $\sqrt{2}\sin\left(x+\dfrac{\pi}{4}\right)$　(2) $2\sin\left(x+\dfrac{\pi}{3}\right)$　(3) $5\sin(x+\alpha)$

$\alpha=\tan^{-1}\dfrac{3}{4}$　(4) $\sqrt{5}\sin(x+\alpha)$　$\alpha=\tan^{-1}2$　(5) $2\sin\left(x+\dfrac{\pi}{6}\right)$

3・3・12　**1**．　(1) $\dfrac{\pi}{6}$　(2) 0　(3) $\dfrac{\pi}{3}$　(4) $\dfrac{\pi}{3}$　(5) 0

3・3・14　**1**．　(1) $x^2+y^2=4^2$　(2) $y=2x^2$　(3) $\dfrac{x^2}{2^2}+\dfrac{y^2}{3^2}=1$

90

練習問題

   2.   (1) $4x^2-9y^2+18=0$ (2) $2x^2+y^2=1$ (3) $y=\dfrac{1}{\sqrt{2}}x^2-\dfrac{1}{2\sqrt{2}}$

練習問題の解答

1. (1) $\dfrac{1}{\sqrt{2}}$ (2) $\dfrac{1}{\sqrt{3}}$ (3) $-\dfrac{1}{2}$ (4) -1 (5) 1

2. (1) $x=\dfrac{\pi}{3},\ \dfrac{2\pi}{3}$ (2) $\dfrac{\pi}{3}$ (3) $\dfrac{\pi}{3},\ \pi$

3. (1) $2\sin4x\cdot\cos x$ (2) $-2\sin x\cdot\sin2x$ (3) $\dfrac{1}{2}(\cos4x+\cos2x)$

    (4) $-\dfrac{1}{2}(\cos6x-\cos2x)$

4. $\sqrt{i}=a+bi$ $i=(a+bi)^2=a^2-b^2+2abi$

恒等的に成りたつように $a,\ b$ を決める.（$a,\ b$ は実数）

$$\begin{cases} a^2-b^2=0 \\ 2ab=1 \end{cases}$$

  これを解いて $a=\pm\dfrac{1}{\sqrt{2}},\qquad b=\pm\dfrac{1}{\sqrt{2}}$

    $\therefore\quad \sqrt{i}=\pm\dfrac{1}{\sqrt{2}}\pm\dfrac{1}{\sqrt{2}}\,i=\pm\dfrac{1}{\sqrt{2}}(1+i)$

5. (1) $4-2i$ (2) $1-7i$ (3) $\dfrac{4+3i}{5}$

6. $x^4+1=0$ $x^4+2x^2+1-2x^2=0$ $(x^2+1)^2-(\sqrt{2}x)^2=0$

  $\{(x^2+1)+\sqrt{2}x\}\{(x^2+1)-\sqrt{2}x\}=(x^2+\sqrt{2}x+1)(x^2-\sqrt{2}x+1)=0$

  $x^2+\sqrt{2}x+1=0$ $\therefore\quad x=\dfrac{-\sqrt{2}\pm\sqrt{2}i}{2}$

  $x^2-\sqrt{2}x+1=0$ $\therefore\quad x=\dfrac{\sqrt{2}\pm\sqrt{2}i}{2}$

また，ド・モアブルの式を使うと次のようになる.

    $-1=\cos(2k+1)\pi+i\sin(2k+1)\pi$

    $x=\{\cos(2k+1)\pi+i\sin(2k+1)\pi\}^{\frac{1}{4}}$

      $=\cos\dfrac{(2k+1)\pi}{4}+i\sin\dfrac{(2k+1)\pi}{4}$ $(k=0,1,2,3)$

91

第3章　複素数と三角関数

$$k=0 \quad x=\cos\frac{\pi}{4}+i\sin\frac{\pi}{4}=\frac{1}{\sqrt{2}}+\frac{1}{\sqrt{2}}i$$

$$k=1 \quad x=\cos\frac{3\pi}{4}+i\sin\frac{3\pi}{4}=-\frac{1}{\sqrt{2}}+\frac{1}{\sqrt{2}}i$$

$$k=2 \quad x=\cos\frac{5\pi}{4}+i\sin\frac{5\pi}{4}=-\frac{1}{\sqrt{2}}-\frac{1}{\sqrt{2}}i$$

$$k=3 \quad x=\cos\frac{7\pi}{4}+i\sin\frac{7\pi}{4}=\frac{1}{\sqrt{2}}-\frac{1}{\sqrt{2}}i$$

7. (1) $\dfrac{1}{2}+\dfrac{\sqrt{3}}{2}i=\cos\dfrac{\pi}{3}+i\sin\dfrac{\pi}{3}$ 　　(2) $1=\cos2\pi+i\sin2\pi$

(3) $i=\cos\left(\dfrac{\pi}{2}\right)+i\sin\left(\dfrac{\pi}{2}\right)$ 　　(4) $\dfrac{1}{1+i}=\dfrac{1}{\sqrt{2}}\left(\cos\dfrac{7\pi}{4}+i\sin\dfrac{7\pi}{4}\right)$

8. $-\dfrac{\sqrt{2}}{2}$ 　　9. $\dfrac{1}{8}$ 　　10. 0 　　11. $-\sqrt{3}$ 　　12. $\dfrac{\sqrt{2}}{2}$ 　　13. $\sqrt{\dfrac{8}{5}}$

14. $\sin\alpha=\dfrac{1}{2}$ のとき $\cos^2\alpha=1-\sin^2\alpha=1-\dfrac{1}{4}=\dfrac{3}{4}$ 　$\cos\alpha=\dfrac{\sqrt{3}}{2}$

$\cos\beta=\dfrac{\sqrt{3}}{2}$ のとき $\sin^2\alpha=1-\cos^2\beta=1-\dfrac{3}{4}=\dfrac{1}{4}$ 　$\sin\beta=\dfrac{1}{2}$

$\sin(\alpha+\beta)=\sin\alpha\cos\beta+\cos\alpha\sin\beta=\dfrac{1}{2}\cdot\dfrac{\sqrt{3}}{2}+\dfrac{\sqrt{3}}{2}\cdot\dfrac{1}{2}=\dfrac{\sqrt{3}}{2}$

15. $E=\dfrac{1.02\cdot2(1-\cos180°)}{1+2\cdot(1-\cos180°)}=\dfrac{1\times2\times2}{1+2\times2}=\dfrac{4}{5}=0.8\,(\mathrm{MeV})$

第4章　指数と対数

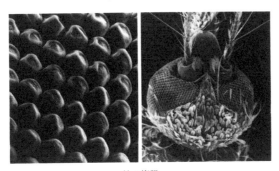

蚊の複眼

第4章 指数と対数

4・1 指 数

4・1・1 累乗と累乗根

(1) 累乗

累乗は同じ因数の積をいう.

$$2 \times 2 \times 2 \times 2 = 2^4 = 16$$

$$a \times a \times a = a^3$$

(2) 累乗の乗法

$$a^m \times a^n = a^{m+n}$$

$$a^n \times b^n = (a \times b)^n$$

(3) 累乗の累乗

$$(a^m)^n = a^{mn}$$

(4) 累乗根

$\sqrt[n]{a} = b$ は $a^{\frac{1}{n}} = b$ であるが,

$n=2$ のとき $\sqrt[2]{a}$ は平方根, この場合 2 は省略して $\sqrt{a}$ とかく.

$n=3$ のとき $\sqrt[3]{a}$ は立方根という.

(5) 10の累乗

指数	対数		
$10^0 = 1$	$\log 1 = 0$	$10^{0.845\cdots} = 7$	$\log 7 = 0.8451$
$10^{0.301\cdots} = 2$	$\log 2 = 0.3010$	$10^{0.903\cdots} = 8$	$\log 8 = 0.9031$
$10^{0.4771\cdots} = 3$	$\log 3 = 0.4771$	$10^{0.954\cdots} = 9$	$\log 9 = 0.9542$
$10^{0.602\cdots} = 4$	$\log 4 = 0.6021$	$10^1 = 10$	$\log 10 = 1$
$10^{0.699\cdots} = 5$	$\log 5 = 0.6990$		
$10^{0.778\cdots} = 6$	$\log 6 = 0.7782$		

94

4・1 指 数

(6) X線と放射能の指数関数減弱

$$I = I_0 e^{-\mu x} = I_0 \left(\frac{1}{2}\right)^{\frac{x}{X}} \qquad \text{X線の減弱の式}$$

$$N = N_0 e^{-\lambda t} = N_0 \left(\frac{1}{2}\right)^{\frac{t}{T}} \qquad \text{放射能の減弱の式}$$

4・1・2 指数法則

1. $a^x \cdot a^y = a^{x+y}$ (ただし，$a^0 = 1$)　　2. $a^x \div a^y = a^{x-y}$

3. $(a^x)^m = a^{mx}$　　4. $\sqrt[m]{a^n} = a^{\frac{n}{m}}$

5. $\dfrac{1}{a^x} = a^{-x}$　　6. $(a \cdot b)^m = a^m \cdot b^m$

実験値を表すとき有効数字を明らかにするため，$a \times 10^p$ で表す（$1 \leq a < 10$，p は整数）．例えば 9.1×10^{-28} など．

問題 1． 次の値を求めなさい．

　　(1) 5^3　　(2) 10^{-2}　　(3) 2^{-1}　　(4) $(-2)^3$　　(5) $\sqrt[4]{32} \cdot \sqrt[8]{64}$

問題 2． 次の式を簡単にしなさい．

　　(1) $a^3 \cdot a^2$　　(2) $a^4 \cdot a^{-5}$　　(3) $(a^{-3})^{-1}$　　(4) $\dfrac{(a^5 b^4)^3}{(a^3 b^2)^4 (ab)^2}$

問題 3． 次の式を a^x の形に表しなさい．

　　(1) $\sqrt[4]{a^2}$　　(2) $\sqrt[3]{a^6}$　　(3) $(\sqrt[5]{a})^5$　　(4) $\sqrt[3]{a}$　　(5) $\dfrac{1}{\sqrt[3]{a^2+1}}$

4・1・3 指数関数表の使い方 (p.298)

表 4・1

x	e^{-x}
1.67	0.18825
1.68	0.18637
1.69	0.18452
1.70	0.18263
1.71	0.18087

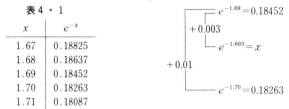

【例題 4-1】 表 4・1 から $e^{-1.693}$ の値をまた，電卓を使い求めなさい．

第4章　指数と対数

【解】

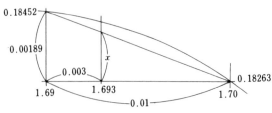

図4・1　比例部分の法則

$0.003 : 0.01 = x : 0.00189$

$x = 0.000567$

∴　$0.18452 - 0.000567 = 0.18395$　答　$e^{-1.693} = 0.18395$

【例題 4 - 2】　表4・2から(1)　$e^{-0.05}$，(2)　$e^{0.45}$ の値を求めなさい．

【解】　(1)　$e^{-0.05}$ の値は e^{-x} の x が0.05のところを読みとればよいので

$e^{-0.05} = 0.95123$

となる．

(2)　$e^{0.45}$ の値は e^x の x が0.45のところを読みとればよいので

$e^{0.45} = 1.5683$

となる．

表4・2

x	e^{-x}	e^x	x	e^{-x}	e^x
0.00	1.00000	1.0000	0.40	0.67032	1.4918
0.01	0.99005	1.0101	0.41	0.66365	1.5068
0.02	0.98020	1.0202	0.42	0.65705	1.5220
0.03	0.97045	1.0305	0.43	0.65051	1.5373
0.04	0.96079	1.0408	0.44	0.64404	1.5527
0.05	0.95123	1.0513	0.45	0.63763	1.5683
0.06	0.94177	1.0618	0.46	0.63128	1.5841
0.07	0.93239	1.0725	0.47	0.62500	1.6000
0.08	0.92312	1.0833	0.48	0.61878	1.6161
0.09	0.91393	1.0942	0.49	0.61263	1.6323

4・1・4　指数方程式

【例題 4 - 3】　$3^x + 9^x = 90$ を解きなさい．

【解】　$3^x = X$ とおくと　$9^x = (3^2)^x = (3^x)^2 = X^2$

$X^2 + X - 90 = 0$

$(X - 9)(X + 10) = 0$

$X = 3^x > 0$ だから　$X + 10 > 0$　∴　$3^x + 10 > 0$

$3^x - 9 = 0$　∴　$3^x = 3^2$　∴　$x = 2$

4・1 指 数

問題 1. 次の指数方程式を解きなさい．

(1) $2^x = 8$ (2) $3^{2x} = 27$ (3) $2^x = \dfrac{1}{16}$

(4) $2^{x+1} = 64$ (5) $4^x = 256$

問題 2. 次の指数方程式を解きなさい．

(1) $2^x + 4^x = 72$ (2) $9^x - 3^x = 72$ (3) $4^x - 2^x - 12 = 0$

(4) $4^x - 3 \cdot 2^x - 40 = 0$ (5) $9^x - 2 \cdot 3^x - 63 = 0$

問題 3. 次の指数方程式を解きなさい．

(1) $\begin{cases} 2^x - 2^y = 12 \\ 2^{x+y} = 64 \end{cases}$ (2) $\begin{cases} y = x + 1 \\ 2^{2x} - 3 \cdot 2^y + 8 = 0 \end{cases}$ (3) $\begin{cases} 3^x + 3^y = 12 \\ 3^{x+y} = 27 \end{cases}$

問題 4. X 線の強さは指数関数 $I = I_0 e^{-\mu x}$ に従って減弱する．半価層を X とすれば $I = I_0 \left(\dfrac{1}{2}\right)^{\frac{x}{X}}$ となることを導きなさい．

4・1・5 指数関数のグラフ

【例題 4-4】 $y = 2^{-x}$ のグラフを普通方眼紙，半対数方眼紙に描きなさい．

【解】

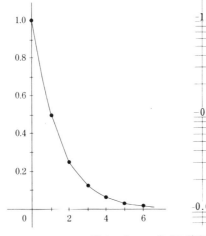 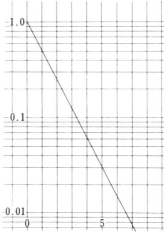

図 4・2 $y = 2^{-x}$ のグラフ

第4章 指数と対数

変化の表は次のようになり，グラフは図4・2のようになる．

x	0	1	2	3	4	5
y	1	0.5	0.25	0.125	0.0625	0.03125

【例題 4-5】 β 線の最大エネルギーを E(MeV) とすると，その飛程 R(g/cm^2) は $0.15 < E < 0.8$ で $R = 0.407 E^{1.38}$ である．両対数方眼紙に描きなさい．

【解】 図4・3にグラフを示す（電卓を利用すること）．

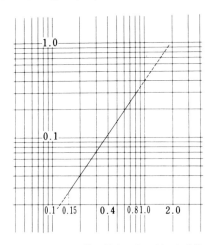

図4・3 β線の最大エネルギーと飛程

問題 1． 次の式を半対数方眼紙に描きなさい．

(1) $y = 2^x$ (2) $y = 5^{-x}$ (3) $y = 1.4^{-x}$

(4) $y = 2 \cdot 3^x$ (5) $y = 5 \cdot e^{-x}$

（注） $y = a \cdot b^x$ $(b \neq 1)$ は半対数方眼紙では直線になる．

問題 2． 次の式を両対数方眼紙に描きなさい．

(1) $y = x^2$ (2) $y = \sqrt{x}$ (3) $y = 3x^3$

(4) $y = \dfrac{2}{\sqrt{x}}$ (5) $y = \dfrac{4}{x^2}$

（注） $y = ax^b$ は両対数方眼紙で直線になる．

4・2 対 数

4・2・1 対 数

$y=a^x$ の逆関数 $x=a^y$ を y について解くと $y=\log_a x$ $(a>0,\ a\neq1)$ で, y は a を底とする x の対数という. また, x のことを真数という.

例えば

$$1=10^0 \quad \therefore \quad 0=\log_{10}1,\ 100=10^2 \quad \therefore \quad 2=\log_{10}100 \text{ など.}$$

また, 10 を底とする対数を常用対数といい, これに対して $e(2.71828\cdots\cdots)$ を底とする対数を自然対数という. $\log_e x$ を $\ln x$ と表すこともある.

4・2・2 対数の性質

1. $\log_a a=1,\ \log_a 1=0$

2. $a^x \cdot a^y=a^{x+y}$ において, $a^x=X,\ a^y=Y$ とすると $x=\log_a X,\ y=\log_a Y$

 $\therefore \quad XY=a^{x+y}$

 $\therefore \quad \log_a X \cdot Y=\log_a a^{x+y}=(x+y)\log_a a$

 $\therefore \quad \log_a XY=x+y=\log_a X+\log_a Y$

〈公式〉

 1. $\log_a XY=\log_a X+\log_a Y$

 2. $\log_a \dfrac{X}{Y}=\log_a X-\log_a Y$

 3. $\log_a X^m=m\log_a X$

 4. $\log_a X=\dfrac{\log_c X}{\log_c a}$　　（底の変更公式）

【例題 4 - 6】 (1) 次の式を $x=\log_a X$ の形に直しなさい.

　　(1) $2^3=8$　　(2) $3^4=81$

第4章　指数と対数

【解】　(1)　$\log_2 2^3 = \log_2 8$　　$3\log_2 2 = \log_2 8$　　$\therefore$　$3 = \log_2 8$

　　　　(2)　$\log_3 3^4 = \log_3 81$　　$\therefore$　$4 = \log_3 81$

問題 1 ．次の式を $x = \log_a X$ の形に直しなさい．

　　　　(1)　$2^2 = 4$　　(2)　$5^2 = 25$　　(3)　$10^3 = 1000$

　　　　(4)　$0.1^2 = \dfrac{1}{100}$　　(5)　$2^{-3} = \dfrac{1}{8}$

【例題 4 - 7 】　次の式を $X = a^x$ の形に直しなさい．

　　　　(1)　$\log_2 32 = 5$　　(2)　$\log_4 32 = \dfrac{5}{2}$

【解】　(1)　$\log_2 32 = 5\log_2 2 = \log_2 2^5$

　　　$\therefore$　$2^5 = 32$

　　　　(2)　$\log_4 32 = \dfrac{5}{2} = \dfrac{5}{2}\log_4 4 = \log_4 4^{\frac{5}{2}}$

　　　$\therefore$　$4^{\frac{5}{2}} = 32$

問題 2 ．次の式を $X = a^x$ の形にしなさい．

　　　　(1)　$\log_2 2 = 1$　　(2)　$\log_3 243 = 5$　　(3)　$\log_4 8 = \dfrac{3}{2}$

　　　　(4)　$\log_{0.1} 100 = -2$　　(5)　$\log_{64} 4 = \dfrac{1}{3}$

【例題 4 - 8 】　$\log_{10} 5$ の底を e に変更しなさい．

【解】　$\log_{10} 5 = \dfrac{\log_e 5}{\log_e 10}$

問題 3 ．次の式から x の値を求めなさい．

　　　　(1)　$x = \log_4 16$　　(2)　$4 = \log_{10} x$　　(3)　$2 = \log_2 x$

　　　　(4)　$3 = \log_x 27$　　(5)　$x = \log_{10} 0.01$

【例題 4 - 9 】　$\log_{10} 60$ を $\log_{10} 2 = 0.3010$，$\log_{10} 3 = 0.4771$ を用いて求めなさい．

【解】　$\log_{10} 60 = \log_{10}(2 \times 3 \times 10) = \log_{10} 2 + \log_{10} 3 + \log_{10} 10$

　　　$= 0.3010 + 0.4771 + 1.0$

$$= 1.7781$$

問題 4. 関数電卓を用いて次の値を小数第5位まで求めなさい.

(1) $\log_{10}5$　　(2) $\log_e 0.01$　　(3) $\log_3 4$

(4) $\log_{10}{}^3\sqrt{72}$　　(5) $\log_e \sqrt{20}$

問題 5. 次の式を簡単にしなさい.

(1) $\log 2 + \log 5 - \log 15$　　(2) $\log_3 27 + \log_3 45 + \log_3 18$

(3) $\log_2 4 + \log_2 8 - \log_2 16$　　(4) $\log 3 + \log \sqrt{2} - \log \sqrt{10}$

(5) $\log_2 3 \cdot \log_3 4 \cdot \log_4 5 \cdot \log_5 8$

4・2・3　対数方程式

【例題 4-10】　$\log_6(x+2) + \log_6(x-3) = 1$ を解きなさい.

【解】　変形して，$\log_6(x+2)(x-3) = \log_6 6$

$\therefore$　$(x+2)(x-3) = 6$

　　$x^2 - x - 6 = 6$

$\therefore$　$x^2 - x - 12 = 0$　　$(x-4)(x+3) = 0$

　　$x = 4,\ -3$

ところが，$x+2 > 0$，$x-3 > 0$ より，$x > 3$

従って，$x = 4$

問題 1. 次の方程式を解きなさい.

(1) $\log(x-5) + \log(x+4) = 1$　　(2) $\log 4 + \log(x+21) = 2$

(3) $(\log x)^2 - 5\log x + 6 = 0$　　(4) $(\log_2 x)^2 - \log_2 x^2 = 0$

(5) $e^x = 2$　　(6) $\log_e x = 2$　　(7) $\log_2(x-1) = \log_4(2x+13)$

4・2・4　対数関数のグラフ

対数関数のグラフは指数関数 $y = a^x$ の逆関数として定義される. $a > 0$, $a \neq 1$ グラフは $x > 0$ で，$-\infty < y < \infty$ の範囲に存在する.

指数関数と対数関数との位置関係をグラフで示した（図4・4）.

第4章　指数と対数

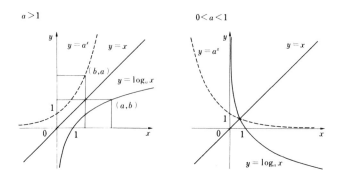

図4・4　指数関数と対数関数

図4・5は，(1) $y=\log_2 x$　$y=\log_2\dfrac{1}{x}$，(2) $y=\log_2|x|$ のグラフを示したものである．

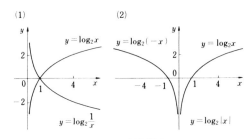

図4・5　対数関数

4・2・5　対数を使う式

(1) 除染指数 DI

物体の表面が放射性物質によって汚染された場合，除染する前の放射能と除染後の放射能の比を対数で表したものである．

$$DI = \log DF$$
$$= \log_{10}\dfrac{除染前の放射能}{除染後の放射能}$$

4・2 対　数

(2) **ガンマ値** γ （図 4・6）

$$\gamma = \tan\theta = \frac{D_2 - D_1}{\log E_2 - \log E_1}$$

で γ 値を表わす．E は露光量，D は濃度で，θ は直線部の傾きである．

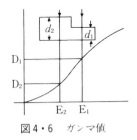
図 4・6　ガンマ値

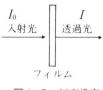
図 4・7　写真濃度

(3) **写真濃度 D**（図 4・7）

入射強度と透過光強度の比の対数で表す．

$$D = \log_{10}\frac{I_0}{I}$$

また，$\dfrac{I}{I_0}$ は光量子の透過率であり，写真濃度はその逆数をとっている．

【例題 4-11】　入射光量の 90 % が吸収されたものとすれば，フィルム濃度はいくらか．

【解】　$D = \log_{10}\dfrac{100}{100-90} = \log_{10}\dfrac{100}{10} = 1.0$

問題 1．入射光の 99 % が吸収された．フィルムの濃度 D を求めなさい．

問題 2．透過光が入射光の 50 % になる濃度はいくらか．

(4) α 線のエネルギー E と壊変定数 λ との関係式を Geiger-Nuttal の法則といい，対数を使うことにより直線関係がでてくる．

$$\log_{10}\lambda = a + b\log E$$

第4章　指数と対数

(5)　写真の現像液や溶液の酸性やアルカリ性を表す pH は

$$pH = \log_{10}\frac{1}{[H^+]}$$

である．$[H^+]$ は水素イオン濃度で，溶液 1 ℓ 中に含まれる水素イオンのモル数である．

【例題 4 -12】　25℃における純水の水素イオン濃度は 1×10^{-7} mol/l である．pH を求めなさい．

【解】　$pH = -\log_{10}(1 \times 10^{-7}) = \log_{10}10^7 = 7$

問題 3．次の式を pH で表しなさい．

(1)　$[H^+] = 2.5 \times 10^{-6}$ mol/1

(2)　$[H^+] = 5 \times 10^{-8}$ mol/1

(3)　$[OH^-] = 4 \times 10^{-6}$ mol/1

(6)　α 線の飛程 R は次の式で表される．

R(mg/cm^2)，E は α 線のエネルギーで単位は MeV である．

$$R = 0.318 \cdot E^{\frac{3}{2}} (4MeV < E < 7MeV)$$

【例題 4 -13】　$E = 4$ MeV のとき，α 線の飛程を求めなさい．

【解】　$R = 0.318 \cdot 4^{\frac{3}{2}} = 0.318 \cdot 2^3$

$\quad\quad = 2.5$ cm

(7)　**デシベル（dB）**

デシベルとは増幅度の単位である．増幅度とは出力を入力で割った値であり，倍率と同じものである．デシベルの単位を用いたものを利得表示という．

$$増幅度 = \frac{出力}{入力}　(倍)$$

三段増幅回路の増幅度と利得は次のようになる．

$\quad\quad$増幅度 $A = A_1 \times A_2 \times A_3$

$\quad\quad$利　得 $G = G_1 + G_2 + G_3$

$$4 \cdot 2 \quad 対 \ 数$$

〈利得の公式〉

$$電力利得 \ G_P = 10 \log \frac{P_2}{P_1} = 10 \log A_P \ (\mathrm{dB})$$

ところが，$P = IV$，$V = IR$ $\therefore$ $P = I^2 \cdot R = \dfrac{V^2}{R}$

であるから利得は電圧，電流の両方で表すことができる．

$$電圧利得 \ G_V = 10 \cdot \log \frac{V_2^2}{V_1^2} = 20 \cdot \log \frac{V_2}{V_1} \ (\mathrm{dB}) = 20 \cdot \log A_V \ (\mathrm{dB})$$

$$電流利得 \ G_I = 10 \cdot \log \frac{I_2^2}{I_1^2} = 20 \cdot \log \frac{I_2}{I_1} \ (\mathrm{dB}) = 20 \cdot \log A_I \ (\mathrm{dB})$$

【例題 4 -14】 次のものを dB で表しなさい．

(1) 電圧 $A_V = 100$ 倍 　(2) 電流 $A_I = 30$ 倍 　(3) 電力増幅度 $A_P = 2$ 倍

【解】 (1) 電圧 $A_V = 100$ 倍

$$G_V = 20 \log 100 = 20 \times 2 = 40 \ (\mathrm{dB})$$

(2) 電流 $A_I = 30$ 倍

$$G_I = 20 \log 30 = 20 \times 1.477 \fallingdotseq 29 \ \mathrm{dB}$$

(3) 電力増幅度 $A_P = 2$ 倍

$$G_P = 10 \log 2 = 10 \times 0.30 \fallingdotseq 3 \ \mathrm{dB}$$

問題 4. 次のものを dB で表しなさい．

(1) $A_V = 1000$ 倍 　(2) $A_I = 200$ 倍 　(3) $A_P = 0.01$ 倍

問題 5. 1 W の電力は何 dB か（電力は 1 mV を基準にする）．

問題 6. 1 V は何 dB か（基準は 1 μV である）．

問題 7. 次のものを dB で表しなさい．

(1) $A_V = 30$ 倍 　(2) $A_P = 100$ 倍 　(3) $A_I = 0.1$ 倍

(4) $A_V = 3$ 倍 　(5) $A_P = 0.01$ 倍

4・2・6 自然対数と常用対数の関係

$$\log_a X = \frac{\log_c X}{\log_c a} \quad （底の変更公式）$$

第4章 指数と対数

より，$\log_{10}e = \dfrac{\log_c e}{\log_c 10}$

ここで $c=e$ とおくと

$$\log_{10}e = \dfrac{\log_e e}{\log_e 10} \quad \log_e e = 1, \ \log_e 10 = 2.3025\cdots$$

$\therefore \quad \log_{10}e = \dfrac{1}{2.3\cdots} \fallingdotseq 0.43429\cdots$

$$\log_e x = \dfrac{\log_{10}x}{\log_{10}e} = \dfrac{\log_{10}x}{0.43429} = 2.3025\cdots\log_{10}x$$

4・2・7 対数表の引き方(1) 真数から対数

$\log 3 = 0.4771\cdots$ であるから，3 は $0.4771\cdots$ の真数である．

正の数 x が $x = a \times 10^n$ $(1 \leqq a < 10)$，$n = 0, 1, 2, \cdots$ と表されるものとする．両辺の対数をとって，

$$\log x = \log(a \times 10^n) = \log a + n$$

である．この場合，$\log a$ を仮数といい，n を指標という．

1. 整数部分が n 桁のとき $\log x$ の指標は $n-1$ である．
2. $0 < x < 1$ のとき $\log x$ の指標は $-n$ である．すなわち，小数第 n 位にはじめて 0 でない数が現れる．
3. 3.84 の常用対数は 0.5843 である（図 4・6）．

同様に 5.73 の常用対数は 0.7582 である．

$\therefore \quad \log 5.73 = 0.7582$

(1) $\log 57.3 = \log(5.73 \times 10) = \log 5.73 + \log 10$
$= 0.7582 + 1$
$= 1.7582$

(2) $\log 0.573 = \log(5.73 \div 10) = \log 5.73 - \log 10$
$= 0.7582 - 1$
$= \overline{1}.7582$

(3) $\log 5730 = \log(5.73 \times 10^3) = \log 5.73 + \log 10^3 = \log 5.73 + 3$

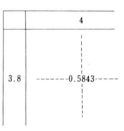

図4・6

4・2 対 数

$=0.7582+3=3.7582$

log5730 の指標は 3，仮数は 0.7582 である．

(4) $\log 0.00573 = \log(5.73 \div 10^3) = \log 5.73 - \log 10^3$

$= \overline{3}.7582$

log0.00573 の指標は $\overline{3}$ ，仮数は0.7582である．

このように，桁数だけが異なる数の対数は，指標が違うだけである．

4・2・8 対数表の引き方(2) 真数から対数（つづき）

$\log_{10} 1.638$ の求め方

表 4・3

数	0	1	2	3	4	5	6	7	8	9	1 2 3	4 5 6	7 8 9
1.0	.0000	.0043	.0086	.0128	.0170	.0212	.0253	.0294	.0334	.0374	4 8 12	17 21 25	29 33 37
1.1	.0414	.0453	.0492	.0531	.0569	.0607	.0645	.0682	.0719	.0755	4 8 11	15 19 23	26 30 34
1.2	.0792	.0828	.0864	.0899	.0934	.0969	.1004	.1036	.1072	.1106	3 7 10	14 17 21	24 28 31
1.3	.1139	.1173	.1206	.1239	.1271	.1303	.1335	.1367	.1399	.1430	3 6 10	13 16 19	23 25 29
1.4	.1461	.1492	.1523	.1553	.1584	.1614	.1644	.1673	.1703	.1732	3 6 9	12 15 18	21 24 27
1.5	.1761	.1790	.1818	.1867	.1875	.1903	.1931	.1959	.1987	.2014	3 6 8	11 14 17	20 22 25
1.6	.2041	.2068	.2095	.2122	.2148	.2175	.2201	.2227	.2253	.2279	3 5 8	11 13 16	18 21 24
1.7	.2304	.2330	.2355	.2380	.2405	.2430	.2455	.2480	.2504	.2529	2 5 7	10 12 15	17 20 22

$\log_{10} 1.63 = 0.2122$

21

$\log_{10} 1.638 = 0.2143$

【例題 4 -15】 log163.8 の値を数表から求めなさい．

【解】 $\log 163.8 = \log(1.638 \times 10^2) = \log 1.638 + \log 10^2 = 0.2143 + 2$

∴ $\log 163.8 = 2.2143$

【例題 4 -16】 $\log_{10} 0.01638$ の値を求めなさい．

【解】 $\log 0.01638 = \log(1.638 \div 10^2) = \log 1.638 - \log 10^2$

$= 0.2143 - 2 = \overline{2}.2143$

問題 1．次の値を表から求めなさい．

(1) log16.38　　(2) log0.003632　　(3) log2652

(4) log0.2526　　(5) log365.3

第4章 指数と対数

4・2・9 比例部分の法則と七桁対数表

$$\frac{h}{0.0026} = \frac{0.008}{0.010} \quad h = 0.0021$$

こうして，対数表の比例部分は決める．

$$\log_{10}1.638 = \log1.63 + 0.0021$$
$$= 0.2122 + 0.0021$$
$$= 0.2143$$

七桁対数表の一部

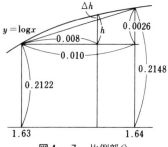

図4・7 比例部分

表4・4

1635	213 5178	5443	5709	5974	6240	6505	6771	7037	7302	7568
36	7833	8098	8364	8629	8895	9160	9425	9691	9956	0221
37	214 0487	0752	1017	1283	1548	1813	2078	2343	2609	2874
㊳	→3139	3404	3669	3934	4199	4464	4730	4995	5260	5525
39	5790	6055	6319	6584	6849	7114	7379	7644	7909	8174

$\log_{10}1.638 = 0.2143139$ となり四桁対数表があれば十分である（表4・4）．

4・2・10 対数表の引き方(3) 対数から真数

【例題4-17】 $\log_{10}N = 0.7964$ から N を求めなさい．

【解】

表4・5

数	0	1	2	3	4	⑤	6	7	8	9	1	2	3	4	5	6	⑦	8	9
5.5	.7404	.7412	.7419	.7427	.7435	.7443	.7451	.7459	.7466	.7474	1	2	2	3	4	5	5	6	7
5.6	.7482	.7490	.7497	.7505	.7513	.7520	.7528	.7536	.7543	.7551	1	2	2	3	4	5	5	6	7
5.7	.7559	.7566	.7574	.7582	.7589	.7597	.7604	.7612	.7619	.7627	1	2	2	3	4	5	5	6	7
5.8	.7634	.7642	.7649	.7657	.7664	.7672	.7679	.7686	.7694	.7701	1	1	2	3	4	4	5	6	7
5.9	.7709	.7716	.7723	.7731	.7738	.7745	.7752	.7760	.7767	.7774	1	1	2	3	4	4	5	6	7
6.0	.7782	.7789	.7796	.7803	.7810	.7818	.7825	.7832	.7839	.7846	1	1	2	3	4	4	5	6	6
6.1	.7853	.7860	.7868	.7875	.7882	.7889	.7896	.7903	.7910	.7917	1	1	2	3	4	4	5	6	6
⑥.2	←.7924	.7931	.7938	.7945	.7952	⑦959	.7966	.7973	.7980	.7987	1	1	2	3	3	4	⑤	6	6
6.3	.7993	.8000	.8007	.8014	.8021	.8028	.8035	.8041	.8048	.8055	1	1	2	3	3	4	5	5	6
6.4	.8062	.8069	.8075	.8082	.8089	.8096	.8102	.8109	.8116	.8122	1	1	2	3	3	4	5	5	6
6.5	.8129	.8136	.8142	.8149	.8156	.8162	.8169	.8176	.8182	.8189	1	1	2	3	3	4	5	5	6

$$4 \cdot 2 \quad 対 \quad 数$$

$\log N = 0.7964$

$$\underline{0.7959} \cdots\cdots 6.25$$
$$5 \cdots\cdots\cdots 7$$
$$\overline{N = 6.257}$$

表 4・6

x	0	1	2	3	4	⑤	6	7	8	9
6255	796 2273	2343	2412	2481	2551	2620	2690	2759	2829	2898
56	2967	3037	3106	3176	3245	3314	3384	3453	3523	3592
㊗	3662	3731	3800	3870	3939	④⑨	4078	4147	4217	4286
58	4356	4425	4494	4564	4633	4703	4772	4841	4911	4980
59	5050	5119	5188	5258	5327	5396	5466	5535	5605	5674

$\log N = 0.7964$ に七桁対数表を使用すると $N = 6.2575$ となる.

【例題 4-18】 $\log_{10} N = 3.7964$ から N を求めなさい.

【解】 $\log_{10} N = 3.7964 = 3 + 0.7964$

$$↑小数点の移動$$

$$\therefore \quad N = 6257.0$$

【例題 4-19】 $\log_{10} N = -1.2583$ から N を求めなさい.

【解】 $\log N = -1.2583 = -2 + 0.7417$ （正の数）

$$= -1 - 1 + 1 - 0.2583$$

$$\underline{0.7417}$$
$$\overline{0.7412} \cdots\cdots 5.51$$
$$5 \cdots\cdots\cdots 6$$
$$\overline{5.516}$$

$$\therefore \quad N = 0.05516$$

問題 1．次の対数から真数を求めなさい.

(1) $\log N = 0.8129$ (2) $\log N = 1.3145$

(3) $\log N = 3.2915$ (4) $\log N = \overline{1}.7146$

(5) $\log N = \overline{3}.3802$

【例題 4-20】 $\log_{10} 0.3456$ の値を求めなさい.

109

第 4 章　指数と対数

【解】　$\log 0.345\ =\overline{1}.5378$

$$\underline{\hspace{3cm}6\hspace{3cm}8}$$

$\log 0.3456=\overline{1}.5386$

【例題 4 -21】　$\log_{10} 7.944$ の値を求めなさい．

【解】　　　　　$\log 7.94\ \ =0.8998$

$$\underline{\hspace{3cm}4\hspace{2cm}2}$$

$\log 7.944=0.9000$

【例題 4 -22】　$x=7.944\div 0.3456$ を計算しなさい．

【解】　両辺対数をとって

$$\log x=\log(7.944\div 0.3456)$$

$$=\log 7.944-\log 0.3456$$

$$\log 7.944=0.9000$$

$$\underline{+\ )\ -\log 0.3456=0.4614}$$

$$1.3614$$

$$1.3598\cdots\cdots 22.9$$

$$\underline{\ \ \ \ 16\cdots\cdots\cdots\cdots 8}$$

$$N=\ \ \ \ \ \ \ 22.98$$

【例題 4 -23】　$\sqrt[4]{0.2637}$ の値を求めなさい．

【解】　$\log x=\log\sqrt[4]{0.2637}=\dfrac{1}{4}\log 0.2637$　　　$\log 0.263\ =\overline{1}.4200$

$$=\overline{1}.4211\times\dfrac{1}{4}=(\overline{4}+3.4211)\times\dfrac{1}{4}$$

$$\underline{\hspace{2.5cm}7\hspace{2cm}11}$$

$$=\overline{1}.8553$$

$$\log 0.2637=\overline{1}.4211$$

$$\overline{1}.8553$$

$$\overline{1}.4211$$

$$\log 7.16\cdots\cdots 0.8549$$

$$=-1+0.4211$$

$$6\cdots\cdots\cdots\cdots 4$$

$$=-1-3+3+0.4211$$

$$\log 7.166\ \ \ \ \ \ 0.8553$$

$$=-4+3.4211$$

$$\therefore\ \ x=0.7166$$

$$=\overline{4}+3.4211$$

110

$$4 \cdot 2 \quad 対 \quad 数$$

4・2・11 対数計算

【例題 4 -24】 $x = \dfrac{63 \times 581 \times 48}{26 \times 72}$ を計算しなさい.

【解】

$\log x = \log 63 + \log 581 + \log 48 - (\log 26 + \log 72)$

$$\begin{array}{ll}
\log 63 = 1.7993 & \log 26 = 1.4150 \\
\log 581 = 2.7642 & +)\ \log 72 = 1.8573 \\
\underline{+)\ \log 48 = 1.6812} & \overline{3.2723} \\
\quad\quad 6.2447 &
\end{array}$$

$$\begin{array}{lll}
\log 9.38 & 0.9722 & \quad\quad 6.2447 \\
\underline{\quad 5 \cdots\cdots\cdots 2} & & \underline{-)\ 3.2723} \\
\log 9.385 & 0.9724 & \quad\quad 2.9724
\end{array}$$

$\log 938.5 = 2.9724$

$\therefore \quad x = 938.5$

【例題 4 -25】 $x = (54.33)^3$ を計算しなさい.

【解】　$\log x = 3 \log 54.33$

$\quad\quad 3 \log 54.33 = 3 \times 1.7350 = 5.2050$

$\quad\quad \begin{array}{ll} \log 1.60 & 0.2041 \\ \underline{\quad 3 \cdots\cdots\cdots 9} & \\ \log 1.603 & 0.2050 \end{array}$

$\therefore \quad x = 1.603 \times 10^5$

$$\begin{array}{ll}
\log 5.43 = 0.7348 \\
\underline{\quad\quad\quad 3 \quad\quad\quad 2} \\
\log 5.433 = 0.7350
\end{array}$$

【例題 4 -26】 $x = \sqrt[3]{0.2345}$ を計算しなさい.

【解】　$\log x = \dfrac{1}{3} \log 0.2345$

$\quad\quad = \dfrac{1}{3}(-1 + 0.3701)$

$\quad\quad = \dfrac{1}{3}(\underset{\uparrow}{-3} + 2.3701)$

$$\begin{array}{ll}
\log 2.34 = 0.3692 \\
\underline{\quad\quad\quad 5 \quad\quad\quad 9} \\
\log 2.345 = 0.3701
\end{array}$$

111

第4章 指数と対数

3で割り切れるように直す．

$$= -1 + 0.7900$$

```
log6.16        0.7896
          6············4
log6.166       0.7900
```

$x = 0.6166$

問題 1． 次の式を対数計算しなさい．

(1) $2.37^{1.3} \times 3.14^{5.6}$ (2) $4.83^{1.33} \times 5.28^{0.2} \div 3.14^{5.6}$

(3) $13.52^{3.4} \div 6.13^{2.5}$

問題 2． $R = 0.11 \times E^{1.4}$ で，$E = 0.54$ のとき R の値を求めなさい．

問題 3． $I = I_0 e^{-\mu x}$ において，$\mu = 0.35$ のとき $\frac{1}{100}I_0 = I$ にする x を求めなさい．

問題 4． 表4・7は放射性物質の放射能の強さを測定したものである．グラフに目盛りなさい．

表4・7

分	カウント／分
1	8400
2	7100
5	4200
10	1770
15	750
20	315
25	135

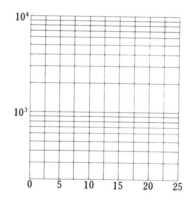

図4・8　放射能の減弱

(1)放射能の減弱を表わす式を求めなさい（電卓使用）．

(2)初期（$t=0$）における放射能（カウント／分）を求めなさい．

(3)この放射性物質の半減期（分）を求めなさい．

練 習 問 題

1．次の式を簡単にしなさい.

(1) $\sqrt[3]{2} \times \sqrt[3]{4} \times \sqrt[3]{8}$ (2) $\sqrt[5]{\sqrt{32}} \times \sqrt[4]{\sqrt{256}}$

2．次の方程式を解きなさい.

(1) $3^x = 81$ (2) $\dfrac{1}{8} = \left(\dfrac{1}{2}\right)^{\frac{6}{x}}$ (3) $4^x - 3 \cdot 2^x - 4 = 0$

3．$\log_{10}2 = 0.3010$, $\log_{10}3 = 0.4771$ のとき次の値を求めなさい.

(1) $\log_{10}6$ (2) $\log_{10}36$ (3) $\log_{10}30$

4．次を自然対数の底にしなさい.

(1) $\log_3 2$ (2) $\log_{10}2$ (3) $\log_{10}e$

5．次の式を簡単にしなさい.

(1) $\log_{10}15 + \log_{10}\dfrac{25}{3} - 3\log_{10}5$

(2) $2\log_3\sqrt{8} - 4\log_3\dfrac{1}{\sqrt{2}} - \dfrac{1}{2}\log_3 4$

(3) $\dfrac{\log_2 3 \cdot \log_3 6 \cdot \log_5 8}{\log_5 3 + \log_5 2}$

6．次の方程式を解きなさい.

(1) $\log_2(x+3) = \log_4(x+23)$

(2) $\log_{10}(x-3) + \log_{10}(x-2) = \log_{10}2$

(3) $\log_{10}(x+1) - \log_{10}(x-2) = \log_{10}4$

7．一定エネルギーの X 線が厚さ 9 mm の吸収体を透過したら強さが $\dfrac{1}{8}$ に減弱した. 半価層はいくらになるか.

8．ある単色 X 線のアルミニウムに対する半価層が 3 mm である. この X 線を $\dfrac{1}{10}$ に減弱させるアルミニウムの厚さを求めなさい.

9．関数電卓により p 112 問題 1 を計算しなさい.

113

第4章　指数と対数

■解　答

$4 \cdot 1 \cdot 2$　**1.** (1) 125　(2) 0.01　(3) 0.5　(4) -8　(5) 4

2. (1) a^5　(2) a^{-1}　(3) a^3　(4) ab^2

3. (1) $a^{\frac{1}{2}}$　(2) a^2　(3) a　(4) $a^{\frac{1}{3}}$　(5) $(a^2+1)^{-\frac{1}{3}}$

$4 \cdot 1 \cdot 4$　**1.** (1) $x=3$　(2) $x=\dfrac{3}{2}$　(3) $x=-4$　(4) $x=5$　(5) $x=4$　**2.** (1) $x=3$　(2) $x=2$　(3) $x=2$　(4) $x=3$

(5) $x=\log_5 3$　**3.** (1) $\begin{cases} x=4 \\ y=2 \end{cases}$　(2) $\begin{cases} x=1,\ 2 \\ y=2,\ 3 \end{cases}$　(3) $\begin{cases} x=1,\ 2 \\ y=2,\ 1 \end{cases}$

4. $\dfrac{1}{2}I_0 = I_0 e^{-\mu X}$　$\dfrac{1}{2} = e^{-\mu X}$　$I = I_0 e^{-\mu x} = I_0 e^{-\mu X \cdot \frac{x}{X}}$

$\therefore\ I = I_0 (e^{-\mu X})^{\frac{x}{X}}$　$\therefore\ I = I_0 \left(\dfrac{1}{2}\right)^{\frac{x}{X}}$

$4 \cdot 1 \cdot 5$　**1.**　　　　　　　　　**2.**

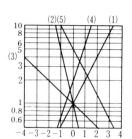 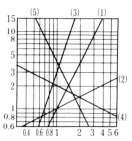

$4 \cdot 2 \cdot 2$　**1.** (1) $2 = \log_2 4$　(2) $2 = \log_5 25$　(3) $3 = \log_{10} 1000$　(4) $2 = \log_{0.1} \dfrac{1}{100}$　(5) $-3 = \log_2 \dfrac{1}{8}$　**2.** (1) $2 = 2^1$　(2) $243 = 3^5$

(3) $8 = 4^{\frac{3}{2}}$　(4) $100 = 0.1^{-2}$　(5) $4 = 64^{\frac{1}{3}}$　**3.** (1) $x=2$

(2) $x=10000$　(3) $x=4$　(4) $x=3$　(5) $x=-2$　**4.**

(1) 0.69897　(2) -4.60517　(3) 1.26186　(4) 0.61911　(5)

1.49787　**5.** (1) $\log \dfrac{2}{3}$　(2) $7 + \log_3 10$　(3) 1　(4) $\log \dfrac{3\sqrt{5}}{5}$

(5) 3

練習問題

4・2・3　**1.** (1) $x=6$　(2) $x=4$　(3) $x=100, 1000$　(4) $x=1, 4$
(5) $x=\log_e 2 = 0.693147\cdots$　(6) $x=e^2$　(7) $x=6$

4・2・5　**1.** $D=\log_{10}\dfrac{100}{1}=2$　**2.** $\log_{10}\dfrac{100}{50}=\log_{10}2=0.3$

3. (1) 5.6　(2) 7.3　(3) 8.6

4. (1) 60 dB　(2) 46 dB　(3) -20 dB　**5.** 30 dB

6. 120 dB　**7.** (1) 29.5 dB　(2) 20 dB　(3) -20 dB
(4) 6 dB　(5) -20 dB

4・2・8　**1.** (1) 1.2143　(2) $\overline{3}$.5601　(3) 3.4235　(4) $\overline{1}$.4024
(5) 2.5627

4・2・10　**1.** (1) $N=6.5$　(2) $N=20.63$　(3) $N=1956$　(4) $N=0.5184$　(5) $N=0.0024$

4・2・11　**1.**(1) 1861　(2) 0.01864　(3) 74.9　**2.** 0.0454　**3.** 13.2
4. 図 4.9

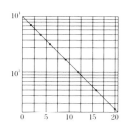

図 4.9　放射能の減弱

(1) $N=10^4 e^{-0.173t}$
(2) $N_0=10^4$ (カウント／分)
(3) $T=\dfrac{0.693}{0.173}=4$ 分

第 4 章　指数と対数

練習問題の解答

1．(1)　4　　　(2)　$2\sqrt{2}$

2．(1)　$x=4$　　(2)　$x=2$　　(3)　$x=2$

3．(1)　0.7781　　(2)　1.5562　　(3)　1.4771

4．(1)　$\dfrac{\log_e 2}{\log_e 3}$　　(2)　$\dfrac{\log_e 2}{\log_e 10}$　　(3)　$\dfrac{\log_e e}{\log_e 10}=\dfrac{1}{\log_e 10}$

5．(1)　0　　(2)　$4\log_3 2$　　(3)　3

6．(1)　$x=2$　　(2)　$x=4$　　(3)　$x=3$

7．$\dfrac{1}{8}=\left(\dfrac{1}{2}\right)^{\frac{9}{x}}$　　$\therefore$　$3=\dfrac{9}{x}$　　$\therefore$　$x=3\text{(mm)}$

8．$\dfrac{1}{10}=\left(\dfrac{1}{2}\right)^{\frac{x}{3}}$　$\log\dfrac{1}{10}=\log\left(\dfrac{1}{2}\right)^{\frac{x}{3}}$　　$\therefore$　$1=\dfrac{x}{3}\cdot 0.3$　　$\therefore$　$x=10\text{(mm)}$

9．(1)　1861.99658　　(2)　0.018679723　　(3)　75.27825878

第5章　微分法

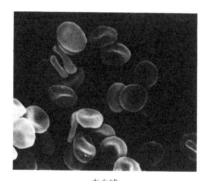

赤血球

第 5 章　微分法

5・1　極限値

5・1・1　関数の極限値

図 5・1 のように $y=f(x)$ において

(1)　$x>a$ の場合 $x \longrightarrow a$ のとき $y \longrightarrow b$

(2)　$x<a$ の場合 $x \longrightarrow a$ のとき $y \longrightarrow b$

ならば，x が a に限りなく近づくとき y の極限値は b であるという．

$$\lim_{x \to a} f(x) = b \text{ または } x \longrightarrow a \text{ のとき}$$

$y \longrightarrow b$ と表す．

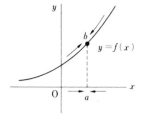

図 5・1　極限値

5・1・2　極限値に関する公式

二つの関数を $f(x)$, $g(x)$ とする．$x \longrightarrow a$ のとき $f(x) \longrightarrow \alpha$, $g(x) \longrightarrow \beta$ ($\beta \neq 0$) とする．

(1) $\lim_{x \to a} c \cdot f(x) = c \cdot \lim_{x \to a} f(x) = c \cdot \alpha$

(2) $\lim_{x \to a} \{f(x) + g(x)\} = \lim_{x \to a} f(x) + \lim_{x \to a} g(x) = \alpha + \beta$

(3) $\lim_{x \to a} f(x) \cdot g(x) = \lim_{x \to a} f(x) \cdot \lim_{x \to a} g(x) = \alpha \cdot \beta$

(4) $\lim_{x \to a} \dfrac{f(x)}{g(x)} = \dfrac{\lim_{x \to a} f(x)}{\lim_{x \to a} g(x)} = \dfrac{\alpha}{\beta}$ 　　$\left(\dfrac{0}{0} \text{ の形は要注意}\right)$

【例題 5-1】　次の極限値を求めよ．

(1) $\lim_{x \to \infty} x$ 　　(2) $\lim_{x \to 0} \dfrac{1}{x^2}$ 　　(3) $\lim_{x \to 2} (x^2 - 2x + 4)$

(4) $\lim_{t \to \infty} (2 - 2e^{-3t})$ 　　(5) $\lim_{x \to 2} \dfrac{x^2 - 4}{x - 2}$

5・1 極限値

【解】 (1) $\lim_{x \to \infty} x = \infty$ (2) $\lim_{x \to 0} \dfrac{1}{x^2} = \infty$

(3) $\lim_{x \to 2}(x^2 - 2x + 4) = 4$ (4) $\lim_{t \to \infty}(2 - 2e^{-3t}) = 2$

(5) $\lim_{x \to 2} \dfrac{x^2 - 4}{x - 2} = \lim_{x \to 2} \dfrac{(x-2)(x+2)}{(x-2)} = \lim_{x \to 2}(x+2) = 4$

【例題 5-2】 次の極限値を求めなさい．

$$\lim_{x \to \infty} \frac{3x^2 + 2x + 1}{2x^2 + 1}$$

【解】 $\lim_{x \to \infty} \dfrac{3x^2 + 2x + 1}{2x^2 + 1} = \lim_{x \to \infty} \dfrac{3 + \dfrac{2}{x} + \dfrac{1}{x^2}}{2 + \dfrac{1}{x^2}} = \dfrac{3}{2}$

問題 1. 次の式の極限値を求めなさい．

(1) $\lim_{x \to 1}(x^2 + x + 1)$ (2) $\lim_{x \to 2}(x+1)(2x-1)$ (3) $\lim_{x \to 2}\sqrt{x+2}$

(4) $\lim_{x \to 1} \dfrac{3x+2}{x+1}$ (5) $\lim_{x \to 1} \dfrac{x^3 - 1}{x^2 - 1}$ (6) $\lim_{x \to 1} \dfrac{\sqrt{x} - 1}{x - 1}$

問題 2. 次の極限値を求めなさい．

(1) $\lim_{x \to \infty} \dfrac{x^2 - 3x + 6}{x^2 - 2x + 4}$ (2) $\lim_{x \to 2} \dfrac{x^2 - x - 2}{x^2 - 4}$

(3) $\lim_{x \to \infty} \dfrac{1}{\sqrt{x^2 + x} - x}$ (4) $\lim_{x \to 1} \dfrac{\sqrt{x^2 + 8} - 3}{x - 1}$

(5) $\lim_{x \to 1} \dfrac{x - 1}{\sqrt{x + 3} - 2}$

5・1・3 三角関数の極限値

$$\lim_{x \to 0} \frac{\sin x}{x} = 1$$

となることを図 5・2(a)を使い示してみよう．

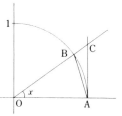

図 5・2(a) 三角関数の極限値

△OAB の面積 $<$ ◯OAB の面積 $<$ △OAC の面積

∴ $\dfrac{1}{2} \cdot 1^2 \cdot \sin x < \dfrac{1}{2} \cdot 1^2 \cdot x < \dfrac{1}{2} \cdot 1^2 \cdot \tan x$

第5章　微分法

∴ $\sin x < x < \tan x$

∴ $1 < \dfrac{x}{\sin x} < \dfrac{1}{\cos x}$

∴ $1 > \dfrac{\sin x}{x} > \cos x$

ここで $\lim\limits_{x \to 0}\cos x = 1$ であるから

$$\lim_{x \to 0}\dfrac{\sin x}{x} = 1$$

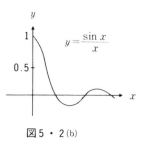

図5・2(b)

【例題5-3】　次の極限値を求めなさい．

(1) $\lim\limits_{x \to 0}\dfrac{\sin 2x}{x}$　　(2) $\lim\limits_{x \to 0}\dfrac{\sin 6x}{3x}$

【解】　(1) $\lim\limits_{x \to 0}\dfrac{\sin 2x}{x} = \lim\limits_{x \to 0}\dfrac{2 \cdot \sin 2x}{2x} = 2 \cdot 1 = 2$

(2) $\lim\limits_{x \to 0}\dfrac{\sin 6x}{3x} = \lim\limits_{x \to 0}\dfrac{2\sin 6x}{2 \cdot 3x} = \lim\limits_{x \to 0}\dfrac{2\sin 6x}{6x} = 2 \cdot 1 = 2$

問題 1．次の極限値を求めなさい．

(1) $\lim\limits_{x \to 0}\dfrac{\sin x}{3x}$　(2) $\lim\limits_{x \to 0}\dfrac{\sin 3x}{x}$　(3) $\lim\limits_{x \to 0}\dfrac{1 - \cos x}{x^2}$

(4) $\lim\limits_{x \to 0}\dfrac{\tan x}{2x}$　(5) $\lim\limits_{x \to 0}\dfrac{\sin mx}{\sin nx}$

問題 2．次の極限値を求めなさい．

$\lim\limits_{h \to 0}\dfrac{\sin(x+h) - \sin x}{h}$　　$\left(\sin x - \sin y = 2\cos\dfrac{x+y}{2}\sin\dfrac{x-y}{2}\right)$

【例題5-4】　$\dfrac{10^x - 1}{x}$ の $x \to 0$ のときの極限値を求めなさい．

【解】

x	10^{-1}	10^{-2}	10^{-3}	10^{-4}	10^{-5}	10^{-6}
$\dfrac{10^x - 1}{x}$	2.6	2.33	2.305	2.3029	2.30261	2.30258

∴ $\lim\limits_{x \to 0}\dfrac{10^x - 1}{x} = 2.30258\cdots\cdots$

5・1　極限値

5・1・4　特殊な式の極限値（重要）

1. $\displaystyle\lim_{x\to 0}(1+x)^{\frac{1}{x}}=\lim_{x\to\infty}\left(1+\frac{1}{x}\right)^{x}=e$

2. $\displaystyle\lim_{x\to\infty}\left(1+\frac{a}{x}\right)^{x}=\lim_{x\to\infty}\left(1+\frac{a}{x}\right)^{\frac{x}{a}\cdot a}=\left\{\lim_{x\to\infty}\left(1+\frac{a}{x}\right)^{\frac{x}{a}}\right\}^{a}=e^{a}$

3. $\displaystyle\lim_{x\to 0}(1+ax)^{\frac{1}{x}}=e^{a}$

4. $\displaystyle\lim_{x\to 0}\frac{a^{x}-1}{x}=\lim_{t\to 0}\frac{e^{t}-1}{\dfrac{t}{\log a}}=\log a\cdot\lim_{t\to 0}\frac{e^{t}-1}{t}=\log a$

（注）　ロピタルの定理を使って求めることもある．

$$\lim_{x\to a}\frac{f(x)}{g(x)}=\lim_{x\to a}\frac{f'(x)}{g'(x)}$$

【例題 5-5】　　抵抗 R と自己インダクタンス L の直列回路に電圧を加えるとき回路を流れる電流 i は

$$i=\frac{E}{R}\left(1-e^{-\frac{R}{L}t}\right)$$

で表される．t が十分大きくなったとき電流はどうなるかを求めなさい．

【解】　　　　　　　　　　　指数関数の極限は

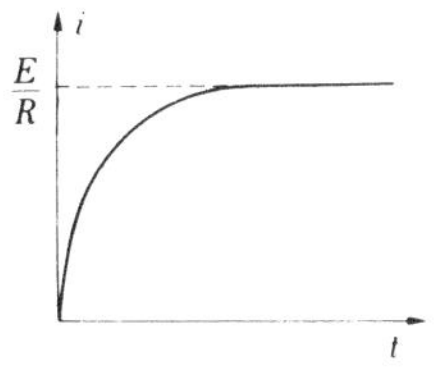

$$\lim_{t\to\infty}e^{-t}=0$$

$$\lim_{t\to 0}e^{-t}=e^{0}=1$$

などを使う．

図 5・3

$$i=\lim_{t\to\infty}\frac{E}{R}(1-e^{-\frac{R}{L}t})=\frac{E}{R}$$

$t\to\infty$ のとき $e^{-\frac{R}{L}t}\to 0$ であるから電流は $\dfrac{E}{R}=$ 一定（定常電流）となる．

【例題 5-6】　　時間 0 から t までの間に被爆する総量の積算値は $\dfrac{KR_0}{\lambda}(1-e^{-\lambda t})$ である．0 から∞までの積算値を求めなさい．

【解】　$\displaystyle\lim_{t\to\infty}\frac{KR_0}{\lambda}(1-e^{-\lambda t})=\frac{KR_0}{\lambda}$

第5章　微分法

5・2　微　分

5・2・1　平均変化率

$y=f(x)$ において x が x_1 から x_2 まで変化するとき，y が $f(x_1)$ から $f(x_2)$ まで変化するものとする．このとき平均の変化率を

$$\frac{f(x_2)-f(x_1)}{x_2-x_1}$$

で表す．

【例題 5−7】　　$y=2x^2$ において，x が 2 から 4 まで変化するとき，平均変化率を求めなさい．

【解】　　$f(x)=2x^2$ とすると $f(2)=8$，$f(4)=32$ であるから，

平均変化率 $=\dfrac{f(4)-f(2)}{4-2}=\dfrac{32-8}{4-2}=\dfrac{24}{2}$

∴　平均変化率は12である．

【例題 5−8】　　$f(x)=4.9t^2$ において，t が 2 秒から $(2+h)$ 秒まで変化するとき，平均変化率を求めなさい．

【解】　平均変化率 $=\dfrac{4.9(2+h)^2-4.9\times2^2}{(2+h)-2}=\dfrac{4.9\{h(4+h)\}}{h}$

$=4.9(4+h)=19.6+4.9h$

5・2・2　微分係数

$y=f(x)$ において，x が a から $a+\varDelta x$ まで変化したとき $\{f(a+\varDelta x)-f(a)\}$ を y の増分といい，$\varDelta y$ で表す．

$$\frac{\varDelta y}{\varDelta x}=\frac{f(a+\varDelta x)-f(a)}{\varDelta x}$$

を平均変化率という．$\varDelta x\longrightarrow0$ における $\dfrac{\varDelta y}{\varDelta x}$ の極限値が存在するときこの極

122

限値を $f'(a)$ で表す．

これを，$x=a$ における微分係数という．

$$f'(a)=\lim_{\Delta x \to 0}\frac{\Delta y}{\Delta x}=\lim_{\Delta x \to 0}\frac{f(a+\Delta x)-f(a)}{\Delta x}$$

幾何学的には，$\dfrac{\Delta y}{\Delta x}$ は平均変化率（図 5・4）であり，二点間を結ぶ直線の傾きを表している．また，$f'(a)$ は曲線上の点 $P(x_0, y_0)$ における接線の傾きを表している．

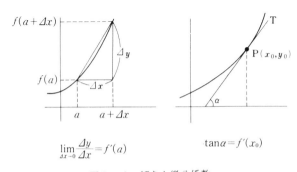

図 5・4　傾きと微分係数

【例題 5-9】　定義に従い次の式の微分係数を求めなさい．

(1) $f(x)=x^2$　$(x=2)$　　(2) $f(x)=\sqrt{x}$　$(x=4)$

【解】　(1) $\dfrac{\Delta y}{\Delta x}=\dfrac{(2+\Delta x)^2-2^2}{\Delta x}=\dfrac{4\cdot\Delta x+(\Delta x)^2}{\Delta x}$

$\therefore\ f'(2)=\lim_{\Delta x \to 0}\dfrac{\Delta y}{\Delta x}=\lim_{\Delta x \to 0}\dfrac{\Delta x(4+\Delta x)}{\Delta x}=\lim_{\Delta x \to 0}(4+\Delta x)=4$

(2) $\dfrac{\Delta y}{\Delta x}=\dfrac{\sqrt{4+\Delta x}-\sqrt{4}}{\Delta x}$

$\therefore\ f'(4)=\lim_{\Delta x \to 0}\dfrac{\Delta y}{\Delta x}=\lim_{\Delta x \to 0}\dfrac{\sqrt{4+\Delta x}-\sqrt{4}}{\Delta x}=\lim_{\Delta x \to 0}\dfrac{1}{\sqrt{4+\Delta x}+\sqrt{4}}=\dfrac{1}{4}$

問題 1．定義に従い微分係数を求めなさい．

(1) $f(x)=x^2$　$(x=1)$　　(2) $f(x)=x^3$　$(x=2)$

第 5 章　微分法

(3) $f(x)=3x^2$ 　$(x=1)$　　　　(4) $f(x)=\sqrt{x}$ 　$(x=1)$

(5) $f(x)=\dfrac{1}{x}$ 　$(x=2)$

5・2・3　導関数

$y=f(x)$ において，x が x から $x+\Delta x$ まで変化するとき $f(x+\Delta x)-f(x)$ を Δy で表す．このとき $\lim\limits_{\Delta x\to 0}\dfrac{\Delta y}{\Delta x}$ が存在すればその極限値を $f'(x)$ と表す．

$$f'(x)=\lim_{\Delta x\to 0}\frac{\Delta y}{\Delta x}=\lim_{\Delta x\to 0}\frac{f(x+\Delta x)-f(x)}{\Delta x}$$

ここで求められた $f'(x)$ は x の関数であり，$f(x)$ の導関数という．導関数を求めることを微分するといい，記号で y'，$f'(x)$，$\dfrac{dy}{dx}$ などと表す．

【例題 5 -10】　　$y=x^2$ を定義に従って微分しなさい．

【解】　　$\Delta y=(x+\Delta x)^2-x^2$

$\qquad\qquad =x^2+2x\cdot(\Delta x)+(\Delta x)^2-x^2$

$\qquad\qquad =2x\cdot(\Delta x)+(\Delta x)^2=\Delta x\{2x+(\Delta x)\}$

$\therefore\quad \dfrac{\Delta y}{\Delta x}=2x+\Delta x$

$\therefore\quad y'=\lim\limits_{\Delta x\to 0}\dfrac{\Delta y}{\Delta x}=\lim\limits_{x\to 0}(2x+(\Delta x))=2x$

問題 1．次の式を定義に従って微分しなさい．

(1) $y=x^3$　　(2) $y=\sqrt{x}$　　(3) $y=\dfrac{1}{x}$

(4) $y=\dfrac{1}{x^2}$　　(5) $y=\dfrac{1}{x+1}$

5・2・4　微分公式

1．$y=x^n$　　　$y'=nx^{n-1}$

2．$y=c\cdot f(x)$　　$y'=c\cdot f'(x)$

3．$y=f(x)\pm g(x)$　　$y'=f'(x)\pm g'(x)$

5・2 微 分

4. $y = f(x) \cdot g(x)$　$y' = f'(x)g(x) + f(x) \cdot g'(x)$

5. $y = \dfrac{f(x)}{g(x)}$　$y' = \dfrac{f'(x)g(x) - f(x)g'(x)}{\{g(x)\}^2}$

6. $y = \dfrac{1}{g(x)}$　$y' = -\dfrac{g'(x)}{\{g(x)\}^2}$

7. $y = \sqrt{f(x)}$　$y' = \dfrac{f'(x)}{2\sqrt{f(x)}}$

8. $y = \{f(x)\}^2$　$y' = 2f(x) \cdot f'(x)$

9. $y = \{f(x)\}^n$　$y' = n\{f(x)\}^{n-1} \cdot f'(x)$

10. 合成関数の微分

　　$y = f(t),\ \ t = g(x)$ のとき

　　$\dfrac{dy}{dx} = \dfrac{dy}{dt} \cdot \dfrac{dt}{dx}$

　　$\{f(g(x))\}' = f'(g(x)) \cdot g'(x)$

【例題 5 -11】　　次の関数を微分しなさい.

$(1) y = x^3 - 2x^2 - 2x + 1$　　$(2) y = (3x^2 - 1)^2$

$(3) y = (1 - x)^5$

【解】　　$(1)\ y' = (x^3)' - 2(x^2)' - 2(x)' + 1'$

　　　　　　$y' = 3x^2 - 4x - 2$

　　　　$(2)\ y = 9x^4 - 6x^2 + 1$

　　　　　　$y' = 36x^3 - 12x = 12x(3x^2 - 1)$

　　　　$(3) y' = 5(1 - x)^4 \cdot (1 - x)' = -5(1 - x)^4$

問題 1. 次の式を微分しなさい.

(1) $y = x^{\frac{1}{3}}$　　(2) $y = 4x^{-3}$

(3) $y = \sqrt[3]{x^2}$　　(4) $y = x^{\frac{3}{2}}$　　(5) $y = \dfrac{1}{\sqrt[3]{x^4}}$

問題 2. 次の式を微分しなさい.

(1) $y = (2x - 1)^{10}$　　(2) $y = \sqrt{1 - x^2}$

125

(3) $y=(3x^3-1)^3$ (4) $y=(2x^2-x)^4$
(5) $y=(x^2-x+1)^3$

問題 3． 次の式を微分しなさい．
(1) $y=(x+1)(x-3)$ (2) $y=(x^3-1)(x^4-2)$
(3) $y=\dfrac{1}{x^2+1}$ (4) $y=\dfrac{x-1}{x+1}$
(5) $y=\dfrac{x}{x^2-1}$

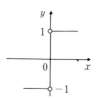

$y=\dfrac{|x|}{x}(x\neq 0)$ のグラフは右図のようになり，$x=0$ で微分できない．これを微分可能でないという．しかし，我々はこのような問題は扱わない．

5・3 いろいろな関数の微分

5・3・1　$y=x^n$ の微分

$$f'(x)=\lim_{\Delta x\to 0}\frac{\Delta y}{\Delta x}=\lim_{\Delta x\to 0}\frac{(x+\Delta x)^n-x^n}{\Delta x}$$

$$=\lim_{\Delta x\to 0}\frac{x^n+nx^{n-1}\cdot(\Delta x)+n(n-1)x^{n-2}\cdot(\Delta x)^2+\cdots+(\Delta x)^n-x^n}{\Delta x}$$

$$=\lim_{\Delta x\to 0}\{nx^{n-1}+n(n-1)x^{n-2}\cdot(\Delta x)+\cdots+(\Delta x)^{n-1}\}$$

$$=nx^{n-1}$$

∴　$y'=nx^{n-1}$

$y=x^6$ のとき　$y'=6x^{6-1}=6x^5$

$y=x^{\frac{1}{2}}$ のとき　$y'=\dfrac{1}{2}x^{\frac{1}{2}-1}=\dfrac{1}{2}x^{-\frac{1}{2}}=\dfrac{1}{2\sqrt{x}}$

5・3 いろいろな関数の微分

5・3・2 三角関数の微分

$y = \sin x$ の微分

$$\Delta y = \sin(x + \Delta x) - \sin x = 2\cos\frac{(x + \Delta x) + x}{2} \cdot \sin\frac{(x + \Delta x) - x}{2}$$

$$= 2\cos\left(x + \frac{\Delta x}{2}\right) \cdot \sin\frac{\Delta x}{2}$$

$$\therefore \quad y' = \lim_{x \to 0}\frac{\Delta y}{\Delta x} = \lim_{\Delta x \to 0} 2 \cdot \frac{\cos\left(x + \frac{\Delta x}{2}\right) \cdot \sin\frac{\Delta x}{2}}{\Delta x}$$

$$= \lim_{\Delta x \to 0}\cos\left(x + \frac{\Delta x}{2}\right) \cdot \frac{\sin\frac{\Delta x}{2}}{\frac{\Delta x}{2}}$$

ここで三角関数の極限値を思い出してみる.

$$\lim_{\Delta x \to 0}\frac{\sin\frac{\Delta x}{2}}{\frac{\Delta x}{2}} = 1, \quad \lim_{\Delta x \to 0}\cos\left(x + \frac{\Delta x}{2}\right) = \cos x$$

$$\therefore \quad (\sin x)' = \cos x$$

微分公式　(1) $y = \cos x \quad y' = -\sin x$

(2) $y = \tan x \quad y' = \sec^2 x$

(3) $\{\sin(ax + b)\}' = a\cos(ax + b)$

(4) $\{\cos(ax + b)\}' = -a\sin(ax + b)$

(5) $\{\tan(ax + b)\}' = a\sec^2(ax + b)$

【例題 5-12】　次の関数を微分しなさい.

(1) $y = \sin 3x + \cos 4x$　　(2) $y = x^2 \sin x$

【解】　(1) $y' = 3\cos 3x - 4\sin 4x$

(2) $y' = (x^2)'\sin x + x^2(\sin x)' = 2x\sin x + x^2\cos x$

問題 1. 次の式を微分しなさい.

(1) $y = \sin(2x - 30°)$　　(2) $y = \sin(3x + 2)$　　(3) $y = \cos 10x - 2\sin 2x$

(4) $y = \sin 4x + \cos 4x$　　(5) $y = \tan(3x - 1)$

127

第5章　微分法

問題 **2.** 次の式を微分しなさい.

(1) $y = x \cdot \sin x$　　(2) $y = x \cdot \cos x$　　(3) $y = 3\sin^2 x$

(4) $y = \sin x \cdot \cos x$　　(5) $y = x\tan x$

5・3・3　指数関数の微分

(1) $y = e^x$ の微分

$$\Delta y = e^{x+\Delta x} - e^x = e^x \cdot e^{\Delta x} - e^x = e^x(e^{\Delta x} - 1)$$

$$\frac{\Delta y}{\Delta x} = e^x \cdot \frac{e^{\Delta x} - 1}{\Delta x}$$

$$\lim_{\Delta x \to 0} \frac{\Delta y}{\Delta x} = e^x \cdot \lim_{\Delta x \to 0} \frac{e^{\Delta x} - 1}{\Delta x}$$

$$\therefore \quad y' = e^x$$

(2) $y = 10^x$ の微分

$$\Delta y = 10^{x+\Delta x} - 10^x = 10^x(10^{\Delta x} - 1)$$

$$\therefore \quad y' = \lim_{\Delta x \to 0} \frac{\Delta y}{\Delta x} = \lim_{\Delta x \to 0} \frac{10^x(10^{\Delta x} - 1)}{\Delta x} = 10^x \cdot \lim_{\Delta x \to 0} \frac{10^{\Delta x} - 1}{\Delta x} = 10^x \cdot k$$

$$k = \lim_{\Delta x \to 0} \frac{10^{\Delta x} - 1}{\Delta x} = 2.3025\cdots\cdots$$

(3) $y = a^x$ の微分

$$\log_{10} y = \log_{10} a^x \quad \therefore \quad y = 10^{x\log_{10} a}$$

$$\therefore \quad \frac{dy}{dx} = k \cdot 10^{x \cdot \log_{10} a} \cdot (x \cdot \log_{10} a)' = (k \cdot \log_{10} a) \cdot a^x$$

両辺対数をとり例題5-15を参考にして対数微分法を使うと

$$\log_e y = \log_e a^x = x\log_e a$$

$$\therefore \quad \frac{y'}{y} = \log_e a$$

$$\therefore \quad y' = y\log_e a = a^x \log_e a$$

（注）　微積分学では $\log x$ のように底 e を省略して表わす.

$$\frac{d}{dx} a^x = a^x \cdot k\log_{10} a \quad \text{ここで} \quad a = e \text{ とおけば}$$

128

5・3 いろいろな関数の微分

$$\frac{d}{dx}e^x = e^x \cdot k\log_{10}e = e^x \text{ となる.}$$

x	10^0	10^1	10^2	10^3	10^4
$(1+\frac{1}{x})^x$	2	2.593	2.704	2.7169	2.7181

$$\lim_{x\to\infty}(1+\frac{1}{x})^x = e \quad e = 2.71828\cdots\cdots$$

【例題 5 -13】　　次の式を微分しなさい.

(1) $y = e^{3x}$ 　　(2) $y = e^{ax} + e^{-ax}$ 　　(3) $I = I_0 e^{-\mu x}$

【解】　 (1) $y = e^{3x}$ 　$y' = (3x)'e^{3x} = 3e^{3x}$ 　　∴ 　$y' = 3e^{3x}$

(2) $y = e^{ax}$ において $ax = t$ とおく

$$y' = \{e^t\}' \cdot (ax)' + (e^{-ax})' = e^t \cdot a - e^t \cdot a \quad ∴ \quad y = ae^{ax} - ae^{-ax}$$

(3) $I = I_0 e^{-\mu x}$ において $-\mu x = t$ とおく

$$I' = I_0\{e^t\}'\{-\mu x\}' = I_0(-\mu x)'e^t \quad ∴ \quad I' = -\mu I_0 e^{-\mu x}$$

問題 1. 次の式を微分しなさい.

(1) $y = e^{2x}$ 　　(2) $y = x^2 e^{-3x}$ 　　(3) $y = xe^x - e^x$

(4) $y = xe^{-x}$ 　　(5) $y = e^{-x} \cdot \sin x$

5・3・4　対数関数の微分

(1) $y = \log_a x$ の微分

$$\Delta y = \log_a(x + \Delta x) - \log_a x = \log_a \frac{x + \Delta x}{x}$$

$$\frac{\Delta y}{\Delta x} = \frac{1}{\Delta x}\log_a\left(1 + \frac{\Delta x}{x}\right)$$

$$\frac{\Delta x}{x} = t \text{ とおけば } \Delta x = t \cdot x$$

$$∴ \quad \frac{\Delta y}{\Delta x} = \frac{1}{t \cdot x}\log a(1 + t) = \frac{1}{x}\log_a(1 + t)^{\frac{1}{t}}$$

$$∴ \quad y' = \lim_{\Delta x \to 0}\frac{\Delta y}{\Delta x} = \lim_{t \to 0}\frac{1}{x}\log_a(1 + t)^{\frac{1}{t}} = \frac{1}{x}\cdot\lim_{t \to 0}\log_a(1 + t)^{\frac{1}{t}}$$

第 5 章　微分法

$$\lim_{t \to 0}(1+t)^{\frac{1}{t}}=e(2.71828\cdots\cdots)$$

故に，$(\log_a x)'=\dfrac{1}{x}\log_a e$

ここで，$a=e$ とおけば

$$(\log_e x)'=\dfrac{1}{x}\quad(e：自然対数の底という.)\quad(\log_e x=ln x)$$

〈公式〉

　1．$y=e^x$　　　　$y'=e^x$

　2．$y=a^x$　　　　$y'=a^x\cdot\log a$

　3．$y=\log x$　　　$y'=\dfrac{1}{x}$　　　$\left(y=ln x\qquad y'=\dfrac{1}{x}\right)$

　4．$y=\log_a x$　　$y'=\dfrac{1}{x\cdot\log_e a}$

(2)　$y=e^{f(x)}$ の微分

$$\log_e y=\log_e e^{f(x)}=f(x)$$

$\therefore\quad\dfrac{y'}{y}=f'(x)\quad\therefore\quad y'=f'(x)\cdot y$

$\therefore\quad\{e^{f(x)}\}'=f'(x)e^{f(x)}$

(3)　$y=e^{-10x}$

$$y'=(-10x)'\cdot e^{-10x}=-10e^{-10x}$$

【例題 5 -14】　　$y=\log_e f(x)$ を微分しなさい.

【解】　$\{\log_e f(x)\}'=\dfrac{f'(x)}{f(x)}$ ……覚えておくと大変便利である.

【例題 5 -15】　　$y=\log\sqrt{1+x^2}=\log(1+x^2)^{\frac{1}{2}}=\dfrac{1}{2}\log(1+x^2)$ を微分しなさい.

【解】　$y'=\dfrac{1}{2}\cdot\dfrac{(1+x^2)'}{1+x^2}=\dfrac{1}{2}\cdot\dfrac{2x}{1+x^2}=\dfrac{x}{1+x^2}$

【例題 5 -16】　　$y=\log^3\sqrt{1+x^3}=\dfrac{1}{3}\log(1+x^3)$ を微分しなさい.

【解】　$y'=\dfrac{1}{3}\cdot\dfrac{(1+x^3)'}{(1+x^3)}=\dfrac{1}{3}\dfrac{3x^2}{(1+x^3)}=\dfrac{x^2}{1+x^3}$

130

5・3　いろいろな関数の微分

問題 1．次の式を微分しなさい.

(1) $y = \log(2x - 1)$　　(2) $y = (\log 3x)^2$　　(3) $y = \log_e(x + \sqrt{1 + x^2})$

(4) $y = x \log x - x$　　(5) $y = \log_{10} x$

問題 2．次の式を微分しなさい.

1．$y = e^{x^2}$　　2．$y = e^{\sqrt{x}}$　　3．$y = x^x$

4．$y = 2^{3x}$　　5．$y = \log_2 x^3$

5・3・5　逆三角関数の微分

(1) $y = \sin^{-1} x$ を微分しなさい.

$$y = \sin^{-1} x \Longleftrightarrow x = \sin y$$

$$\frac{dy}{dx} = \frac{1}{\dfrac{dx}{dy}}$$

$$\therefore \quad \frac{dy}{dx} = \frac{1}{\cos y} = \frac{1}{\sqrt{1 - \sin^2 y}} = \frac{1}{\sqrt{1 - x^2}}$$

($\cos^2 y = 1 - \sin^2 y$ であるから $\cos y = \sqrt{1 - x^2}$)

(2)　公式

1．$(\sin^{-1} x)' = \dfrac{1}{\sqrt{1 - x^2}}$

2．$(\cos^{-1} x)' = -\dfrac{1}{\sqrt{1 - x^2}}$

3．$(\tan^{-1} x)' = \dfrac{1}{1 + x^2}$　　　$(1 + \tan^2 x = \sec^2 x)$

【例題 5-17】　　次の式を微分しなさい.

(1)　$y = \sin^{-1} \dfrac{x}{2}$　　(2) $y = \dfrac{2}{\sqrt{3}} \tan^{-1} \dfrac{2x + 1}{\sqrt{3}}$

【解】　(1) $\left(\sin^{-1} \dfrac{x}{2}\right)' = (\sin^{-1} t)' \cdot t'$　　$\left(\dfrac{x}{2} = t \text{ とおく}\right)$

131

第5章　微分法

$$= \frac{1}{\sqrt{1-t^2}} \cdot \frac{1}{2} = \frac{1}{\sqrt{1-\frac{x^2}{4}}} \cdot \frac{1}{2} = \frac{1}{\sqrt{2^2-x^2}}$$

(2) $y' = \dfrac{2}{\sqrt{3}} \cdot \dfrac{1}{1+\left(\dfrac{2x+1}{\sqrt{3}}\right)^2} \cdot \left(\dfrac{2x+1}{\sqrt{3}}\right)' = \dfrac{2}{\sqrt{3}} \cdot \dfrac{3}{4(x^2+x+1)} \times \dfrac{2}{\sqrt{3}}$

$$= \frac{1}{x^2+x+1}$$

問題 1． 次の式を微分しなさい．

(1) $y = \sin^{-1}\dfrac{x}{3}$　　(2) $y = \cos^{-1}\dfrac{x}{2}$　　(3) $y = \tan^{-1}\dfrac{x}{2}$

(4) $y = \sin^{-1}(x-1)$　　(5) $y = \cos^{-1}2x$

5・3・6　媒介変数表示関数の微分

$$\begin{cases} x = f(t) \\ y = g(t) \end{cases}$$

$$\frac{dy}{dx} = \frac{\dfrac{dy}{dt}}{\dfrac{dx}{dt}} = \frac{g'(t)}{f'(t)}$$

$y = f(t)$, $t = g(x)$ のとき

$$\frac{dy}{dx} = \frac{dy}{dt} \cdot \frac{dt}{dx} = f'(t) \cdot g'(x)$$

$x = f(y)$ のとき

$$\frac{dy}{dx} = \frac{1}{\dfrac{dx}{dy}}$$

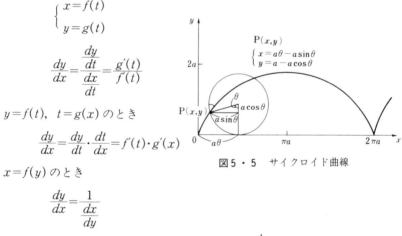

図5・5　サイクロイド曲線

【例題 5-18】 $x = r\cos\omega t$, $y = r\sin\omega t$ から $\dfrac{dy}{dx}$ を求めなさい．

【解】　$\dfrac{dx}{dt} = -r\omega\sin\omega t$

$\dfrac{dy}{dt} = +r\omega\cos\omega t$

5・4 微分の応用

$$\therefore \quad \frac{dy}{dx} = \frac{\dfrac{dy}{dt}}{\dfrac{dx}{dt}} = \frac{r\omega\cos\omega t}{-r\omega\sin\omega t} = -\cot\omega t$$

問題 1. 次の式から $\dfrac{dy}{dx}$ を求めなさい.

(1) $x = a\cos t, \quad y = b\sin t$

(2) $x = a(t - \sin t), \quad y = a(1 - \cos t)$

(3) $x = a(\cos t + t\sin t), \quad y = a(\sin t - t\cos t)$

(4) $x = a\cos^3 t, \quad y = a\sin^3 t$

【例題 5-19】 $\quad x^2 + 2xy - y^2 = 4$ から $\dfrac{dy}{dx}$ を求めなさい.

【解】 両辺を x で微分すると

$$2x + 2y + 2x\frac{dy}{dx} - 2y\frac{dy}{dx} = 0$$

よって, $(x - y)\dfrac{dy}{dx} = -(x + y)$

$$\therefore \quad \frac{dy}{dx} = -\frac{x + y}{x - y}$$

問題 2. 次の式から $\dfrac{dy}{dx}$ を求めなさい.

(1) $x^2 + y^2 = 1$ (2) $x^3 - 3xy + y^3 = 1$ (3) $y^2 = 4x$

(4) $3x^2 + 2y^2 = 6$ (5) $\sqrt{x} + \sqrt{y} = 1$

5・4 　微分の応用

5・4・1 　関数の概形

(1) 　$y = f(x)$ 上の点 (x_1, y_1) における微分係数は $f'(x)$ である.

(2) 　接線の方程式は $y - y_1 = f'(x_1)(x - x_1)$

(3) 法線の方程式は $y - y_1 = -\dfrac{1}{f'(x_1)}(x - x_1)$

(4) $N = N_0 e^{-\lambda t}$ 上の点 $(0, N_0)$ における接線と法線の方程式

$N = N_0 - \lambda N_0 t$

$N = N_0 + \dfrac{1}{\lambda N_0} t$

(5) $Ax^2 + By^2 = 1$ 上の点 (x_1, y_1) における接線と法線の方程式

$Ax_1 x + By_1 y = 1$

$y - y_1 = \dfrac{By_1}{Ax_1}(x - x_1)$

【例題 5-20】 $y = x^2$ 上の点 P(1, 1) における接線の方程式を求めなさい．

【解】 $f'(x) = 2x$ ∴ $f'(1) = 2 \cdot 1 = 2$ ∴ $y - 1 = 2(x - 1)$ ∴ $y = 2x - 1$

問題 1．次の式の指定された点における接線の方程式を求めなさい．

(1) $y = x^3$ (1, 1)　(2) $y = \sqrt{x}$ (4, 2)

(3) $y = \dfrac{1}{x}$ (1, 1)　(4) $y = x^2 - 2x + 3$ (2, 3)

(5) $y = \log x$ (1, 0)　(6) $y = e^x$ (0, 1)

【例題 5-21】 $y = x^3 - 3x$ の増減を調べてグラフを描きなさい．

【解】 $f'(x) = 3x^2 - 3 = 3(x + 1)(x - 1)$

$f'(x) = 0$ より $x = 1, -1$

x		-1		1	
$f'(x)$	$+$	0	$-$	0	$+$
$f(x)$	↗	2	↘	-2	↗

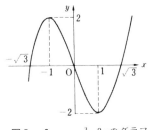

図 5・6　$y = x^3 - 3x$ のグラフ

曲線 $f(x)$ が上に凸から，下に凸に変化する点を変曲点という．変曲点は $f''(x) = 0$ から求める．$f''(x) = 6x$ 故に，$x = 0$ は変曲点である．

問題 2．次の関数の増減を調べてグラフを表しなさい．

(1) $y = x^4 - 2x^2$ (2) $y = \dfrac{2x}{1+x^2}$

(3) $y = x^2 + \dfrac{1}{x^2}$ (4) $y = x^3 - x$

(5) $y = 2x^3 - 6x - 1$

【例題 5-22】 $N_B(t) = \dfrac{\lambda_A}{\lambda_B - \lambda_A} N_{A0} e^{-\lambda_A t} + \dfrac{\lambda_A}{\lambda_A - \lambda_B} N_{A0} e^{-\lambda_B t}$ を時間 t の関数とするとき $N_B(t)$ の極値を求めなさい．ただし，$(\lambda_B > \lambda_A)$ とする．

【解】 すなわち $N_B(t)$ を極大にする t を λ_A, λ_B で表せばよい．

$$\frac{d}{dt} N_B(t) = \frac{\lambda_A}{\lambda_B - \lambda_A} N_{A0} \cdot (-\lambda_A) e^{-\lambda_A t} + \frac{\lambda_A}{\lambda_A - \lambda_B} N_{A0} \cdot (-\lambda_B) e^{-\lambda_B t}$$

$$= \frac{\lambda_A}{\lambda_B - \lambda_A} N_{A0} (-\lambda_A e^{-\lambda_A t} + \lambda_B e^{-\lambda_B t})$$

$\dfrac{d}{dt} N_B(t) = 0$ から

$-\lambda_A e^{-\lambda_A t} + \lambda_B e^{-\lambda_B t} = 0$

∴ $\dfrac{\lambda_B}{\lambda_A} = e^{(\lambda_B - \lambda_A)t}$

∴ $\log_e \dfrac{\lambda_B}{\lambda_A} = \log_e e^{(\lambda_B - \lambda_A)t} = (\lambda_B - \lambda_A) t$

∴ $t = \dfrac{\log_e \lambda_B - \log_e \lambda_A}{\lambda_B - \lambda_A}$

故に，$N_B(t)$ を最大にする t は $\dfrac{\log_e \lambda_B - \log_e \lambda_A}{\lambda_B - \lambda_A}$ である．

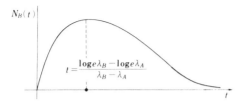

図5・7 放射能と時間

5・4・2 速度，加速度

(1) 直線運動

第 5 章　微分法

$$v = \frac{ds}{dt} \quad \alpha = \frac{dv}{dt} = \frac{d^2 s}{dt^2}$$

(2)　曲線運動

$$v_x = \frac{dx}{dt}, \quad v_y = \frac{dy}{dt} \quad v = \frac{ds}{dt} = \sqrt{\left(\frac{dx}{dt}\right)^2 + \left(\frac{dy}{dt}\right)^2}$$

$$a_x = \frac{dv_x}{dt} = \frac{d^2 x}{dt^2}, \quad a_y = \frac{dv_y}{dt} = \frac{d^2 y}{dt^2} \quad \alpha = \sqrt{a_x{}^2 + a_y{}^2}$$

(3)　角速度，角加速度

$$\omega = \frac{d\theta}{dt}, \quad \alpha = \frac{d\omega}{dt} = \frac{d^2 \theta}{dt^2}$$

【例題 5 -23】　　地上 30m の高さのところから，毎秒 25m の速さで真上に投げ上げられた小石の t 秒後の地面からの高さが $h = 30 + 25t - 5t^2$ で与えられるとき，次の各問に答えなさい．

(1) 2 秒後，3 秒後の速度はいくらか．

(2) 物体が地面に落下する速さはいくらか．

(3) 最高点に達したとき地上からの高さはいくらか．

(4) 地上に落下する時間は投げ上げてから何秒後か．

【解】　　(1) $v = h' = 25 - 10t$

$$v_{t=2} = 25 - 10 \cdot 2 = 5 (\mathrm{m/sec})$$

$$v_{t=3} = 25 - 10 \cdot 3 = -5 (\mathrm{m/sec})$$

(2) $h = (30 + 25t - 5t^2) = -5(t+1)(t-6) = 0$ より

$$t = -1, \ 6$$

$$\therefore \quad v_{t=6} = 25 - 10 \cdot 6 = -35 \mathrm{m/sec}$$

(3) $v = 25 - 10t = 0$ より　$t = 2.5 \mathrm{sec}$

$$\therefore \quad h = 30 + 25 \times 2.5 - 5 \times (2.5)^2 = 61.25 \mathrm{m}$$

(4) 6（秒後）

【例題 5 -24】　　質点 P$(x, \ y)$ が等速円運動を行っている．$x = r\cos\omega t$，$y = r\sin\omega t$ とするとき，速度，加速度を求めなさい．ω は一定角速度とする．

【解】　　x 方向，y 方向の速度はそれぞれ微分して

136

5・4 微分の応用

$$v_x = \frac{dx}{dt} = -r\omega\sin\omega t \qquad v_y = r\omega\cos\omega t$$

$$\therefore \quad v = \sqrt{v_x{}^2 + v_y{}^2} = \sqrt{r^2\omega^2(\sin^2\omega t + \cos^2\omega t)}$$

$$\therefore \quad v = r\omega$$

x 方向, y 方向の加速度はもう一度微分して

$$a_x = \frac{d^2x}{dt^2} = -r\omega^2\cos\omega^2 t \qquad a_y = \frac{d^2y}{dt^2} = -r\omega^2\sin^2\omega t$$

$$\therefore \quad a = \sqrt{a_x{}^2 + a_y{}^2} = \sqrt{r^2\omega^4(\sin^2\omega t + \cos^2\omega t)}$$

$$\therefore \quad a = r\omega^2$$

[問題] 1. 直線運動をする物体の t 秒間に移動する距離が $s = 5t^2 - 6t + 2$ であるとき, 3 秒後の速度を求めなさい.

[問題] 2. 座標平面上を運動する点 P の時刻 t における座標 (x, y) が $x = 4t + 1$, $y = t^2 - 3t$ とする. $t = 3$ 秒後における速さ (m/s) を求めなさい.

5・4・3 高次導関数

$y = f(x)$ を 1 回微分し, もう一度微分したとき二次微分といい, 二次微分が得られる. これを次のように表す.

$$y'', \ f''(x), \ \frac{d^2y}{dx^2}$$

さらに微分すると三次導関数が得られる. n 回微分すると n 次導関数が得られる.

$$y^{(n)}, \ f^n(x), \ \frac{d^ny}{dx^n} \quad \text{と表す.}$$

【例題 5-25】 次の関数の第三次導関数を求めなさい.

(1) $y = xe^{-x}$ (2) $y = (1+x)^m$ (3) $y = \sin\omega x$

【解】 (1) $y = xe^{-x}$ $\quad y' = e^{-x} - xe^{-x} = e^{-x}(1-x)$ $\quad y'' = -e^{-x} - e^{-x} + xe^{-x}$

$$= -2e^{-x} + xe^{-x} = -e^{-x}(2-x)$$

$$y''' = +2e^{-x} + e^{-x} - xe^{-x} = 3e^{-x} - xe^{-x} = e^{-x}(3-x)$$

137

第 5 章 微分法

(2) $y=(1+x)^m$　$y'=m(1+x)^{m-1}$　$y''=m(m-1)(1+x)^{m-2}$

　　$y'''=m(m-1)(m-2)(1+x)^{m-3}$

(3) $y=\sin\omega x$　$y'=\omega\cos\omega x$　$y''=-\omega^2\sin\omega x$　$y'''=-\omega^3\cos\omega x$

問題 1. 次の式について, 三次, 四次導関数を求めなさい.

(1) $y=x^4-2x^3-2x^2+5x+10$　　(2) $y=\dfrac{1}{1-x}$

(3) $y=xe^x$　　(4) $y=\sqrt{x}$　　(5) $y=x\sin x$

【例題 5-26】　　$y=\sin\omega x+\cos\omega x$ のとき

　　$y''+\omega^2 y=0$

が成りたつことを示しなさい.

【解】　両辺を x で微分して

　　$y'=\omega\cos\omega x-\omega\sin\omega x$

もう一度両辺を x で微分して

　　$y''=-\omega^2\sin\omega x-\omega^2\cos\omega x=-\omega^2(\sin\omega x+\cos\omega x)$

　∴　$y''=-\omega^2 y$

5・5　関数の展開

5・5・1　平均値の定理

関数 $f(x)$ と $f'(x)$ が存在, 区間 $[a, b]$ において連続なとき

　　$\dfrac{f(b)-f(a)}{b-a}=f'(c)$

となるような c が少なくとも一つは存在する. これを平均値の定理という.

　$f(x)=x^3$ の場合, c の値を求めてみよう.

　　$\dfrac{b^3-a^3}{b-a}=f'(c)$　　∴　$f'(c)=b^2+ab+a^2$

　　$f'(x)=3x^2$　$f'(c)=3c^2$

5・5 関数の展開

$$\therefore \quad 3c^2 = a^2 + ab + b^2 \qquad \therefore \quad c = \sqrt{\frac{a^2 + ab + b^2}{3}}$$

5・5・2 テイラーの定理とマクローリン展開

$f(x)$ が n 次の多項式

$$f(x) = a_0 + a_1(x-a) + a_2(x-a)^2 + \cdots\cdots + a_n(x-a)^n = \sum_{i=0}^{n} a_i(x-a)^i$$

で表されるとき a_0, a_1, a_2, $\cdots a_n$ を求めてみよう.

両辺を n 回微分すると

$$f'(x) = a_1 + 2a_2(x-a) + \cdots\cdots + na_n(x-a)^{n-1}$$

$$f''(x) = 2! \, a_2 + \cdots\cdots + n(n-1)a_n(x-a)^{n-2}$$

$$\cdots\cdots$$

$$f^n(x) = n! \cdot a_n$$

ここで, $x = a$ とおくと a_0, a_1, $\cdots\cdots a_n$ が求まる.

$$\therefore \quad a_0 = f(a), \quad a_1 = f'(a), \quad a_2 = \frac{f''(a)}{2!} \cdots a_n = \frac{f^n(a)}{n!}$$

$$\therefore \quad f(x) = f(a) + \frac{f'(a)}{1!}(x-a) + \frac{f''(a)}{2!}(x-a)^2 + \cdots + \frac{f^n(a)}{n!}(x-a)^n$$

となる. ここで, $x = b$ とおくと

$$f(b) = f(a) + \frac{f'(a)}{1!}(b-a) + \frac{f''(a)}{2!}(b-a)^2 + \cdots + \frac{f^n(a)}{n!}(b-a)^n$$

この式の最終項を R_n で表すと

$$R_n = \frac{f^n(c)}{n!}$$

$$\therefore \quad f(b) = f(a) + \frac{f'(a)}{1!}(b-a) + \cdots\cdots + \frac{f^n(c)}{n!}(b-a)^n$$

ここで, $\dfrac{c-a}{b-a} = m$, $b-a = x$ とおきかえると,

$$c = a + mx \quad (0 < m < 1)$$

$$f(a+x) = f(a) + \frac{f'(a)}{1!}x + \cdots\cdots + \frac{f^{n-1}(a)}{(n-1)!}x^{n-1} + \frac{f^n(a+mx)}{n!}x^n$$

139

第 5 章　微分法

ここで，また $a=0$ とおけば

$$f(x)=f(0)+\frac{f'(0)}{1!}x+\frac{f''(0)}{2!}x^2+\cdots\cdots+\frac{f^{n-1}(0)}{(n-1)!}x^{n-1}+\frac{f^n(mx)}{n!}x^n$$

$$R_n=\frac{f^n(mx)}{n!}x^n \qquad 0<m<1$$

において $\displaystyle\lim_{n\to\infty}R_n=0$ の場合

$$f(x)=f(0)+\frac{f'(0)}{1!}x+\frac{f''(0)}{2!}x^2+\cdots\cdots+\frac{f^n(0)}{n!}x^n+\cdots\cdots$$

となる．これを Maclaurin 展開式という．

【例題 5 -27】　　次の式を展開しなさい．

(1) $\sin x$　　　(2) $\cos x$　　　(3) $(1+x)^m$

【解】　　(1) $\sin x$

$$f(x)=\sin x \qquad f(0)=0$$
$$f'(x)=\cos x \qquad f'(0)=1$$
$$f''(x)=-\sin x \qquad f''(0)=0$$
$$f'''(x)=-\cos x \qquad f'''(0)=-1$$

$\therefore\quad f(x)=\sin x=0+\dfrac{1}{1!}x+\dfrac{0}{2!}x^2+\dfrac{-1}{3!}x^3+\cdots\cdots$

$\therefore\quad \sin x=x-\dfrac{x^3}{3!}+\dfrac{x^5}{5!}-\cdots\cdots$

(2) $\cos x$

$$\cos x=1+\frac{0}{1!}x-\frac{1}{2!}x^2+\frac{0}{3!}x^3+\frac{1}{4!}x^4+\cdots\cdots$$

$$=1-\frac{x^2}{2!}+\frac{x^4}{4!}+\cdots\cdots$$

(3) $(1+x)^m$

$$(1+x)^m=1+\frac{m}{1!}x+\frac{m(m-1)}{2!}x^2+\frac{m(m-1)(m-2)}{3!}x^3+\cdots\cdots$$

ここで $m=-1$ とおくと

$$(1+x)^{-1}=1+\frac{(-1)}{1!}x+\frac{(-1)(-2)}{2!}x^2+\frac{(-1)(-2)(-3)}{3!}x^3+\cdots\cdots$$

140

5・5 関数の展開

5・5・3 指数関数と三角関数の関係

$$e^x = 1 + \frac{1}{1!}x + \frac{1}{2!}x^2 + \frac{1}{3!}x^3 + \frac{1}{4!}x^4 + \cdots\cdots$$

ここで，$x=1$ とおけば

$$e = 1 + \frac{1}{1!} + \frac{1}{2!} + \frac{1}{3!} + \cdots\cdots$$

$$\lim_{x \to \infty}\left(1 + \frac{1}{x}\right)^x = e(2.71828\cdots)$$

また，$x=ix$ とおけば

$$e^{ix} = 1 + \frac{1}{1!}ix + \frac{1}{2!}(ix)^2 + \frac{1}{3!}(ix)^3 + \frac{1}{4!}(ix)^4 + \cdots\cdots$$

$$= 1 + \frac{1}{1!}ix - \frac{1}{2!}x^2 - \frac{1}{3!}ix^3 + \frac{1}{4!}x^4 + \frac{1}{5!}x^5 - \frac{1}{6!}x^6 + \cdots\cdots$$

$$= \left(1 - \frac{1}{2!}x^2 + \frac{1}{4!}x^4 + \cdots\cdots\right) + i\left(x - \frac{1}{3!}x^3 + \frac{1}{5!}x^5 + \cdots\cdots\right)$$

$$= \cos x + i\sin x$$

また，$e^{-ix} = \cos x - i\sin x$

$$\therefore \quad \cos x = \frac{1}{2}(e^{ix} + e^{-ix})$$

$$\sin x = \frac{1}{2i}(e^{ix} - e^{-ix})$$

5・5・4 いろいろな関数の展開

1．$(1+x)^{-1} = 1 - x + x^2 - x^3 + \cdots\cdots$ $-1 < x < 1$

2．$(1+x)^{-2} = 1 - 2x + 3x^2 - 4x^3 + \cdots\cdots$ $-1 < x < 1$

3．$\dfrac{1}{\sqrt{1+x}} = 1 - \dfrac{1}{2}x + \dfrac{1\cdot3}{2\cdot4}x^2 - \dfrac{1\cdot3\cdot5}{2\cdot4\cdot6}x^3 + \cdots\cdots$ $-1 < x < 1$

4．$(1+x)^{\frac{n}{m}} = 1 + \dfrac{n}{m}x - \dfrac{n\cdot(m-n)}{2!\,m^2}x^2 + \dfrac{n(m-n)(2m-n)}{3!\,m^3}x^3 + \cdots\cdots$

5．$\log(1+x) = \dfrac{x}{1} - \dfrac{x^2}{2} + \dfrac{x^3}{3} - \dfrac{x^4}{4} + \cdots\cdots$ $-1 < x \leqq 1$

141

第 5 章　微分法

6．$\sin^{-1}x = x + \dfrac{1}{2} \cdot \dfrac{1}{3}x^3 + \dfrac{1}{2} \cdot \dfrac{3}{4} \cdot \dfrac{x^5}{5} + \cdots\cdots$　　　　　　$|x| \leqq 1$

7．$a^x = 1 + \dfrac{\log a}{1!}x + \dfrac{(\log a)^2}{2!}x^2 + \cdots\cdots$

8．$\tan x = x + \dfrac{x^3}{3} + \dfrac{2x^5}{15} + \dfrac{17}{315}x^7 + \cdots\cdots$　　　　　　$x^2 < \dfrac{\pi^2}{4}$

問題 1． 次の式を展開しなさい．

(1) $y = e^x$　　(2) $y = \sqrt{1+x}$　　(3) $y = \dfrac{1}{\sqrt{1-x^2}}$

(4) $y = (1+x)^{-1}$　　(5) $y = e^{-x}$

5・5・5　近似値

【例題 5-28】　$\sqrt{101}$ の近似値を求めなさい．

【解】　$\sqrt{101} = \sqrt{100+1} = \sqrt{100(1 + \dfrac{1}{100})} = 10(1 + \dfrac{1}{100})^{\frac{1}{2}}$

$\left(1 + \dfrac{1}{100}\right)^{\frac{1}{2}} = 1 + \dfrac{1}{2} \cdot \dfrac{1}{100} + \dfrac{1}{2!}\left(\dfrac{1}{2}\right)^2\left(\dfrac{1}{100}\right)^2 + \cdots\cdots$

$\therefore\quad \sqrt{101} = 10(1 + \dfrac{1}{2} \cdot \dfrac{1}{100})$

$\qquad\qquad = 10 + \dfrac{1}{20} = 10.05$

【例題 5-29】　$\sqrt{8.95}$ の近似値を求めなさい．

【解】　$\sqrt{8.95} = \sqrt{9-0.05} = \sqrt{9(1-0.006)} = 3\sqrt{1-0.006}$

$\qquad\qquad \fallingdotseq 3 \cdot \{1 - \dfrac{1}{2} \times 0.006\} = 2.991$

問題 1． 次の式の近似値を求め，電卓により求めた値と比較しなさい．

(1) $\sqrt{102}$　　(2) $\sqrt{15.98}$　　(3) $\sqrt[3]{131}$　　(4) $\sqrt[3]{\dfrac{11}{12}}$

問題 2． $\lambda t \ll 1$ の と き $A = fN\sigma(1 - e^{-\lambda t})$ は $A \fallingdotseq fN\sigma\lambda t$ で あ る．$f = 1.02 \times 10^{12}(n/cm^2 \cdot s)$, $N = 1.2 \times 10^{20}$, $\sigma = 37 \times 10^{-24}$, $T = 5.2$年 $t = 24$時間として $A(dps)$ を求めなさい．

5・5 関数の展開

【例題 5 -30】 $t\,°C$ における空気中の音速 v_t は $v_t = v_0\sqrt{\dfrac{T}{T_0}}$ である. v_0 は $0\,°C$ の音速で $331.68\,m/s$ である. 近似式を求めない.

【解】
$$v_t = v_0\sqrt{\frac{273.16+t}{273.16}} = v_0\left(1+\frac{1}{273.16}t\right)^{\frac{1}{2}}$$

$$= 331.68\left(1+\frac{1}{2}\cdot\frac{1}{273.16}t-\frac{1}{2\cdot4}\left(\frac{1}{273.16}\right)^2t^2\right)$$

$$= 331.68+0.607t-0.00055t^2$$

【例題 5 -31】 $N\tau \ll 1$ のとき $N_0 = \dfrac{N}{1-N\tau}$ の近似式を求めなさい.

【解】 $N_0 = \dfrac{N}{1-N\tau} = N(1-N\tau)^{-1} \fallingdotseq N(1+N\tau)$

【例題 5 -32】 分解時間が $240\mu s$ の GM 計数管で $10,000\,cpm$ の実測値を得た. 真の計数率はいくらになるか求めなさい.

【解】
$$n_0 = \frac{n}{1-n\tau} = \frac{10000}{1-10000(\frac{240}{60}\times10^{-6})}$$

$$= \frac{10000}{1-0.04} = \frac{10000}{0.96} = 10416$$

上述の近似式を使うと

$$n_0 = n(1+n\tau) = 10000(1+10000\times\frac{240}{60}\times10^{-6})$$

$$= 10000(1+0.04) = 10400$$

となり, よい近似を与える.

【例題 5 -33】 $n_1\tau$, $n_2\tau$, $n_{12}\tau \ll 1$ として, 次の式から τ を求めなさい.

$$\left(\frac{n_1}{1-n_1\tau}-n_B\right)+\left(\frac{n_2}{1-n_2\tau}-n_B\right)=\left(\frac{n_{12}}{1-n_{12}\tau}-n_B\right)$$

【解】 $(n_1{}^2+n_2{}^2-n_{12}{}^2)\tau = n_{12}-n_1-n_2+n_B$

$$\therefore \quad \tau = \frac{n_{12}-n_1-n_2+n_B}{n_1{}^2+n_2{}^2-n_{12}{}^2}$$

この式は二線源法によって放射線計測器の分解時間を求める方法である.

第5章　微分法

5・6　偏微分法

5・6・1　偏微分

$z=f(x, y)$ において，y を固定して x について微分する．また x を固定して，y について微分する．それぞれを偏微分という．

$f_x(x, y)$，または $\dfrac{\partial z}{\partial x}$, $\dfrac{\partial z}{\partial y}$，2次偏微分を $\dfrac{\partial^2 z}{\partial x^2}$, $\dfrac{\partial}{\partial x}\left(\dfrac{\partial z}{\partial y}\right)$ と表す．

$$f_x(x, y)=\lim_{\Delta x \to 0}\frac{f(x+\Delta x, y)-f(x, y)}{\Delta x}$$

$$f_y(x, y)=\lim_{\Delta y \to 0}\frac{f(x, y+\Delta y)-f(x, y)}{\Delta y}$$

【例題 5 -34】　$z=x^3+y^3+3xy$ を x，y でそれぞれ偏微分しなさい．

【解】　$\dfrac{\partial z}{\partial x}=\dfrac{\partial}{\partial x}x^3+\dfrac{\partial}{\partial x}y^3+\dfrac{\partial}{\partial x}3xy=3x^2+3y=3(x^2+y)$

$\dfrac{\partial z}{\partial y}=\dfrac{\partial}{\partial y}x^3+\dfrac{\partial}{\partial y}y^3+\dfrac{\partial}{\partial y}3xy=3y^2+3x=3(x+y^2)$

問題 1．次の式から $\dfrac{\partial z}{\partial x}$, $\dfrac{\partial z}{\partial y}$ を求めなさい．

(1) $z=x^3+2x^2y^2-3y^3$　　(2) $z=e^{x^2+y^2}$

(3) $z=\dfrac{xy}{\sqrt{x^2+y^2}}$　　(4) $z=x^3-3x^2y+6xy^2-y^3$

(5) $z=xy(x^2+y^2-1)$

【例題 5 -35】　次の式はラプラスの微分方程式 $\dfrac{\partial^2 z}{\partial x^2}+\dfrac{\partial^2 z}{\partial y^2}=0$ をみたすことを証明しなさい．

$$z=\log_e(x^2+y^2)$$

【解】　$z=\log(x^2+y^2)$　　x で2回微分して

144

$$\frac{\partial z}{\partial x} = \frac{2x}{x^2 + y^2} \qquad \frac{\partial^2 z}{\partial x^2} = \frac{2\{(x^2 + y^2) - x \cdot 2x\}}{(x^2 + y^2)^2} = \frac{2(y^2 - x^2)}{(x^2 + y^2)^2}$$

次に，y で 2 回微分して

$$\frac{\partial z}{\partial y} = \frac{2y}{x^2 + y^2} \qquad \frac{\partial^2 z}{\partial y^2} = \frac{2\{(x^2 + y^2) - y \cdot 2y\}}{(x^2 + y^2)} = \frac{2(x^2 - y^2)}{(x^2 + y^2)^2}$$

$$\therefore \quad \frac{\partial^2 z}{\partial x^2} + \frac{\partial^2 z}{\partial y^2} = \frac{2(y^2 - x^2)}{(x^2 + y^2)^2} - \frac{2(y^2 - x^2)}{(x^2 + y^2)^2} = 0$$

【例題 5-36】　$y(x,t) = \sin(x - 10t)$ のとき次の式を証明しなさい.

$$\frac{\partial^2 y}{\partial t^2} = 100 \cdot \frac{\partial^2 y}{\partial x^2}$$

【解】　　$\dfrac{\partial y}{\partial x} = \cos(x - 10t), \qquad \dfrac{\partial^2 y}{\partial x^2} = -\sin(x - 10t)$

$$\frac{\partial y}{\partial t} = \cos(x - 10t) \cdot (-10) = -10 \cos(x - 10t)$$

$$\frac{\partial^2 y}{\partial t^2} = -100 \sin(x - 10t)$$

$$\therefore \quad \frac{1}{100} \frac{\partial^2 y}{\partial t^2} = \frac{\partial^2 y}{\partial x^2} \qquad \therefore \quad \frac{\partial^2 y}{\partial t^2} = 100 \frac{\partial^2 y}{\partial x^2}$$

問題 2．$z = \dfrac{xy}{x + y}$ より $\dfrac{\partial}{\partial x}\left(\dfrac{\partial z}{\partial y}\right)$ $\dfrac{\partial}{\partial y}\left(\dfrac{\partial z}{\partial x}\right)$ を求めなさい.

偏微分方程式の例をあげてみる.

(1)一次元波動方程式　　　　$\dfrac{\partial^2 u}{\partial t^2} = c^2 \dfrac{\partial^2 u}{\partial x^2}$

(2)三次元ラプラスの方程式　$\dfrac{\partial^2 u}{\partial x^2} + \dfrac{\partial^2 u}{\partial y^2} + \dfrac{\partial^2 u}{\partial z^2} = 0$

練 習 問 題

1．次の極限値を求めなさい.

(1) $\displaystyle\lim_{x \to \infty} \frac{x^3 - x^2 - 2x}{2x^3 - 3x^2 + 2x}$　　　(2) $\displaystyle\lim_{x \to \infty} \frac{3x^2 + x - 6}{5x^2 - 3}$

(3) $\displaystyle\lim_{x \to 1} \frac{x^3 - 1}{x - 1}$　　(4) $\displaystyle\lim_{n \to \infty} \frac{1 + 2 + 3 + \cdots + n}{n^2}$

第5章　微分法

(5)　$\displaystyle\lim_{x\to 0}\frac{\sin 6x}{\sin 4x}$　　(6)　$\displaystyle\lim_{x\to 0}\frac{e^x-1}{x}$　　($e^x-1=t$ とおく)

(7)　$\displaystyle\lim_{x\to\infty}e^{-x}$　　(8)　$\displaystyle\lim_{x\to 0}(1+3x)^{\frac{1}{x}}$　　(9)　$\displaystyle\lim_{x\to\infty}x\,\{\log(x+1)-\log x\}$

(10)　$\displaystyle\lim_{x\to\infty}(\sqrt{x^2+2x}-x)$　　(11)　$\displaystyle\lim_{M\to\infty}\left(\frac{M-m}{M-x}\right)^{M-x}$

2．次の式を微分しなさい.

(1)　$\dfrac{1}{x^3}$　　(2)　$\dfrac{1}{\sqrt{x}}$　　(3)　$\sqrt{2x}$　　(4)　$(5x-4)^6$

(5)　$(x^4+2)^{-\frac{4}{3}}$　　(6)　$5x^3-4x^2+2$　　(7)　$\sin 10x$　　(8)　$e^{-x}\sin 2x$

(9)　$\tan(6x-5)$　　(10)　$\cos(8x-1)$　　(11)　x^3e^x　　(12)　$x^2\log x$

(13)　$\sin^{-1}\dfrac{x}{9}$　　(14)　$\cos^{-1}(x-1)$

3．次の式の二次微分を求めなさい.

(1)　$\dfrac{1}{\sqrt{x+1}}$　　(2)　xe^x　　(3)　$\log(1-x)$

(4)　$\sin 3x$　　(5)　x^2e^x

4．次の式から $\dfrac{dy}{dx}$ を求めなさい.

(1)　$\begin{cases} x=a\cos^4 t \\ y=a\sin^4 t \end{cases}$　　(2)　$\begin{cases} x=t+1 \\ y=t^2+t \end{cases}$

5．次の式から $\dfrac{dy}{dx}$ を求めなさい.

(1)　$x^3-x^2y^2+y^3=4$　　(2)　$\dfrac{1}{x^2}+\dfrac{1}{y^2}=\dfrac{1}{3^2}$

6．$y=e^{ax}(A\sin bx+B\cos bx)$ のとき

$$\frac{d^2y}{dx^2}-2a\frac{dy}{dx}+(a^2+b^2)y=0$$

が成りたつことを証明しなさい.

146

練習問題

■解　答

$5\cdot1\cdot2$　**1**．(1) 3　(2) 9　(3) 2　(4) $\dfrac{5}{2}$　(5) $\dfrac{3}{2}$　(6) $\dfrac{1}{2}$

　　　　　2．(1) 1　(2) 0　(3) 2　(4) $\dfrac{1}{3}$　(5) 4

$5\cdot1\cdot3$　**1**．(1) $\dfrac{1}{3}$　(2) 3　(3) $\dfrac{1}{2}$　(4) $\dfrac{1}{2}$　(5) $\dfrac{m}{n}$　**2**．$\cos x$

$5\cdot2\cdot2$　**1**．(1) 2　(2) 12　(3) 3　(4) $\dfrac{1}{2}$　(5) $-\dfrac{1}{4}$

$5\cdot2\cdot3$　**1**．(1) $3x^2$　(2) $\dfrac{1}{2\sqrt{x}}$　(3) $-\dfrac{1}{x^2}$　(4) $-\dfrac{2}{x^3}$　(5) $-\dfrac{1}{(x+1)^2}$

$5\cdot2\cdot4$　**1**．(1) $\dfrac{1}{3}x^{-\frac{2}{3}}$　(2) $-12x^{-4}$　(3) $\dfrac{2}{3}x^{-\frac{1}{3}}$　(4) $\dfrac{3}{2}x^{\frac{1}{2}}$　(5) $-\dfrac{4}{3}x^{-\frac{7}{3}}$

　　　　　2．(1) $20(2x-1)^9$　(2) $\dfrac{-x}{\sqrt{1-x^2}}$　(3) $27x^2(3x^2-1)^2$

　　　(4) $4(4x-1)(2x^2-x)^3$　(5) $3(2x-1)(x^2-x+1)^2$

　　　　　3．(1) $2x-2$　(2) $7x^6-4x^3-6x^2$　(3) $-2x(x^2+1)^{-2}$

　　　(4) $\dfrac{2}{(x+1)^2}$　(5) $-\dfrac{x^2+1}{(x^2-1)^2}$

$5\cdot3\cdot2$　**1**．(1) $2\cos(2x-30°)$　(2) $3\cos(3x+2)$　(3) $-10\sin10x-4\cos2x$

　　　(4) $4\cos4x-4\sin4x$　(5) $3\sec^2(3x-1)$

　　　　　2．(1) $\sin x+x\cos x$　(2) $\cos x-x\sin x$　(3) $3\sin2x$

　　　(4) $\cos2x$　(5) $(x)'\tan x+x(\tan x)'=\tan x+x\sec^2x$

$5\cdot3\cdot3$　**1**．(1) $2e^{2x}$　(2) $x(2-3x)e^{-3x}$　(3) xe^x　(4) $e^{-x}-xe^{-x}$

　　　(5) $e^{-x}(\cos x-\sin x)$

$5\cdot3\cdot4$　**1**．(1) $\dfrac{2}{2x-1}$　(2) $\dfrac{2}{x}\log3x$　(3) $\dfrac{1}{\sqrt{1+x^2}}$　(4) $\log x$　(5) $\dfrac{1}{x\log10}$

　　　　　2．(1) $y'=(x^2)'\cdot e^{x^2}=2xe^{x^2}$　(2) $y'=(\sqrt{x})'e^{\sqrt{x}}=\dfrac{1}{2\sqrt{x}}e^{\sqrt{x}}$

147

第5章　微分法

(3) $y' = x^x(\log x + 1)$ (4) $2^{3x} \cdot 3\log_e 2$ (5) $\dfrac{3}{x\log 2}$

5・3・5　**1**. (1) $\dfrac{1}{\sqrt{3^2-x^2}}$ (2) $\dfrac{-1}{\sqrt{2^2-x^2}}$ (3) $\dfrac{1}{1+\left(\dfrac{x}{2}\right)^2}\cdot\dfrac{1}{2}=\dfrac{2}{2^2+x^2}$

(4) $\dfrac{1}{\sqrt{2x-x^2}}$ (5) $\dfrac{-2}{\sqrt{1-4x^2}}$

5・3・6　**1**. (1) $-\dfrac{b}{a}\cot t$ (2) $\dfrac{\sin t}{1-\cos t}$ (3) $\tan t$ (4) $-\tan t$　**2**. (1) $y'=\dfrac{-x}{y}$ (2) $y'=\dfrac{y-x^2}{y^2-x}$ (3) $y'=\dfrac{2}{y}$ (4) $y'=-\dfrac{3x}{2y}$ (5) $y'=-\sqrt{\dfrac{y}{x}}$

5・4・1　**1**. (1) $y=3x-2$ (2) $y=\dfrac{1}{4}x+1$ (3) $y=-x+2$ (4) $y=2x-1$ (5) $y=x-1$ (6) $y=x+1$

2.

x		-1		0		1	
y'	$-$	0	$+$	0	$-$	0	$+$
y	↘	-1	↗	0	↘	-1	↗

(1)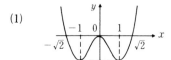

x		-1		1	
y'	$-$	0	$+$	0	$-$
y	↘	-1	↗	1	↘

(2)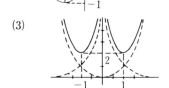

x		-1		0		-1	
y'	$-$	0	$+$		$-$	0	$+$
y	↘	2	↗		↘	2	↗

(3)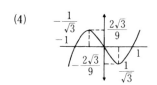

x		$-\dfrac{1}{\sqrt{3}}$		$\dfrac{1}{\sqrt{3}}$	
y'	$+$	0	$-$	0	$+$
y	↗	$\dfrac{2\sqrt{3}}{9}$	↘	$-\dfrac{2\sqrt{3}}{9}$	↗

(4)

練習問題

x		-1		1	
y'	$+$	0	$-$	0	$+$
y	↗	3	↘	-5	↗

(5)

$5\cdot4\cdot2$　**1.** $s'=10t-6$　$t=3$ として $v=24\,\mathrm{m/s}$　　**2.** $v_x=\dfrac{dx}{dt}=4$,　$v_y=$

$\dfrac{dy}{dt}=2t-3$　$t=3$ のとき $v_x=4$,　$v_y=2\cdot3-3=3$　$v=\sqrt{v_x^2+v_y^2}=$

$\sqrt{4^2+3^2}=5\,(\mathrm{m/s})$

$5\cdot4\cdot3$　**1.** (1) $y'''=24x-12$　$y''''=24$　　　(2) $y'''=3!(1-x)^{-4}$,　y''''

$=4!(1-x)^{-5}$　　(3) $y'=(1+x)e^x$　$y''=(2+x)e^x$　$y'''=(3+x)e^x$

$y''''=(4+x)e^x$　　(4) $y'''=\dfrac{1\times3}{2^3}x^{-\frac{5}{2}}$　$y''''=\dfrac{-1\times3\times5}{2^4}x^{-\frac{7}{2}}$

(5) $y'''=-3\sin x-x\cos x$　$y''''=-4\cos x+x\sin x$

$5\cdot5\cdot4$　**1.** (1) $e^x=1+x+\dfrac{1}{2!}x^2+\dfrac{1}{3!}x^3+\cdots\cdots$　　(2) $\sqrt{1+x}=1+\dfrac{1}{2}x$

$-\dfrac{1}{2!2^2}x^2+\cdots\cdots$　　(3) $\dfrac{1}{\sqrt{1-x^2}}=1+\dfrac{1}{2}x^2+\cdots\cdots$　　(4) $\dfrac{1}{1+x}=1$

$-x+x^2-x^3+\cdots\cdots$　　(5) $e^{-x}=1-x+\dfrac{1}{2!}x^2-\dfrac{1}{3!}x^3+\cdots\cdots$

$5\cdot5\cdot5$　**1.** (1) 10.1　　(2) 3.997　　(3) 5.08　　(4) 0.972　　**2.** $1.63\times$

$10^6(dps)$

$5\cdot6\cdot1$　**1.** (1) $\dfrac{\partial z}{\partial x}=3x^2+4xy^2$　$\dfrac{\partial z}{\partial y}=4x^2y-9y^2$　　(2) $\dfrac{\partial z}{\partial x}=2xe^{x^2+y^2}$

$\dfrac{\partial z}{\partial y}=2ye^{x^2+y^2}$　　(3) $\dfrac{\partial z}{\partial x}=\dfrac{y^3}{\sqrt{(x^2-y^2)^3}}$　$\dfrac{\partial z}{\partial y}=\dfrac{x^3}{\sqrt{(x^2+y^2)^3}}$　　(4)

$\dfrac{\partial z}{\partial x}=3x^2-6xy+6y^2$　$\dfrac{\partial z}{\partial y}=-3x^2+12xy-3y^2$　　(5) $\dfrac{\partial z}{\partial x}=y(x^2$

$+y^2-1)+2x^2y$　$\dfrac{\partial z}{\partial y}=x(x^2+y^2-1)+2y^2x$　　**2.** $\dfrac{\partial}{\partial x}\left(\dfrac{\partial z}{\partial y}\right)=$

$\dfrac{2xy}{(x+y)^3}$,　$\dfrac{\partial}{\partial y}\left(\dfrac{\partial z}{\partial x}\right)=\dfrac{2xy}{(x+y)^3}$

149

第5章　微分法

練習問題の解答

1. (1) $\dfrac{1}{2}$　　(2) $\dfrac{3}{5}$　　(3) 3　　(4) $\dfrac{1}{2}$　　(5) $\dfrac{3}{2}$　　(6) 1　　(7) 0　　(8) e^3　　(9)

1　　(10) 1　　(11) $\displaystyle\lim_{M\to\infty}\left(\dfrac{M-x+x-m}{M-x}\right)^{M-x}=\lim_{M\to\infty}\left(1+\dfrac{x-m}{M-x}\right)^{M-x}=e^{x-m}$

2. (1) $-\dfrac{3}{x^4}$　　(2) $-\dfrac{1}{2x\sqrt{x}}$　　(3) $\dfrac{1}{\sqrt{2x}}$　　(4) $30(5x-4)^5$　　(5) $-\dfrac{16}{3}x^3\cdot$

$\dfrac{1}{\sqrt[3]{(x^4+2)^7}}$　　(6) $15x^2-8x$　　(7) $10\cdot\cos10x$　　(8) $e^{-x}(2\cos x-\sin2x)$

(9) $6\cdot\sec^2(6x-5)$　　(10) $-8\sin(8x-1)$　　(11) $(3x^2+x^3)e^x$

(12) $x(1+2\log x)$　　(13) $\dfrac{1}{\sqrt{3^2-x^2}}$　　(14) $-\dfrac{1}{\sqrt{2x-x^2}}$

3. (1) $\dfrac{3}{4}\cdot(x+1)^{-\frac{5}{2}}$　　(2) $2e^x+xe^x$　　(3) $-(1-x)^{-2}$　　(4) $-9\sin3x$

(5) $(x^2+3x+2)e^x$

4. (1) $-\tan^2 t$　　(2) $2t+1$

5. (1) $y'=\dfrac{3x^2-2xy^2}{2x^2y-3y^2}$　　(2) $y'=\dfrac{y^3}{x^3}$

6. $y=e^{ax}(A\sin bx+B\cos bx)$

$\dfrac{dy}{dx}=ae^{ax}(A\sin bx+B\cos bx)+be^{ax}(A\cos bx-B\sin bx)$

$\dfrac{d^2y}{dx^2}=(a^2-b^2)\,e^{ax}(A\sin bx+B\cos bx)+2ab\,(A\cos bx-B\sin bx)$

$\therefore\quad \dfrac{d^2y}{dx^2}-2a\dfrac{dy}{dx}+(a^2+b^2)\,y$

$=(a^2+b^2+a^2-b^2-2a^2)\,e^{ax}(A\sin bx+B\cos bx)$

$+(2ab-2ab)\,e^{ax}(A\cos bx-B\sin bx)$

$=0$

第6章 積分法

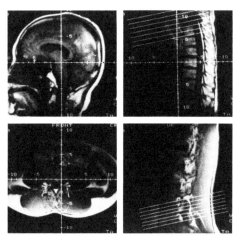

CTシミュレーション

第6章　積分法

6・1　積　分

6・1・1　不定積分

$f(x)$ を $a \le x \le b$ で連続とし，$F'(x) = f(x)$ なる関数を $f(x)$ の原始関数という．また，原始関数を求めることを積分するという．

$$\int f(x)dx = F(x) + C \quad (C：積分定数)$$

$y = f(x)$　$(f(x) > 0)$ は $a \le x \le b$ で連続とする．区間 $a \le x \le b$ を n 等分する．各点を $x_0,\ x_1,\ \cdots\cdots,\ x_{n-1},\ x_n$ とする．

$\varDelta x = \dfrac{b-a}{n}$ とすると曲線下の面積 S

$$S = \lim_{n \to \infty} \sum_{i=1}^{n} f(x_i) \varDelta x$$

または

$$\int_a^b f(x)dx = \lim_{n \to \infty} \sum_{i=1}^{n} f(x_i) \varDelta x$$

と求められる（図 6・1）.

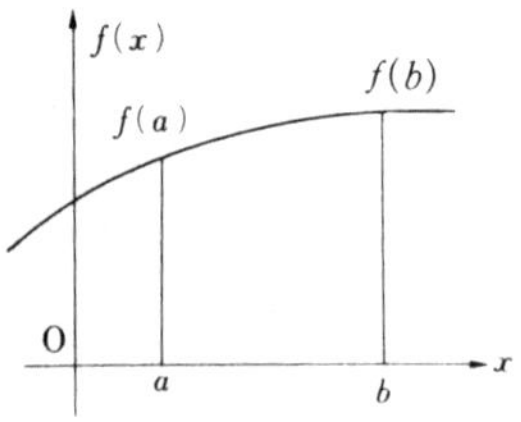

図6・1　面積と積分

$$\int_0^1 x dx = \lim_{n \to \infty} \sum_{i=1}^{n} \frac{i}{n} \frac{1}{n}$$

$$= \lim_{n \to \infty} \frac{1}{n^2}(1 + 2 + 3 + \cdots\cdots + n) = \lim_{n \to \infty} \frac{1}{n^2} \cdot \frac{1}{2} n(n+1)$$

$$= \lim_{n \to \infty} \frac{1}{2} \cdot \left(1 + \frac{1}{n}\right) = \frac{1}{2}$$

(1)　　　$\dfrac{d}{dx} \displaystyle\int_a^x f(t)dt = f(x)$　（微分と積分の関係）

〈証明〉

$$\int_a^x f(t)dt = F(x) \text{ とすると}$$

152

$$F'(x) = \frac{F(x+\Delta x) - F(x)}{\Delta x}$$

$$\therefore \quad F(x+\Delta x) - F(x) = \int_a^{x+\Delta x} f(t)dt - \int_a^x f(t)dt = \int_x^{x+\Delta x} f(t)dt$$

$$= \Delta x f(x + \varepsilon \cdot \Delta x) \quad (0 \le \varepsilon \le 1)$$

$$\therefore \quad \lim_{\Delta x \to 0} \frac{F(x+\Delta x) - F(x)}{\Delta x} = \lim_{\Delta x \to 0} f(x + \varepsilon \cdot \Delta x) = f(x)$$

$$\therefore \quad F'(x) = f(x) \quad \text{すなわち} \quad \frac{d}{dx}\int_a^x f(t)dt = f(x)$$

6・1・2 積分の基本公式

(1) $\dfrac{d}{dx}(x^{n+1}) = (n+1)x^n \qquad \therefore \quad \left(\dfrac{x^{n+1}}{n+1}\right)' = x^n$

$$\int x^n dx = \frac{x^{n+1}}{n+1} + C \quad (n \neq -1)$$

・ $\displaystyle\int (a_0 + a_1 x + a_2 x^2 + \cdots\cdots + a_n x^n)\,dx$

$$= a_0 x + \frac{1}{2}a_1 x^2 + \cdots\cdots + \frac{1}{n+1}a_n x^{n+1} + C$$

・ $\displaystyle\int (ax+b)^n dx = \frac{1}{n+1} \cdot \frac{1}{a}(ax+b)^{n+1} + C \quad (n \neq -1)$

(2) $\dfrac{d}{dx}(\log_e x) = \dfrac{1}{x} \qquad \therefore \quad \displaystyle\int \dfrac{1}{x}dx = \log_e x + C$

$$\int \frac{1}{ax+b}dx = \frac{1}{a}\log_e(ax+b) + C$$

(3) $\dfrac{d}{dx}(e^{ax}) = ae^{ax} \qquad \therefore \quad \displaystyle\int e^{ax}dx = \dfrac{1}{a}e^{ax} + C$

$$\int e^{ax+b}dx = \frac{1}{a}e^{ax+b} + C$$

$$\int a^x dx = \frac{1}{\log a} \cdot a^x + C$$

(4) $\{\cos(ax+b)\}' = -a\sin(ax+b)$

$$-\frac{1}{a}\{\cos(ax+b)\}' = \sin(ax+b)$$

第6章　積分法

$\cdot \quad \displaystyle\int \sin(ax+b)dx = -\frac{1}{a}\cos(ax+b)+C$

$\cdot \quad \displaystyle\int \cos(ax+b)dx = \frac{1}{a}\sin(ax+b)+C$

$\cdot \quad \displaystyle\int \sec^2(ax+b)dx = \frac{1}{a}\tan(ax+b)+C$

(5) $\dfrac{1}{\sqrt{a^2-x^2}} = \left(\sin^{-1}\dfrac{x}{a}\right)' = (\sin^{-1}t)'\cdot\left(\dfrac{x}{a}\right)' \quad \left(\dfrac{x}{a}=t \text{ とおく}\right)$

$\quad\quad \displaystyle\int \frac{1}{\sqrt{a^2-x^2}}dx = \sin^{-1}\frac{x}{a}+C$

$\quad\quad \displaystyle\int \frac{1}{a^2+x^2}dx = \frac{1}{a}\tan^{-1}\frac{x}{a}+C$

(6) $\dfrac{d}{dx}\{f(x)\}^{n+1} = \dfrac{d}{dt}t^{n+1}\cdot\dfrac{d}{dx}f(x) = (n+1)t^n\cdot f'(x) = (n+1)\{f(x)\}^n\cdot f'(x)$

$\cdot \quad \displaystyle\int \{f(x)\}^n\cdot f'(x)dx = \frac{\{f(x)\}^{n+1}}{n+1}+C$

$\cdot \quad \displaystyle\int \{f(x)+g(x)\}dx = \int f(x)dx + \int g(x)dx + C$

$\cdot \quad \displaystyle\int kf(x)dx = k\int f(x)dx + C$

(7) $\dfrac{d}{dt}F\{g(t)\} = \dfrac{d}{dx}F(x)\cdot\dfrac{d}{dt}g(t) = f(x)\cdot g'(t) = f\{g(t)\}\cdot g'(t)$

$\quad\quad \displaystyle\int f(x)dx = \int f\{g(t)\}\cdot g'(t)dt + C$

$\quad\quad (x=g(t) \text{ のとき } F(x)=F\{g(t)\})$

(8) $\dfrac{d}{dx}\log_e f(x) = \dfrac{d}{dt}\log_e t\cdot\dfrac{d}{dx}f(x) = \dfrac{1}{t}f'(x) \quad (t=f(x) \text{ とおく})$

$\quad\quad \displaystyle\int \frac{f'(x)}{f(x)}dx = \log_e f(x) + C$

(9) $\dfrac{d}{dx}\log_e\dfrac{x-a}{x+a} = \dfrac{d}{dx}\{\log_e(x-a)-\log_e(x+a)\}$

$\quad = \dfrac{1}{x-a} - \dfrac{1}{x+a} = \dfrac{2a}{x^2-a^2}$

$\quad\quad \dfrac{1}{x^2-a^2} = \left(\dfrac{1}{2a}\log_e\dfrac{x-a}{x+a}\right)'$

154

$$\int \frac{1}{x^2 - a^2} dx = \frac{1}{2a} \log \frac{x-a}{x+a} + C$$

（注）・ $\displaystyle\int 1 dx = \int dx$

・ $\displaystyle\int \frac{1}{x} dx = \int \frac{dx}{x}$ と同じ意味である．

6・1・3 基本的な関数の積分

(1) $\displaystyle\int kf(x)dx = k\int f(x)dx$ （k は定数）

(2) $\displaystyle\int \{f(x) \pm g(x)\}dx = \int f(x)dx \pm \int g(x)dx$

【例題 6 - 1 】 (1) $\displaystyle\int 2x^2 dx$　　(2) $\displaystyle\int \left(6x^2 + 5x + \frac{2}{x}\right)dx$ を求めなさい．

【解】 (1) $\displaystyle\int 2x^2 dx = 2\int x^2 dx = 2\cdot\frac{x^{2+1}}{2+1} + C = \frac{2}{3}x^3 + C$

(2) $\displaystyle\int \left(6x^2 + 5x + \frac{2}{x}\right)dx = \int 6x^2 dx + \int 5x dx + \int \frac{2}{x} dx + C$

$\displaystyle = 6\int x^2 dx + 5\int x dx + 2\int \frac{1}{x} dx + C = 2x^3 + \frac{5}{2}x^2 + 2\log|x| + C$

【例題 6 - 2 】 $\displaystyle\int \left(x^5 + \frac{2}{\sqrt{x}} + 3\right)dx$ （$x > 0$）を求めなさい．

【解】 $\displaystyle\int \left(x^5 + \frac{2}{\sqrt{x}} + 3\right)dx = \int x^5 dx + 2\int x^{-\frac{1}{2}}dx + 3\int dx = \frac{1}{6}x^6 + 2\cdot 2x^{\frac{1}{2}} + 3x + C$

$\displaystyle = \frac{1}{6}x^6 + 4\sqrt{x} + 3x + C$

問題 1．次の不定積分を公式を利用して求めなさい．

(1) $\displaystyle\int 5x^3 dx$　　　　(2) $\displaystyle\int \frac{1}{x^4} dx$　　　　(3) $\displaystyle\int 3\sqrt{x}\, dx$

(4) $\displaystyle\int \frac{3}{x} dx$　　　　(5) $\displaystyle\int e^{4x}dx$　　　　(6) $\displaystyle\int \frac{1}{\sqrt{x}} dx$

$(m \neq -1)\ \displaystyle\int x^m dx = \frac{1}{m+1}x^{m+1} + C$　　$(m = -1)\ \displaystyle\int x^{-1}dx = \int \frac{1}{x} dx = \log|x| + C$

155

第6章　積分法

【例題 6 - 3 】　$\int (2x+1)^5 dx$ を公式により求めなさい.

【解】　$\int (2x+1)^5 dx = \dfrac{1}{5+1} \cdot \dfrac{1}{2}(2x+1)^{5+1} = \dfrac{1}{12}(2x+1)^6 + C$

問題 2．次の不定積分を公式により求めなさい.

(1)　$\int (2x+3)^5 dx$　(2)　$\int (4x+1)^6 dx$

(3)　$\int e^{4x+3} dx$　　　(4)　$\int \dfrac{1}{4x-3}\, dx$

(5)　$\int 3^x dx$

【例題 6 - 4 】　$\int \dfrac{dx}{\sqrt{x+1}-\sqrt{x}}$ を求めなさい.

【解】　$\int \dfrac{dx}{\sqrt{x+1}-\sqrt{x}} = \int \dfrac{\sqrt{x+1}+\sqrt{x}}{x+1-x}\, dx = \int (\sqrt{x+1}+\sqrt{x})\, dx$

$= \dfrac{2}{3}(x+1)^{\frac{3}{2}} + \dfrac{2}{3}x^{\frac{3}{2}} + C$

問題 3．次の不定積分を公式により求めなさい.

(1)　$\int \sqrt{2+3x}\, dx$　　(2)　$\int \sec^2 (3x-2)\, dx$　　(3)　$\int \dfrac{1}{\sqrt{1-x^2}}\, dx$

(4)　$\int \dfrac{2x-1}{x^2-x+1}\, dx$　　　(5)　$\int \dfrac{1}{x^2-1}\, dx$

6・1・4　置換積分法

$$\int f(x)dx = \int f\{g(t)\} \cdot g'(t)dt \quad \left(x=g(t),\ \dfrac{dx}{dt}=g'(t)\right)$$

$$\dfrac{d}{dt}F\{g(t)\} = \dfrac{d}{dx}F(x)\dfrac{dx}{dt} \quad (x=g(t) \text{ のとき } F(x)=F\{g(t)\})$$

$$F\{g(t)\} = \int f\{g(t)\}g'(t)dt$$

【例題 6 - 5 】　$\int (2x-1)^4 dx$ を求めなさい.

【解】　$2x-1=t$ とおくと，$x = \dfrac{t+1}{2}$　　$\therefore\ dx = \dfrac{1}{2}dt$

6・1 積 分

$$\therefore \quad \int (2x-1)^4 dx = \int t^4 \cdot \frac{1}{2} dt = \frac{1}{2} \int t^4 dt = \frac{1}{2} \cdot \frac{1}{5} t^5 + C$$

$$= \frac{1}{10}(2x-1)^5 + C$$

問題 **1.** 次の不定積分を求めなさい.

(1) $\displaystyle\int (x+3)^5 dx$　　(2) $\displaystyle\int (3x+2)^6 dx$

(3) $\displaystyle\int \frac{1}{(3x+4)^4} dx$　　(4) $\displaystyle\int \frac{1}{3x-7} dx$

(5) $\displaystyle\int \frac{4x+3}{2x+1} dx$

【例題 6 - 6】 $\displaystyle\int 3x^2(x^3+4)^2 dx$ を求めなさい.

【解】 $x^3+4=t$ とおくと $3x^2 dx = dt$

$$\therefore \quad \int 3x^2(x^3+4)^2 dx = \int t^2 dt = \frac{1}{3}t^3 + C = \frac{1}{3}(x^3+4)^3 + C$$

この例題のように $3x^2 dx$ をそっくり dt でおきかえてしまう.

問題 **2.** 次の不定積分を求めなさい.

(1) $\displaystyle\int 2x(x^2+1)^2 dx$　　$(x^2+1=t$ とおくと $2xdx=dt$ となる$)$

(2) $\displaystyle\int \frac{2x}{x^2-2} dx$　　$(x^2-2=t)$　　$\left(\displaystyle\int \frac{(x^2-2)'}{x^2-2} dx$ としてもよい.$\right)$

(3) $\displaystyle\int x\sqrt{x^2-1}\, dx$　　$(x^2-1=t,\ 2xdx=dt)$

(4) $\displaystyle\int \sin^2 x \cdot \cos x dx$　　$(\sin x = t,\ \cos x dx = dt)$

(5) $\displaystyle\int \tan x dx$　　$(\cos x = t)$　　(6) $\displaystyle\int xe^{x^2} dx$　　$(x^2=t,\ 2xdx=dt)$

(7) $\displaystyle\int \frac{e^x dx}{(e^x+1)^2}$　　$(e^x+1=t,\ e^x dx=dt)$　　(8) $\displaystyle\int \frac{\log x}{2x} dx$　　$\Big(\log x$

$=t,\ \dfrac{1}{x} dx = dt\Big)$　　(9) $\displaystyle\int e^x(e^x+3)^2 dx$　　$(e^x+3=t)$

(10) $\displaystyle\int \sin^3 x dx$　　$(\cos x = t$ とおくと $-\sin x dx = dt$ となる$)$

157

第6章　積分法

6・2　いろいろな関数の積分

6・2・1　三角関数の積分

公式の利用

$$1.\ \sin^2 x = \frac{1-\cos 2x}{2} \qquad 2.\ \cos^2 x = \frac{1+\cos 2x}{2}$$

$$3.\ \sin^3 x = \frac{3\sin x - \sin 3x}{4} \qquad 4.\ \cos^3 x = \frac{3\cos x + \cos 3x}{4}$$

$$5.\ \tan^2 x + 1 = \frac{1}{\cos^2 x} \qquad 6.\ \sin x \cdot \cos y = \frac{1}{2}\{\sin(x+y) + \sin(x-y)\}$$

積や商の積分公式はないので工夫して変形する.

【例題 6-7】 $\displaystyle\int \cos\left(2x - \frac{\pi}{3}\right)dx$ を求めなさい.

【解】 $2x - \dfrac{\pi}{3} = t$ とおくと $x = \dfrac{1}{2}\left(t + \dfrac{\pi}{3}\right)$ 　∴ $dx = \dfrac{1}{2}dt$

$$\therefore\ \int \cos\left(2x - \frac{\pi}{3}\right)dx = \int \cos t \cdot \frac{1}{2}dt = \frac{1}{2}\sin t + C$$

$$= \frac{1}{2}\sin\left(2x - \frac{\pi}{3}\right) + C$$

問題 1. 次の不定積分を求めなさい.

(1) $\displaystyle\int \sin\left(3x + \frac{\pi}{3}\right)dx$ 　　(2) $\displaystyle\int \cos\left(4x + \frac{\pi}{5}\right)dx$

(3) $\displaystyle\int \sin\left(\frac{x}{4} + \frac{\pi}{4}\right)dx$ 　　(4) $\displaystyle\int \frac{2 - \cos^3 x}{\cos^2 x}\,dx$

(5) $\displaystyle\int (\cos 5x + \sin 2x)\,dx$

【例題 6-8】 $\displaystyle\int \sin^2 x\,dx$ を求めなさい.

$\cos 2x = 1 - 2\sin^2 x$ から $\sin^2 x = \dfrac{1 - \cos 2x}{2}$ と変形

158

$$6 \cdot 2 \quad いろいろな関数の積分$$

【解】 $\displaystyle\int \sin^2 x \, dx = \int \frac{1-\cos 2x}{2} dx = \frac{1}{2}\int (1-\cos 2x)dx = \frac{1}{2}\left(x - \frac{1}{2}\sin 2x\right)$

$\displaystyle = \frac{1}{2}x - \frac{1}{4}\sin 2x + C$

問題 2. 次の不定積分を求めなさい.

(1) $\displaystyle\int \cos(3x-1)dx$ (2) $\displaystyle\int \sin(2x+5)dx$

(3) $\displaystyle\int (\cos x - 1)^2 dx$ (4) $\displaystyle\int \sin^3 x \, dx$

(5) $\displaystyle\int \frac{3\cos^3 x + 1}{\cos^2 x}dx$ (6) $\displaystyle\int \frac{\sin^2 x}{1-\cos x}dx$

問題 3. 次の不定積分を求めなさい. (積和公式の利用)

(1) $\displaystyle\int \sin 3x \cdot \cos 4x \, dx$ (2) $\displaystyle\int \cos 2x \cdot \sin 3x \, dx$

(3) $\displaystyle\int \sin x \sin 2x \, dx$ (4) $\displaystyle\int \sin 6x \cos 3x \, dx$

(5) $\displaystyle\int \cos x \cos 2x \, dx$

6・2・2　指数関数の積分

$$\int e^x dx = e^x + C \qquad \int e^{ax}dx = \frac{1}{a}e^{ax} + C$$

$$\int a^x dx = \frac{a^x}{\log_e a} + C$$

【例題 6-9】 $\displaystyle\int e^{3x+2}dx$ を求めなさい.

【解】 $3x+2 = t$ とおくと $x = \dfrac{t-2}{3}$ $dx = \dfrac{1}{3}dt$

$\therefore \displaystyle\int e^{3x+2}dx = \int e^t \cdot \frac{1}{3}dt = \frac{1}{3}e^t + C = \frac{1}{3}e^{3x+2} + C$

問題 1. 次の不定積分を求めなさい.

1. $\displaystyle\int e^{-3x}dx$ 2. $\displaystyle\int 3^{2x-1}dx$ 3. $\displaystyle\int \frac{e^x - e^{-x}}{e^x + e^{-x}}dx$

159

第6章　積分法

4. $\displaystyle\int e^x(e^x+1)\,dx$ 　　　5. $\displaystyle\int\frac{1+e^{3x}}{1+e^x}\,dx$

問題 2. 次の不定積分を求めなさい.

(1) $\displaystyle\int e^{2x+5}\,dx$ 　　(2) $\displaystyle\int\frac{e^{2x}-1}{e^x+1}\,dx$ 　　(3) $\displaystyle\int(e^x+e^{-x})^2\,dx$

(4) $\displaystyle\int\frac{1}{e^x-e^{-x}}\,dx\,(e^x=t\,とおく)$ 　　(5) $\displaystyle\int(3^x+1)^2\,dx$

6・2・3　有理関数の積分

【例題 6-10】 $\displaystyle\int\frac{dx}{(x+2)(x+3)}$ を求めなさい.

【解】 $\displaystyle\frac{1}{(x+2)(x+3)}=\frac{A}{x+2}-\frac{B}{x+3}$

分母を払うと（例題 2-19 を参考にする）

$$1=A(x+3)-B(x+2)=(A-B)x+3A-2B$$

よって

$$\begin{cases}A-B=0\\3A-2B=1\end{cases}$$

これを解いて　$A=1,\ B=1$

$$\frac{1}{(x+2)(x+3)}=\frac{1}{x+2}-\frac{1}{x+3}$$

$$\int\frac{dx}{(x+2)(x+3)}=\int\frac{dx}{x+2}-\int\frac{dx}{x+3}=\log|x+2|-\log|x+3|+C$$

$$=\log\left|\frac{x+2}{x+3}\right|+C$$

この例のように, 分数式をいくつかの簡単な分数式の和として表すことを, 部分分数に分解するという.

問題 1. 次の不定積分を求めなさい.

(1) $\displaystyle\int\frac{dx}{x^2-x-6}$ 　　(2) $\displaystyle\int\frac{dx}{x(x+1)}$ 　　(3) $\displaystyle\int\frac{dx}{x^2-4}$

(4) $\displaystyle\int\frac{dx}{x^2+x-6}$ 　　(5) $\displaystyle\int\frac{x^2}{x+1}\,dx$

6・2　いろいろな関数の積分

6・2・4　部分積分法

$$\{f(x)\cdot g(x)\}'=f'(x)\cdot g(x)+f(x)\cdot g'(x)$$

$$\therefore\quad f(x)g(x)'=\{f(x)\cdot g(x)\}'-f'(x)g(x)$$

そこで，両辺を積分して

$$\int f(x)g'(x)dx=f(x)\cdot g(x)-\int f'(x)g(x)dx$$

特に，$g(x)=x$ とすると $g'(x)=1$ である．

$$\int f(x)dx=xf(x)-\int x\cdot f'(x)dx$$

【例題 6 –11】　$\displaystyle\int x^2e^x dx$ を求めなさい．

【解】　$f(x)=x^2$　　　$g'(x)=e^x$

　　　$f'(x)=2x$　　　$g(x)=e^x$

　　$\displaystyle\therefore \int x^2e^x dx=x^2e^x-2\int xe^x dx+C$

　　　$\displaystyle =x^2e^x-2\{xe^x-\int e^x\cdot dx\}+C$

　　　$=x^2e^x-2xe^x+2e^x+C$

【例題 6 –12】　$\displaystyle\int \log_e(x+5)dx$ を求めなさい．

【解】　$f(x)=\log(x+5)$　　　$g'(x)=1$

　　　$\displaystyle f'(x)=\frac{1}{x+5}$　　　$g(x)=(x+5)$

　　$\displaystyle\therefore \int \log_e(x+5)dx=(x+5)\cdot \log(x+5)-\int \frac{1}{x+5}\cdot(x+5)dx$

　　　$\displaystyle =(x+5)\log(x+5)-\int dx=(x+5)\log(x+5)-x+C$

問題 1．次の不定積分を求めなさい．

(1)　$\displaystyle\int(x+2)e^x dx$　　(2)　$\displaystyle\int x\cos 2x dx$　　(3)　$\displaystyle\int(3x-2)(x-1)^5 dx$

(4)　$\displaystyle\int xe^{2x}dx$　　(5)　$\displaystyle\int \log(3x+2)dx$

積分の公式を再度列記しておく．

1．$\int e^{ax}dx = \dfrac{1}{a}e^{ax} + C$ 　　2．$\int a^x dx = \dfrac{1}{\log_e a}\cdot a^x + C$

3．$\int \log_e x\, dx = x\log_e x - x + C$

4．$\int \sqrt[n]{ax+b}\, dx = \dfrac{n}{(n+1)}\cdot \dfrac{1}{a}(ax+b)^{\frac{n+1}{n}} + C$

5．$\int \sin x\, dx = -\cos x + C$

6．$\int \cos x\, dx = \sin x + C$

7．$\int \sin^2 x\, dx = -\dfrac{1}{4}\sin 2x + \dfrac{1}{2}x + C$

8．$\int \cos^2 x\, dx = \dfrac{1}{4}\sin 2x + \dfrac{1}{2}x + C$

9．$\int \tan^2 x\, dx = \tan x - x + C$

6・3　定積分の計算

6・3・1　区分求積法

(1) $\int_0^1 f(x)dx = \lim\limits_{n\to\infty}\sum\limits_{k=1}^{n} f\left(\dfrac{k}{n}\right)\cdot\dfrac{1}{n}$ ……で定積分を決める．

【例題 6-13】 $y=x^2$, $y=0$, $x=1$ で囲まれた部分の面積を求めなさい（図6・2）．

【解】 区間 $0 \leqq x \leqq 1$ を n 等分するとその一つの幅は $k=\dfrac{1}{n}$（$n=0, 1, 2, \cdots n-1$）で，その値は 0, k^2, $(2k)^2$, $\cdots\{(n-1)k\}^2$ である．故に，その面積は

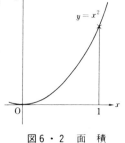

図6・2　面　積

6・3 定積分の計算

$$S_n = k\{0^2 + k^2 + (2k)^2 + \cdots\cdots + (n-1)^2 k^2\}$$
$$= k^3\{0^2 + 1^2 + \cdots\cdots + (n-1)^2\} = k^3 \cdot \frac{1}{6}(n-1)\cdot n\cdot(2n-1)$$

同様に，1，2，3，……n の点における値は k^2, $(2k)^2$, ……$(nk)^2$ である．故に，その面積 S'_n は

$$S'_n = k\{k^2 + (2k)^2 + \cdots\cdots + (nk)^2\} = k^3 \cdot \frac{1}{6}\cdot n(n+1)(2n+1)$$

$$\therefore \quad S = \lim_{n\to\infty} S_n = \lim_{n\to\infty} S'_n = \lim_{n\to\infty}\frac{1}{n^3}\frac{1}{6}(n-1)\cdot n(2n-1) = \frac{2}{6}$$

$$\therefore \quad S = \frac{1}{3}$$

6・3・2 定積分

いま，$y=f(x)$ が区間 $[a, b]$ で x 軸の上側にある．a, b の間を n 個の部分に分け，それぞれの長さを $\varDelta x_1$, $\varDelta x_2$, ……$\varDelta x_n$ とする．各部分に適当に一つずつ点 x_1, x_2, ……x_n をとると n 個の部分の面積が求められる．それを S_n とすれば

$$S_n = f(x_1)\varDelta x_1 + f(x_2)\varDelta x_2 + \cdots\cdots + f(x_n)\varDelta x_n$$
$$= \sum_{i=1}^{n} f(x_i)\cdot \varDelta x_i$$
$$S = \lim_{n\to\infty} S_n = \lim_{n\to\infty}\sum_{i=1}^{n} f(x_i)\cdot \varDelta x_i$$
$$\therefore \quad S = \int_a^b f(x)dx$$

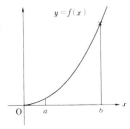

図6・3 定積分と面積

この極限値を関数 $f(x)$ の区間 $[a, b]$ における定積分といい，

$$\int_a^b f(x)dx$$

で表す．b を上限，a を下限という（図6・3）．

$$a<b \text{ のとき } \quad \int_a^b f(x)dx = -\int_b^a f(x)dx$$

$a = b$ のとき $\int_a^b f(x)dx = 0$

【例題 6-14】 底面積の半径を r, 高さ h の直円錐の体積を求めなさい.

【解】 高さ h を n 等分するとその 1 つは $\dfrac{h}{n}$ で, 半径は $\left(\dfrac{1}{n}\right)r$, $\left(\dfrac{2}{n}\right)r$, ……$\left(\dfrac{n}{n}\right)r$ である(図 6・4). 部分和 V_n は

$$V_n = \pi\left(\frac{r}{n}\right)^2 \frac{h}{n} + \pi\left(\frac{2r}{n}\right)^2 \frac{h}{n} + \cdots + \pi\left(\frac{nr}{n}\right)^2 \frac{h}{n}$$

$$= \frac{\pi r^2 h}{n^3}(1^2 + 2^2 + \cdots + n^2)$$

$$= \frac{\pi r^2 h}{n^3} \cdot \frac{1}{6} n(n+1)(2n+1)$$

$$\therefore \quad V = \lim_{n \to \infty} V_n = \frac{1}{3}\pi r^2 h$$

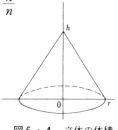

図 6・4 立体の体積

【例題 6-15】 $\displaystyle\lim_{n \to \infty}\frac{1}{n^4}(1^3 + 2^3 + \cdots + n^3)$ を求めなさい.

【解】 $S_n = \dfrac{1}{n^4}(1^3 + 2^3 + \cdots + n^3) = \left(\dfrac{1}{n}\right)^3 \dfrac{1}{n} + \left(\dfrac{2}{n}\right)^3 \dfrac{1}{n} + \cdots + \left(\dfrac{n}{n}\right)^3 \dfrac{1}{n}$

$$\therefore \quad S = \lim_{n \to \infty}\sum_{i=1}^{n} f(x_i) \cdot \Delta x_i = \int_0^1 x^3 dx = \left[\frac{1}{4}x^4\right]_0^1 = \frac{1}{4}$$

6・3・3 定積分の性質

$$\int_a^b f(x)dx = \Big[F(x)\Big]_a^b = F(b) - F(a)$$

ここで, $f(x)$ の不定積分を $F(x)$ とした.

(1) $\displaystyle\int_a^b kf(x)dx = k\int_a^b f(x)dx$ (k は定数)

(2) $\displaystyle\int_a^b \{f(x) \pm g(x)\}dx = \int_a^b f(x)dx \pm \int_a^b g(x)dx$

(3) $\displaystyle\int_a^a f(x)dx = 0$

(4) $\displaystyle\int_a^b f(x)dx = -\int_b^a f(x)dx$

6・3 定積分の計算

(5) $\displaystyle\int_a^b f(x)dx = \int_a^c f(x)dx + \int_c^b f(x)dx$

(6) n が偶数のとき $\displaystyle\int_{-a}^a x^n dx = 2\int_0^a x^n dx$

n が奇数のとき $\displaystyle\int_{-a}^a x^n dx = 0$

【例題 6 -16】 次の計算をしなさい.

(1) $\displaystyle\int_0^1 2x^3 dx$ (2) $\displaystyle\int_1^2 \sqrt[3]{x}\, dx$

【解】 (1) $\displaystyle\int_0^1 2x^3 dx = 2\int_0^1 x^3 dx = 2\cdot\left[\frac{1}{4}x^4\right]_0^1 = 2\left\{\frac{1}{4}(1^4 - 0^4)\right\} = \frac{1}{2}$

(2) $\displaystyle\int_1^2 \sqrt[3]{x}\, dx = \frac{3}{4}\left[x^{\frac{4}{3}}\right]_1^2 = \frac{3}{4}\left(2^{\frac{4}{3}} - 1^{\frac{4}{3}}\right) = \frac{3}{4}(\sqrt[3]{16} - 1)$

問題 1．次の定積分を求めなさい.

(1) $\displaystyle\int_0^2 (4x-1)\,dx$ (2) $\displaystyle\int_{-1}^1 x^2 dx$ (3) $\displaystyle\int_2^3 \sqrt{x+2}\, dx$

(4) $\displaystyle\int_{-1}^1 |x|\, dx$ (5) $\displaystyle\int_1^2 \frac{1}{x+1}\, dx$ (6) $\displaystyle\int_0^1 e^{2x} dx$

6・3・4 定積分の置換積分

$\displaystyle\int f(x)dx = F(x)$ とする. また, $x = g(t)$, $g(\alpha) = a$, $g(\beta) = b$ とし, x が a から b まで単調に変わるとき t が α から β まで変化する.

$$\int_\alpha^\beta f\{g(t)\}\cdot g'(t)dt = \left[F\{g(t)\}\right]_\alpha^\beta = F\{g(\beta)\} - F\{g(\alpha)\}$$

$$= F(b) - F(a)$$

$$\therefore\quad \int_a^b f(x)dx = \int_\alpha^\beta f\{g(t)\}\, g'(t)dt$$

【例題 6 -17】 $\displaystyle\int_0^1 (2x-1)^2 dx$ を求めなさい.

【解】 $2x-1 = t$ とおくと, $2dx = dt$ $\therefore$ $dx = \dfrac{1}{2}dt$ かつ, $x \to 0\sim 1$,

$t \to -1\sim 1$

$$\therefore \int_0^1 (2x-1)^2 dx = \int_{-1}^1 \frac{1}{2} t^2 dt = \frac{1}{6}\Big[t^3\Big]_{-1}^1 = \frac{1}{3}$$

【例題 6-18】 $\int_0^r \sqrt{r^2-x^2}\,dx$ の値を求めなさい．$(r>0)$ （図 6・5）

【解】 $x = r\sin t$ とおくと $dx = r\cos t dt$

$x = 0$ のとき，$t = 0$

$x = r$ のとき $t = \dfrac{\pi}{2}$

t の区間 $\left[0, \dfrac{\pi}{2}\right]$ において，$\cos t > 0$

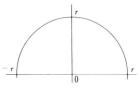

図 6・5　円の面積

$$\sqrt{r^2-x^2} = \sqrt{r^2 - r^2\sin^2 t} = \sqrt{r^2\cos^2 t} = r\cos t$$

$$\therefore \int_0^r \sqrt{r^2-x^2}\,dx = \int_0^{\frac{\pi}{2}} r\cos t \cdot r \cdot \cos t\,dt = r^2 \int_0^{\frac{\pi}{2}} \cos^2 t\,dt$$

$$= r^2 \int_0^{\frac{\pi}{2}} \frac{1+\cos 2t}{2}\,dt = \frac{r^2}{2}\left[t + \frac{\sin 2t}{2}\right]_0^{\frac{\pi}{2}} = \frac{\pi r^2}{4}$$

$$\therefore \int_0^r \sqrt{r^2-x^2}\,dx = \frac{\pi r^2}{4}$$

$$\therefore \text{円の面積は } S = 4\int_0^r \sqrt{r^2-x^2}\,dx = 4 \times \frac{\pi r^2}{4} = \pi r^2$$

問題 1．次の定積分を求めなさい．

(1) $\int_0^1 \sqrt{1-x^2}\,dx$　　(2) $\int_1^3 \sqrt{x+1}\,dx$　　(3) $\int_0^2 (2x-x^2)\,dx$

(4) $\int_{\sqrt{2}}^{\sqrt{3}} 2x\sqrt{x^2-1}\,dx$　　(5) $\int_2^3 \dfrac{1}{x(x+3)}\,dx$

【例題 6-19】 $\int_0^{\frac{\pi}{4}} \cos 2x\,dx$ を求めなさい．

【解】 $\int_0^{\frac{\pi}{4}} \cos 2x\,dx = \left[\dfrac{1}{2}\sin 2x\right]_0^{\frac{\pi}{4}} = \dfrac{1}{2}\sin 2 \cdot \dfrac{\pi}{4} - \dfrac{1}{2}\sin 2\cdot 0 = \dfrac{1}{2}\sin\dfrac{\pi}{2}$

$= \dfrac{1}{2} \times 1 = \dfrac{1}{2}$

問題 2．次の定積分を求めなさい．

(1) $\int_0^{\frac{\pi}{4}} \sin x\,dx$　　(2) $\int_0^{\frac{\pi}{2}} \cos x\,dx$

(3) $\int_0^{\frac{\pi}{2}} \sin 2x \, dx$ (4) $\int_0^{\pi} \sin 3x \cos 2x \, dx$

(5) $\int_0^{\frac{\pi}{2}} \sin^2 x \, dx$

(注意1) $f(x)$ が偶関数のとき $\int_{-a}^{a} f(x) \, dx = 2 \int_0^a f(x) \, dx$

$f(x)$ が奇関数のとき $\int_{-a}^{a} f(x) \, dx = 0$

(注意2) $\int_{-1}^{1} \frac{1}{x^2} dx$ は求めることができない．

[-1, 1] 内で，$x = 0$ で不連続である．

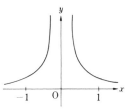

図 6・6 $\frac{1}{x^2}$ と積分

6・3・5 定積分の部分積分

$$\int_a^b f(x) g'(x) dx = \Big[f(x) \cdot g(x) \Big]_a^b - \int_a^b f'(x) \cdot g(x) dx$$

【例題 6-20】 $\int_0^{\frac{\pi}{2}} x \sin x \, dx$ の値を求めなさい．

【解】 $\int_0^{\frac{\pi}{2}} x \sin x \, dx = \Big[-x \cdot \cos x \Big]_0^{\frac{\pi}{2}} - \int_0^{\frac{\pi}{2}} (-\cos x) dx = 1$

問題 1．次の定積分の値を求めなさい．

(1) $\int_0^{\frac{\pi}{2}} x \cos x \, dx$ (2) $\int_1^2 \log x \, dx$ (3) $\int_1^2 x \log x \, dx$

(4) $\int_0^1 x e^x \, dx$ (5) $\int_0^{\pi} x \sin x \, dx$

6・3・6 指数関数の定積分

【例題 6-21】 $\int_a^b e^{-\lambda x} dx = \Big[-\frac{1}{\lambda} e^{-\lambda x} \Big]_a^b = \frac{1}{\lambda} (e^{-\lambda a} - e^{-\lambda b})$ を使って

$\int_0^{\infty} N_0 e^{-\lambda t} dt$ を計算しなさい（$\lambda > 0$）．

【解】 $\int_0^{\infty} N_0 e^{-\lambda t} dt = \Big[-\frac{N_0}{\lambda} e^{-\lambda t} \Big]_0^{\infty} = \frac{N_0}{\lambda}$

この式は図6・7のような面積を表している．平均寿命 τ とは $\lambda\tau=1$ となる．半減期との関係は

$$N_0 \cdot 1.44\, T = \frac{N_0}{\lambda}$$

である．

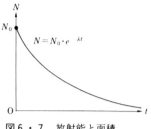

図6・7　放射能と面積

問題 1． 次の定積分を求めなさい．

(1) $\displaystyle\int_0^\infty e^{-2x}dx$　　(2) $\displaystyle\int_0^\infty e^{-\frac{1}{3}t}dt$　　(3) $\displaystyle\int_0^\infty e^{-\lambda t}dt$　　(4) $\displaystyle\int_0^\infty xe^{-x}dx$

このような積分は広義積分といわれるもので，いろいろな所に出てくる．

$$\int_0^\infty e^{-\lambda t}dt = \lim_{n\to\infty}\int_0^n e^{-\lambda t}dt = \lim_{n\to\infty}\left[-\frac{1}{\lambda}e^{-\lambda t}\right]_0^n$$

$$= \lim_{n\to\infty}\left(-\frac{1}{\lambda}e^{-\lambda n}+\frac{1}{\lambda}e^{-\lambda\cdot 0}\right)$$

ここで $\displaystyle\lim_{n\to\infty}e^{-\lambda n}=e^{-\infty}=0,\ e^0=1\ (\lambda>0)$ であるから

$$\int_0^\infty e^{-\lambda t}dt = -\frac{1}{\lambda}e^{-\infty}+\frac{1}{\lambda}e^0 = \frac{1}{\lambda}$$

【例題 6-22】 ラジオアイソトープ（RI）が毎秒放出する放射線の数は，N_0 を初めの数とすれば，次式で表される（$\lambda>0$）．

$$N = N_0 e^{-\lambda t}$$

t 秒間に放出される放射線の総数を求めなさい．

【解】 $\displaystyle\int_0^t N_0 e^{-\lambda t}dt = -\frac{N_0}{\lambda}\left[e^{-\lambda t}\right]_0^t = \frac{N_0}{\lambda}(1-e^{-\lambda t})$

【例題 6-23】 ラジオアイソトープから一定の距離の所にいる人が毎秒被曝する放射線の量 D は，RI が毎秒放出する放射線の数に比例し，次の式で表わされる．

$$D = KN = KN_0 e^{-\lambda t}$$

(1) 時間 t_1 から t_2 までの間に被曝する積算値線量を求めなさい．

(2) 0 から ∞ までの積算値線量を求めなさい．

【解】 (1) $\int_{t_1}^{t_2} D dt = \left[-\frac{KN_0}{\lambda} \cdot e^{-\lambda t} \right]_{t_1}^{t_2} = \frac{KN_0}{\lambda}(e^{-\lambda t_1} - e^{-\lambda t_2})$

(2) $\int_0^\infty D dt = KN_0 \int_0^\infty e^{-\lambda t} dt = \frac{KN_0}{\lambda}$

【例題 6-24】 ラジオアイソトープの半減期が長い時放射能の強さはほぼ一定である．この時，人が毎秒被曝する線量は線源からの距離の2乗に反比例し，次の式で表される（K は定数）．

$$D = \frac{K}{r^2}$$

線源からの距離が時間 t の関数として $r_0 + kt$ 表されるとき 0 から ∞ までの被曝線量を求めなさい．

【解】 $\int_0^\infty \frac{K}{(r_0+kt)^2} dt = \left[-\frac{K}{k} \cdot \frac{1}{r_0+kt} \right]_0^\infty = \frac{K}{kr_0}$

6・4 積分の応用

6・4・1 面 積

(1) $y=f(x)$, $y=g(x)$ と，$x=a$, $x=b$ で囲まれた面積（図 6・8）は

$$S = \int_a^b \{f(x) - g(x)\} dx$$

(2) $y=f(x)$ と x 軸の a, b で囲まれた部分の面積は

$$S = \int_a^b |f(x)| dx \ (a<b)$$

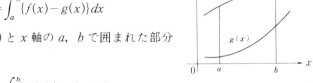

図 6・8 曲線にかこまれた面積

【例題 6-25】 $y=x(4-x)$ と x 軸とで囲まれた面積を求めなさい．

【解】 $S = \int_0^4 x(4-x) dx = \int_0^4 (4x - x^2) dx = \left[2x^2 - \frac{x^3}{3} \right]_0^4 = \frac{32}{3}$

(3) $x=f(y)$ と y 軸の c と d で囲まれた面積は

$$S=\int_c^d f(y)dy \quad (c<d)$$

【例題 6-26】 $y=\log x$ と x 軸, y 軸及び $y=1$ で囲まれた部分の面積を求めなさい（図 6・9）．

【解】 $y=\log x \longrightarrow x=e^y$

$$\therefore \quad S=\int_0^1 e^y dy$$
$$=\left[e^y\right]_0^1$$
$$=e-1$$

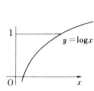
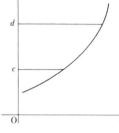

図 6・9 $y=\log x$ と面積

|問題| 1．次の二つの曲線によって囲まれた面積を求めなさい．

(1) $y=x^2$, $y=x$ (2) $y=x+2$, $y=x^2$ (3) $y^2=x$, $y=x^2$

(4) $y=x^2-1$, x 軸と $-1 \leqq x \leqq 1$ (5) $y=e^{-x}$ と x 軸と $0 \leqq x \leqq 1$

【例題 6-27】 楕円 $\dfrac{x^2}{a^2}+\dfrac{y^2}{b^2}=1 \ (0<b<a)$ の面積を求めなさい（図 6・10）．

【解】 y について解くと, $y=\dfrac{b}{a}\sqrt{a^2-x^2}$

$$\therefore \quad \frac{1}{4}S=\int_0^a \frac{b}{a}\sqrt{a^2-x^2}\,dx$$

ここで, $\displaystyle\int_0^a \sqrt{a^2-x^2}\,dx=\dfrac{\pi a^2}{4}$

$$\therefore \quad S=4\int_0^a \frac{b}{a}\sqrt{a^2-x^2}\,dx=4\cdot\frac{b}{a}\cdot\frac{\pi a^2}{4}=\pi ab$$

【例題 6-28】 $x=a\cos\theta$, $y=b\sin\theta \ (0<b<a)$ で表される楕円の面積を求めなさい．

【解】 $\displaystyle S=\int_0^a 4\cdot y\,dx$

$x=a\cos\theta \quad \therefore \quad dx=-a\sin\theta\,d\theta$

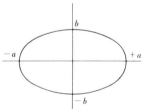

図 6・10 楕 円

$x \longrightarrow 0 \sim a$

$\theta \longrightarrow \dfrac{\pi}{2} \sim 0$

$\therefore \ S = \displaystyle\int_{\frac{\pi}{2}}^{0} 4 \cdot b\sin\theta \cdot (-a\sin\theta)\,d\theta$

$= 4ab \displaystyle\int_{\frac{\pi}{2}}^{0} (-\sin^2\theta)d\theta = 4ab \int_{0}^{\frac{\pi}{2}} \sin^2\theta\, d\theta$

$= 2ab \left[\theta - \dfrac{\sin 2\theta}{2} \right]_{0}^{\frac{\pi}{2}} = \pi ab$

(1) 媒介変数で表された曲線の面積

$$S = \int_{a}^{b} y\,dx = \int_{\alpha}^{\beta} g(t) \cdot f'(t)\,dt \quad f(\alpha)=a,\ f(\beta)=b$$

【例題 6-29】 サイクロイド曲線と x 軸で囲まれた面積を求めなさい．

【解】 $\begin{cases} x = a(t - \sin t) \\ y = a(1 - \cos t) \end{cases} \quad (a > 0)$

$x \longrightarrow 0 \sim 2\pi a$

$t \longrightarrow 0 \sim 2\pi$

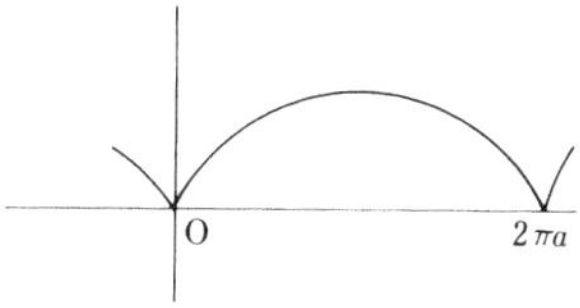

図 6・11 サイクロイド曲線

$S = \displaystyle\int_{0}^{2\pi a} y\,dx = \int_{0}^{2\pi} a(1-\cos t)\cdot a(1-\cos t)\,dt$

$= a^2 \displaystyle\int_{0}^{2\pi} (1 - 2\cos t + \cos^2 t)\,dt$

$= a^2 \left[\dfrac{3}{2}t - 2\sin t + \dfrac{1}{4}\sin 2t \right]_{0}^{2\pi} = 3\pi a^2$

【例題 6-30】 半径 r の円の面積を求めなさい（図 6・12）．

【解】 図 6・12 で，$x : 0 \sim r$ まで，θ について $0 \sim 2\pi$ まで積分する．

$S = \displaystyle\int_{0}^{2\pi} \int_{0}^{r} x\,dx \cdot d\theta = \int_{0}^{2\pi} d\theta \cdot \int_{0}^{r} x\,dx$

$= \left[\theta \right]_{0}^{2\pi} \cdot \left[\dfrac{1}{2}x^2 \right]_{0}^{r}$

$= \pi r^2$

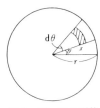

図 6・12 円の面積

【例題 6-31】 図 6・13 ののように O を中心とした円錐（半径 r）で切りと

ったとき，この球の表面積を求めなさい．

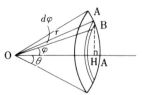

図6・13 放射能のひろがり

【解】 AB=$r\cdot d\varphi$　AH=OA·$\sin\varphi$

∴ AH=$r\sin\varphi$

従って，帯状の面積は $\overset{\frown}{AB}\times 2\pi r\cdot\sin\varphi$

$=rd\varphi\cdot 2\pi r\sin\varphi=2\pi r^2\sin\varphi\cdot d\varphi$

∴ $S=\int_0^{\frac{\theta}{2}}2\pi r^2\cdot\sin\varphi d\varphi=2\pi r^2\left(1-\cos\frac{\theta}{2}\right)$

ここで，$\theta=2\pi$ とおくと　$S=4\pi r^2$

4π は全立体角である．全放射線のうち測定器にはいるものとはいらないものの割合は立体角をΩ，検出管の半径をR，線源からの距離をrとすると（図6・13）

$\dfrac{\Omega}{4\pi}=\dfrac{1-\cos\dfrac{\theta}{2}}{2}=\sin^2\dfrac{\theta}{4}$, $\sin\dfrac{\theta}{2}=\dfrac{R}{r}\fallingdotseq\dfrac{\theta}{2}$　∴ $\Omega=4\pi\cdot\sin^2\dfrac{\theta}{4}\fallingdotseq 4\pi\left(\dfrac{\theta}{4}\right)^2$　∴ $\Omega\fallingdotseq\pi\cdot\dfrac{R^2}{r^2}=\dfrac{\pi R^2}{r^2}$

6・4・2 回転体の体積

$y=f(x)$ を x 軸のまわりに回転してできる回転体の体積を求める．x 軸に垂直な面で切るとその切り口は半径 $f(x)$ の円である．故に，切り口の面積 $S(x)$ は

$S(x)=\pi\{f(x)\}^2$

である（図6・14）．また，体積 V は

$$V=\int_a^b S(x)dx=\int_a^b\pi\{f(x)\}^2 dx$$

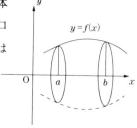

図6・14 体　積

【例題6-32】 半径 r の球の体積を求めなさい．

【解】 $x^2+y^2=r^2$　∴ $y=\sqrt{r^2-x^2}$

∴ $V=\pi\int_{-r}^r(\sqrt{r^2-x^2})^2 dx=2\pi\int_0^r(r^2-x^2)dx$

$=2\pi\left[r^2 x-\dfrac{x^3}{3}\right]_0^r=2\pi\left(r^3-\dfrac{r^3}{3}\right)$

$$\therefore \quad V = \frac{4}{3}\pi r^3$$

問題 1. 次の式を x 軸のまわりに回転してできる立体の体積を求めなさい.

(1) $y=x$ $(0 \leqq x \leqq 1)$ (2) $y=\sin x$ $(0 \leqq x \leqq \pi)$

(3) $y=\sqrt{x}$ $(0 \leqq x \leqq 1)$ (4) $y=1$ $(-1 \leqq x \leqq 1)$

(5) $x^2+(y-2)^2=1^2$

6・4・3 速度と加速度

直線上を運動している質点がある. t 秒後における物体の位置を x とし, そのときの速度を v とする.

$$v = \frac{dx}{dt}$$

である. 従って

$$x = \int_0^t v \, dt$$

また, このとき加速度を α とすれば

$$\frac{dv}{dt} = \alpha$$

であるから

$$v = \int_0^t \alpha \, dt + C$$

$t=0$ における速度を v_0 とすると $C=v_0$ である.

【例題 6-33】 初速度 40 m/ 秒の速さで水平面から真上に投げ上げた物体の t 秒後における速度を求めなさい. また, 投げ上げてから何秒後にどの高さまで上がって落ちはじめるかを求めなさい. 重力加速度は -10 m/ 秒^2 とする.

【解】 t 秒後における速度は $\quad v = \int_0^t (-10) \, dt + 40$

$$\therefore \quad v = 40 - 10t$$

最高点では $v=0$ である.

$$40 - 10t = 0 \quad \therefore \quad t = 4 \text{（秒）}$$

故に，そのときの高さ h は

$$h = \int_0^4 (40-10t)dt = \left[40t - 5t^2\right]_0^4 = 80 \,(\text{m})$$

問題 1. 初速度 20 m/秒の速さで真上に投げ上げたとき，最高点の高さはいくらになるかを求めなさい．ただし，$g = -10\text{m/s}^2$ とする．

問題 2. 等式 $f(x) = x^2 - 2x + \dfrac{2}{3}\int_0^1 f(x)dx$ が成りたつ $f(x)$ を求めよ．

6・4・4 曲線の長さ (図6・15)

(1) $L = \lim\limits_{n\to\infty} l_n = \lim\limits_{n\to\infty} \sum\limits_{i=1}^{n}\sqrt{1+\{f'(x_i)\}^2} \cdot \Delta x_i$

$= \int_a^b \sqrt{1+\{f'(x)\}^2}\,dx$

$= \int_a^b \sqrt{1+\left(\dfrac{dy}{dx}\right)^2}\,dx$

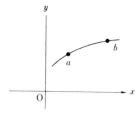

図6・15 曲線の長さ

(2) 曲線が $x = f(t)$, $y = g(t)$ で与えられたとき (α から β まで t が変わるとする)

$$L = \int_\alpha^\beta \sqrt{\left(\dfrac{dx}{dt}\right)^2 + \left(\dfrac{dy}{dt}\right)^2}\,dt$$

(3) 曲線が $r = f(\theta)$, $\alpha \le \theta \le \beta$ で与えられたとき

$$L = \int_\alpha^\beta \sqrt{r^2 + \left(\dfrac{dr}{d\theta}\right)^2}\,d\theta = \int_\alpha^\beta \sqrt{\{f(\theta)\}^2 + \{f'(\theta)\}^2}\,d\theta$$

【例題 6-34】 $9y^2 = 4x^3$ ($0 < x < 1$) の部分の曲線の長さを求めなさい．

【解】 y について解くと $y^2 = \dfrac{4}{9}x^3$ $\quad\therefore\quad y = \dfrac{2}{3}x^{\frac{3}{2}}$

この曲線の $0 < x < 1$ の部分の長さを 2 倍するとよい．

$y' = x^{\frac{1}{2}}$ であるから

$$L = 2\int_0^1 \sqrt{1+(y')^2}\,dx = 2\int_0^1 \sqrt{1+x}\,dx = 2\left[\dfrac{2}{3}(1+x)^{\frac{3}{2}}\right]_0^1$$

$$= \dfrac{4}{3}\left[(1+x)^{\frac{3}{2}}\right]_0^1 = \dfrac{4}{3}(2\sqrt{2}-1)$$

6・4 積分の応用

問題 1. 次の曲線の長さを求めなさい．

(1) $y=\dfrac{1}{2}(e^x+e^{-x})$ の $-1\leq x\leq 1$ の部分

(2) 平面上を動く点 P の座標 (x, y) が $x=2t^3$, $y=3t^2$ とする．動き出してから 1 秒間に動く道のり．

(3) $x=a(t-\sin t)$, $y=a(1-\cos t)$ $(0\leq t\leq 2\pi)$ の部分

(4) $x=a\cos^3 t$, $y=a\sin^3 t$ の全長

6・4・5 数値積分

(1) 台形公式（図 6・16）

$$S=\int_a^b f(x)dx=\dfrac{h}{2}(y_0+2(y_1+y_2+\cdots\cdots+y_{n-1})+y_n)$$

$h=\dfrac{b-a}{n}$

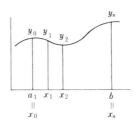

図 6・16 台形公式

(2) シンプソン公式（図 6・17）

$$S=\dfrac{h}{3}\{y_0+y_{2n}+4(y_1+y_3+\cdots\cdots+y_{n-1})+2(y_2+y_4+\cdots\cdots+y_{2n-2})\}$$

$h=\dfrac{b-a}{2n}$

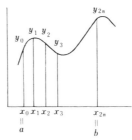

図 6・17 シンプソンの公式

【例題 6-35】 $\displaystyle\int_0^1 \dfrac{1}{1+x}dx$ について，数値積分を行う．

第6章　積分法

$[0, 1]$ を10等分してシンプソンの公式を使い求める.

【解】　$h = \dfrac{b-a}{2n} = \dfrac{1-0}{2\times 5} = \dfrac{1}{10}$

y_0	y_1	y_2	y_3	y_4	y_5
$\dfrac{1}{1+\dfrac{0}{10}}$	$\dfrac{1}{1+\dfrac{1}{10}}$	$\dfrac{1}{1+\dfrac{2}{10}}$	$\dfrac{1}{1+\dfrac{3}{10}}$	$\dfrac{1}{1+\dfrac{4}{10}}$	$\dfrac{1}{1+\dfrac{5}{10}}$

y_6	y_7	y_8	y_9	y_{10}
$\dfrac{1}{1+\dfrac{6}{10}}$	$\dfrac{1}{1+\dfrac{7}{10}}$	$\dfrac{1}{1+\dfrac{8}{10}}$	$\dfrac{1}{1+\dfrac{9}{10}}$	$\dfrac{1}{1+\dfrac{10}{10}}$

x_1	x_2	x_3	x_4	x_5	x_6	x_7	x_8	x_9	x_{10}
$\dfrac{0}{10}$	$\dfrac{1}{10}$	$\dfrac{2}{10}$	$\dfrac{3}{10}$	$\dfrac{4}{10}$	$\dfrac{5}{10}$	$\dfrac{6}{10}$	$\dfrac{7}{10}$	$\dfrac{8}{10}$	$\dfrac{9}{10}$

$y_0 = \dfrac{1}{1+\dfrac{0}{10}} = \dfrac{1}{1} = 1$ 　　$y_1 = \dfrac{1}{1+\dfrac{1}{10}} = 0.90909$ 　　$y_2 = \dfrac{1}{1+\dfrac{2}{10}} = 0.83333$

$y_{10} = \dfrac{1}{1+\dfrac{10}{10}} = \dfrac{1}{2}$ 　　$y_3 = \dfrac{1}{1+\dfrac{3}{10}} = 0.76923$ 　　$y_4 = \dfrac{1}{1+\dfrac{4}{10}} = 0.71428$

$y_5 = \dfrac{1}{1+\dfrac{5}{10}} = 0.66666$ 　　$y_6 = \dfrac{1}{1+\dfrac{6}{10}} = 0.62500$

$y_7 = \dfrac{1}{1+\dfrac{7}{10}} = 0.58823$ 　　$y_8 = \dfrac{1}{1+\dfrac{8}{10}} = 0.55555$

$y_9 = \dfrac{1}{1+\dfrac{9}{10}} = 0.52631$

合計　$\sum_a = 1.50000$ 　　　　$\sum_b = 3.45952$ 　　　　$\sum_c = 2.72816$

$\underline{\hspace{3cm} \times 4}$ 　　　$\underline{\hspace{3cm} \times 2}$

$4\sum_b = 13.83809$ 　　$2\sum_c = 5.45632$

$\displaystyle\int_0^1 \dfrac{1}{1+x}\,dx = \dfrac{1}{3}\times\dfrac{1}{10}\{1.50000 + 13.83809 + 5.45632\} = 0.693147$

練習問題

練 習 問 題

1．次の不定積分を求めなさい．

(1) $\displaystyle\int(2x+1)\sqrt{x+1}\,dx$　　(2) $\displaystyle\int 10x(x^2+1)^4\,dx$

(3) $\displaystyle\int e^x(e^x-1)^2\,dx$　　(4) $\displaystyle\int \log(x+3)\,dx$

(5) $\displaystyle\int\sin 2x\cos 3x\,dx$　　(6) $\displaystyle\int\sin x\cdot\sin 3x\,dx$

(7) $\displaystyle\int x\sin 3x\,dx$　　(8) $\displaystyle\int e^x\cos x\,dx$

(9) $\displaystyle\int(x-5)e^x\,dx$　　(10) $\displaystyle\int\tan^2 x\,dx$

2．次の定積分を求めなさい．

(1) $\displaystyle\int_0^1(1-x)\,dx$　　(2) $\displaystyle\int_0^\pi\sin 4x\cos 2x\,dx$

(3) $\displaystyle\int_1^2\log(x+2)\,dx$　　(4) $\displaystyle\int_1^2(\sqrt{x+1}-\sqrt{x})\,dx$

(5) $\displaystyle\int_{-1}^1\sqrt{1-x^2}\,dx$

3．次の積分を公式を使って求めなさい．

(1) $\displaystyle\int x^{10}\,dx$　　(2) $\displaystyle\int(x+2)^8\,dx$　　(3) $\displaystyle\int\frac{dx}{x+1}$

(4) $\displaystyle\int e^{x-1}\,dx$　　(5) $\displaystyle\int\frac{dx}{\sqrt{2^2-x^2}}$　　(6) $\displaystyle\int\frac{dx}{1+x^2}$

(7) $\displaystyle\int\frac{2x}{1+x^2}\,dx$　　(8) $\displaystyle\int\frac{x^3}{x^2-1}\,dx$　　(9) $\displaystyle\int\frac{1}{x(x-1)}\,dx$

(10) $\displaystyle\int\frac{3x^2-1}{x^3-x-2}\,dx$

■解　答

6・1・3　**1.** (1) $\dfrac{5}{4}x^4+C$　　(2) $-\dfrac{1}{3x^3}+C$　　(3) $2x^{\frac{3}{2}}+C=2x\sqrt{x}+C$

第 6 章　積分法

(4) $3\log|x|+C$　　(5) $\dfrac{1}{4}e^{4x}+C$　　(6) $2x^{\frac{1}{2}}+C=2\sqrt{x}+C$

2. (1) $\dfrac{1}{12}(2x+3)^6+C$　　(2) $\dfrac{1}{28}(4x+1)^7+C$　　(3) $\dfrac{1}{4}e^{4x+3}+C$

(4) $\dfrac{1}{4}\log(4x-3)+C$　　(6) $\dfrac{1}{\log 3}\cdot 3^x+C$

3. (1) $\dfrac{2}{9}(3x+2)^{\frac{3}{2}}+C$　　(2) $\dfrac{1}{3}\tan(3x-2)+C$　　(3) $\sin^{-1}x+C$

(4) $\log(x^2-x+1)+C$　　(5) $\dfrac{1}{2}\log\dfrac{x-1}{x+1}+C$

6・1・4　**1.** (1) $\dfrac{1}{6}(x+3)^6+C$　　(2) $\dfrac{1}{21}(3x+2)^7+C$　　(3) $-\dfrac{1}{9}(3x$

$+4)^{-3}+C$　　(4) $\dfrac{1}{3}\log(3x-7)+C$　　(5) $2x+\dfrac{1}{2}\log(2x+1)+C$

2. (1) $\dfrac{1}{3}(x^2+1)^3+C$　　(2) $\log_e(x^2-2)+C$　　(3) $\dfrac{1}{3}(x^2-1)^{\frac{3}{2}}$

$+C$　　(4) $\dfrac{1}{3}\sin^3 x+C$　　(5) $-\log_e(\cos x)+C$　　(6) $\dfrac{1}{2}e^{x^2}$

$+C$　　(7) $\dfrac{-1}{e^x+1}+C$　　(8) $\dfrac{1}{4}(\log_e x)^2+C$　　(9) $\dfrac{1}{3}(e^x+3)^3$

$+C$　　(10) $\dfrac{1}{3}\cos^3 x-\cos x+C$

6・2・1　**1.** (1) $-\dfrac{1}{3}\cos\left(3x+\dfrac{\pi}{3}\right)+C$　　(2) $\dfrac{1}{4}\sin\left(4x+\dfrac{\pi}{5}\right)+C$　　(3)

$-4\cos\left(\dfrac{x}{4}+\dfrac{\pi}{4}\right)+C$　　(4) $2\tan x-\sin x+C$　　(5) $\dfrac{1}{5}\sin 5x-\dfrac{1}{2}$

$\cos 2x+C$

2. (1) $\dfrac{1}{3}\sin(3x-1)+C$　　(2) $-\dfrac{1}{2}\cos(2x+5)+C$　　(3) $\dfrac{3}{2}x$

$+\dfrac{1}{4}\sin 2x-2\sin x+C$　　(4) $-\dfrac{3}{4}\cos x+\dfrac{1}{12}\cos 3x+C$　　(5) 3

$\sin x+\tan x+C$　　(6) $x+\sin x+C$

3. (1) $-\dfrac{1}{14}\cos 7x+\dfrac{1}{2}\cos x+C$　　(2) $-\dfrac{1}{10}\cos 5x-\dfrac{1}{2}\cos x+C$

178

練習問題

(3) $\dfrac{1}{2}\sin x-\dfrac{1}{6}\sin 3x+C$　　(4) $-\dfrac{1}{18}\cos 9x-\dfrac{1}{6}\cos 3x+C$

(5) $\dfrac{1}{6}\sin 3x+\dfrac{1}{2}\sin x+C$

6・2・2　**1.** (1) $-\dfrac{1}{3}e^{-3t}+C$　　(2) $\dfrac{3^{2x-1}}{2\log 3}+C$　　(3) $\log(e^x+e^{-x})+C$

(4) $\dfrac{1}{2}(e^x+1)^2+C$　　(5) $\dfrac{1}{2}e^{2x}-e^x+x+C$

2. (1) $\dfrac{1}{2}e^{2x+5}+C$　　(2) e^x-x+C　　(3) $\dfrac{1}{2}e^{2x}-\dfrac{1}{2}e^{-2x}$

$+2x+C$　　(4) $\dfrac{1}{2}\log\dfrac{e^x-1}{e^x+1}+C$　　(5) $\dfrac{9^x}{\log 9}+\dfrac{2\cdot 3^x}{\log 3}+x+C$

6・2・3　**1.** (1) $\dfrac{1}{5}\log\dfrac{x-3}{x+2}+C$　　(2) $\log\dfrac{x}{x+1}+C$　　(3) $\dfrac{1}{4}\log\dfrac{x-2}{x+2}$

$+C$　　(4) $\dfrac{1}{5}\log\dfrac{x-2}{x+3}+C$　　(5) $\dfrac{1}{2}x^2-x+\log(x+1)+C$

6・2・4　**1.** (1) $(x+2)e^x-e^x+C$　　(2) $\dfrac{1}{2}x\sin 2x+\dfrac{1}{4}\cos 2x+C$

(3) $\dfrac{1}{6}(3x-2)(x-1)^6-\dfrac{1}{14}(x-1)^7+C$　　(4) $\dfrac{1}{2}xe^{2x}-\dfrac{1}{4}e^{2x}+C$

(5) $\left(x+\dfrac{2}{3}\right)\log(3x+2)-x+C$

6・3・3　**1.** (1) 6　　(2) $\dfrac{2}{3}$　　(3) $\dfrac{2}{3}(5\sqrt{5}-8)$　　(4) 1　　(5) $\log 3$

$-\log 2$　　(6) $\dfrac{1}{2}(e^2-1)$

6・3・4　**1.** (1) $\dfrac{\pi}{4}$　　(2) $\dfrac{4}{3}(2-\sqrt{2})$　　(3) $\dfrac{4}{3}$　　(4) $\dfrac{2}{3}(2\sqrt{2}-1)$

(5) $\dfrac{1}{3}\log\dfrac{5}{4}$

2. (1) $\dfrac{2-\sqrt{2}}{2}$　　(2) 1　　(3) 1　　(4) $\dfrac{6}{5}$　　(5) $\dfrac{\pi}{4}$

6・3・5　**1.** (1) $\dfrac{\pi}{2}-1$　　(2) $2\log_e 2-1$　　(3) $2\log 2-\dfrac{3}{4}$　　(4) 1　　(5) π

6・3・6　**1.** (1) $\dfrac{1}{2}\left(1-\dfrac{1}{e^2}\right)$　　(2) 3　　(3) $\dfrac{1}{3}$　　(4) 1

179

第6章　積分法

6・4・1　**1.** (1) $\dfrac{1}{6}$　(2) $\dfrac{9}{2}$　(3) $\dfrac{1}{3}$　(4) $\dfrac{4}{3}$　(5) $1-\dfrac{1}{e}$

6・4・2　**1.** (1) $\dfrac{\pi}{3}$　(2) $\dfrac{\pi^2}{2}$　(3) $\dfrac{\pi}{2}$　(4) 2π　(5) $4\pi^2$

6・4・3　**1.** 20 m　　**2.** $f(x)=x^2-2x+2$

6・4・4　**1.** (1) $e-e^{-1}$　(2) $2(2\sqrt{2}-1)$　(3) $8a$　(4) $6a$

練習問題の解答

1. (1) $\dfrac{2}{15}(x+1)(6x+1)\sqrt{x+1}+C$　　(2) $(x^2+1)^5+C$　　(3) $\dfrac{1}{3}(e^x$

$-1)^3+C$　(4) $(x+3)\log(x+3)-x+C$　(5) $\dfrac{1}{2}\cos x-\dfrac{1}{10}\cos 5x+C$

(6) $\dfrac{1}{4}\sin 2x-\dfrac{1}{8}\sin 4x+C$　(7) $\dfrac{1}{9}\sin 3x-\dfrac{1}{3}x\cos 3x+C$　(8) $\dfrac{1}{2}$

$e^x(\sin x+\cos x)+C$　　(9) $e^x(x-6)+C$　　(10) $\tan x-x+C$

2. (1) $\dfrac{1}{2}$　(2) 0　(3) $8\log 2-3\log 3-1$　(4) $2\sqrt{3}-\dfrac{8}{3}\sqrt{2}+\dfrac{2}{3}$

(5) $x=\sin t$ とおく． $dx=\cos t\,dt$　$-1\leqq x\leqq 1$ は $-\dfrac{\pi}{2}\leqq t\leqq\dfrac{\pi}{2}$ に対応

する．このとき $\cos t\geqq 0$ $\sqrt{1-x^2}=\sqrt{1-\sin^2 t}=\cos t$　$\therefore\displaystyle\int_{-1}^{1}\sqrt{1-x^2}\,dx$

$=\displaystyle\int_{-\frac{\pi}{2}}^{\frac{\pi}{2}}\cos^2 t\,dt=\int_{-\frac{\pi}{2}}^{\frac{\pi}{2}}\dfrac{1+\cos 2t}{2}\,dt=\dfrac{1}{2}\Big[t+\dfrac{1}{2}\sin 2t\Big]_{-\frac{\pi}{2}}^{\frac{\pi}{2}}=\dfrac{1}{2}\pi$

3. (1) $\dfrac{x^{11}}{11}+C$　(2) $\dfrac{(x+2)^9}{9}+C$　(3) $\log_e(x+1)+C$　(4) e^{x-1}

$+C$　(5) $\sin^{-1}\dfrac{x}{2}+C$　(6) $\tan^{-1}x+C$　(7) $\log_e(1+x^2)+C$　(8)

$\displaystyle\int\Big(x+\dfrac{x}{x^2-1}\Big)dx=\dfrac{1}{2}\Big(x^2+\log(x^2-1)\Big)+C$　(9) $\log\Big|\dfrac{x-1}{x}\Big|+C$　(10)

$\displaystyle\int\dfrac{(x^3-x-2)'}{(x^3-x-2)}dx=\log|x^3-x-2|+C$

第7章　微分方程式

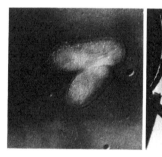
大腸菌

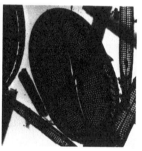
珪藻

第7章　微分方程式

7・1　微分方程式の解法

7・1・1　微分方程式

$y=ce^{-x}$ を x について微分すると　$\dfrac{dy}{dx}=-ce^{-x}$ である.

$$\therefore\quad \frac{dy}{dx}=-y \quad または \quad \frac{dy}{dx}+y=0 \quad (y'+y=0)$$

$y=r\cos\omega t+r\sin\omega t$ を x について微分すると

$$\frac{dy}{dx}=-r\omega\sin\omega t+r\omega\cos\omega t$$

$$\frac{d^2y}{dx^2}=-r\omega^2\cos\omega t-r\omega^2\sin\omega t=-\omega^2(r\cos\omega t+r\sin\omega t)$$

$$\therefore\quad \frac{d^2y}{dx^2}=-\omega^2y \quad または \quad \frac{d^2y}{dx^2}+\omega^2y=0 \quad (y''+\omega^2y=0)$$

このように $\dfrac{dy}{dx}$, $\dfrac{d^2y}{dx^2}$ を含む式を微分方程式という. 微分方程式をみたす関数を解といい, 解を求めることを微分方程式を解くという.

【例題 7-1】　$y=Ax^2$ から微分方程式をつくりなさい.

【解】　$\dfrac{dy}{dx}=2Ax$　$A=\dfrac{y}{x^2}$ であるから $\dfrac{dy}{dx}=2\cdot\dfrac{y}{x^2}\cdot x$

$$\therefore\quad \frac{dy}{dx}=\frac{2y}{x}$$

問題 1. 次の式から微分方程式をつくりなさい.

  (1)　$x^2+y^2=r^2$　 (2)　$I=I_0e^{-\mu x}$　 (3)　$xy=c$

  (4)　$y=ce^{2x}$　 (5)　$y=Ae^{-x}+Be^x$

(注)　(5)のように未知数が二つある場合は2回微分する.

(注)　微分方程式では積分定数 C を省略しない. $y''-y=0$ をみたす式は $y=Ae^{-x}+Be^x$ である.

7・1 微分方程式の解法

7・1・2 変数分離型微分方程式と解き方

$\dfrac{dy}{dx} = P(x) \cdot Q(y)$ の形の微分方程式（変数分離型）は x と y を分離することによって解を求めることができる．この式を変形して

$$\frac{dy}{Q(y)} = P(x)dx$$

$$\therefore \quad \int \frac{dy}{Q(y)} = \int P(x)dx + c$$

$\dfrac{dN}{dt} = -\lambda N$ （λ：定数，$t=0$ のとき $N=N_0$）の解き方の説明をしよう．

$$\frac{dN}{N} = -\lambda dt \qquad 積分して$$

$$\int \frac{dN}{N} = -\lambda \int dt + c$$

$$\therefore \quad \log_e N = -\lambda t + c$$

$$\therefore \quad N = e^{-\lambda t + c} = ce^{-\lambda t} \quad e^c \ をあらためて \ c \ とおいた．$$

ここで，$t=0$ のとき $N=N_0$ だから $\quad c = N_0$

$$\therefore \quad N = N_0 e^{-\lambda t}$$

この式は，放射性物質の放射能が時間とともに減弱してゆくときの式であり，指数関数減弱を表している．

【例題 7 − 2 】 $\dfrac{dy}{dx} = \dfrac{3y}{x}$ を解きなさい．

【解】 変数分離して，$\dfrac{dy}{y} = \dfrac{3}{x}dx$

$$\therefore \quad \log_e y = 3 \cdot \log_e x + \log c = \log_e x^3 \cdot c$$

$$\therefore \quad y = cx^3$$

問題 1．次の微分方程式を解きなさい．

(1) $\dfrac{dy}{dx} = \dfrac{x}{y}$ (2) $\dfrac{dy}{dx} = 4x$ (3) $\dfrac{dy}{dx} = \dfrac{y}{x}$

(4) $\dfrac{dy}{dx} = 3y$ (5) $\dfrac{dy}{dx} = \dfrac{2x+1}{2y+3}$

183

第7章　微分方程式

7・1・3　一階線型常微分方程式

$\dfrac{dy}{dx}+P(x)\cdot y=Q(x)$ の形の微分方程式を一階線型微分方程式といい，特に $Q(x)=0$ のとき同次型という．

【例題 7 - 3 】　$y\cdot\dfrac{dy}{dx}+x=0$ を解きなさい．

【解】　$y\dfrac{dy}{dx}=-x$　　$\therefore$　$ydy=-xdx$

積分して

$$\int ydy=-\int xdx+c$$

$$\frac{1}{2}y^2=-\frac{1}{2}x^2+c$$

両辺を 2 倍して $y^2=-x^2+2c$　ここで，$\sqrt{2c}=r$ とおけば

$$x^2+y^2=r^2\cdots\cdots(答)$$

c は積分定数であり，微分方程式を解く場合，積分定数を省略しない．このように，積分定数を含む式を一般解という．これに特別な数値を与えて得られる解を特殊解という．

$x=3,\ y=4$ のとき　$3^2+4^2=25=5^2$　　$\therefore$　$r=5$ と決まる．ここで出てきた $x=3,\ y=4$ のようなものを初期条件という．

$\therefore$　$x^2+y^2=5^2\cdots\cdots(答)$

【例題 7 - 4 】　$\dfrac{dy}{dx}=-y+1$ を解きなさい．

【解】　$-y+1=0$　　$\therefore$　$y=1$ はこの微分方程式をみたす．

$-y+1\neq0$ のとき

$$\frac{dy}{y-1}=-dx\quad\therefore\quad\int\frac{dy}{y-1}=-\int dx+c\quad\therefore\quad\log_e(y-1)=-x+c$$

$\therefore$　$y-1=e^{-x+c}=ce^{-x}$

$\therefore$　$y=ce^{-x}+1$

(1)　$\dfrac{dy}{dx}+P(x)\cdot y=Q(x)$ の一般解 $\cdots\cdots\cdots$(A)

184

7・1 微分方程式の解法

ここで，とりあえず $Q(x)=0$ とおくと，$\dfrac{dy}{dx}+P(x)y=0$ ………(B)

$\dfrac{dy}{y}=-P(x)dx$　これを積分して，$\log_e y=-\int P(x)dx+c$

∴　$y=ce^{-\int P(x)dx}$ ………(C)

ここで，c を x の関数とみなして微分すれば

$$\dfrac{dy}{dx}=\dfrac{d}{dx}c(x)e^{-\int P(x)dx}+c(x)\dfrac{d}{dx}(e^{-\int P(x)dx})………(D)$$

(C)(D)を(A)に代入して

$$\dfrac{d}{dx}c(x)e^{-\int P(x)dx}+c(x)\dfrac{d}{dx}e^{-\int P(x)dx}+P(x)\cdot c(x)e^{-\int P(x)dx}=Q(x)$$

∴　$\dfrac{d}{dx}c(x)e^{-\int P(x)dx}=Q(x)$

∴　$\dfrac{d}{dx}c(x)=Q(x)e^{\int P(x)dx}$

∴　$c(x)=\int Q(x)e^{\int P(x)dx}dx+d$

(C)に代入すると

$$y=e^{-\int P(x)dx}\left\{\int Q(x)e^{\int P(x)dx}dx+d\right\}$$

これが一階線型微分方程式の一般解である．

【例題 7-5】　$\dfrac{dy}{dx}+y=2$ を解きなさい．

【解】　$P(x)=1$，$Q(x)=2$ とおくと解が得られる．

$$y=e^{-\int dx}\left\{\int 2\cdot e^{\int dx}dx+c\right\}=e^{-x}\left\{\int 2e^x dx+c\right\}=e^{-x}(2e^x+c)$$

∴　求める解は，$y=ce^{-x}+2$

【例題 7-6】　図 7・1 のような L, R 回路図がある．時刻 t における電流の強さを I とすると次の式が成立する．

$$L\cdot\dfrac{dI}{dt}+RI=E$$

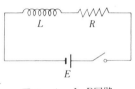

図 7・1　L-R 回路

第7章 微分方程式

$t=0$ のとき $I=0$ として解き，I と t の略図を書きなさい．

【解】 $L \cdot \dfrac{dI}{dt} = E - RI$

$\therefore \quad \dfrac{L}{E-RI} = \dfrac{dt}{dI} \quad \dfrac{L}{E-RI} dI = dt$

これを積分して

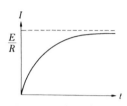

図7・2　飽和電流

$$L \int \dfrac{dI}{E-RI} = \int dt + c$$

$\therefore \quad -\dfrac{L}{R} \log(E-RI) = t + c$

$\therefore \quad E - RI = e^{-\frac{R}{L}(t+c)} \quad$ よって $I = \dfrac{1}{R}(E - ce^{-\frac{R}{L}t})$

ここで，$t=0$ のとき $I=0$ だから $c=E$ である．

$$I = \dfrac{E}{R}(1 - e^{-\frac{R}{L}t})$$

これをグラフに表わせば図7・2のようになる．

【例題 7-7】 質量 m の物体が自由落下するとき空気の抵抗が無視されない場合，

$$m\dfrac{dv}{dt} = mg - kv \quad (k : 定数)$$

が成りたつ．速度 v を求め，距離 s を求めなさい．

【解】 $\dfrac{dv}{g - \dfrac{k}{m}v} = dt \quad$ これを積分すると $\quad -\dfrac{m}{k} \log_e \left(g - \dfrac{k}{m}v \right) = t + c$

$g - \dfrac{k}{m}v = e^{-\frac{k}{m}(t+c)} \quad$ 故に $v = \dfrac{m}{k}(g - ce^{-\frac{k}{m}t})$

自由落下より，$t=0$ のとき $v=0$ であるので $c=g$ となる．

$\therefore \quad v = \dfrac{mg}{k}(1 - e^{-\frac{k}{m}t})$

$t \to \infty$ のとき $e^{-\frac{k}{m}t} \to 0$ であるから，$v = \dfrac{mg}{k}$ （一定）これを最終速度という．

移動距離はもう一度積分して，$t=0$ のとき $s=0$ の条件のもとに解けば

7・1 微分方程式の解法

$$s = \frac{mg}{k}\left\{t - \frac{m}{k}(1 - e^{-\frac{k}{m}t})\right\}$$

【例題 7-8】 微分方程式 $\dfrac{dy}{dx} = 2y$ を $x=0$ のとき $y=3$ という条件のもとで解きなさい.

【解】 変数分離して

$$\frac{dy}{y} = 2dx$$

$$\log_e y = 2x + c \qquad \therefore \quad y = e^{2x+c} = ce^{2x}$$

$x=0$ のとき $y=3$ であるから

$$3 = ce^0 \qquad \therefore \quad c = 3$$

求める式は $\quad y = 3e^{2x}$

【例題 7-9】 $\dfrac{dy}{dx} + y = x$ を解きなさい.

【解】 公式にあてはめると $P(x)=1$, $Q(x)=x$ である.

$$\therefore \quad y = e^{-\int 1 \cdot dx}\left\{\int x \cdot e^{\int 1 \cdot dx} dx + c\right\} = e^{-x}\left\{\int xe^x dx + c\right\}$$

$$= e^{-x}\{(x-1)e^x + c\}$$

$$\therefore \quad y = ce^{-x} + x - 1$$

【例題 7-10】 $\dfrac{dy}{dx} - 2y = e^x$ を解きなさい.

【解】 これは $P(x)=-2$, $Q(x)=e^x$ に相当するから

$$\therefore \quad y = e^{-\int(-2)dx}\left\{\int e^x \cdot e^{\int(-2)dx} dx + c\right\} = e^{2x}\left\{\int e^x \cdot e^{-2x} dx + c\right\}$$

$$= e^{2x}\left(\int e^{-x} dx + c\right) = e^{2x}(-e^{-x} + c)$$

$$\therefore \quad y = ce^{2x} - e^x$$

問題 1. 次の微分方程式を解きなさい.

(1) $\dfrac{dy}{dx} + 3y = 4$ (2) $\dfrac{dy}{dx} + 2y = 1$

第 7 章　微分方程式

(3)　$\dfrac{dy}{dx}+2y=e^{-2x}$　　(4)　$\dfrac{dy}{dx}+y=e^{x}$

（注）　$\pm e^{c}$ など改めて c と書き直す.

7・1・4　二階線型常微分方程式

$$\dfrac{d^{2}y}{dx^{2}}+a\cdot\dfrac{dy}{dx}+b\cdot y=f(x)$$

の形の微分方程式を, 二階線型微分方程式という. 特に $f(x)=0$ のときは斉次であるといわれる. 基本解と特殊解の和を一般解という.

今 $f(x)=0$ の場合を考える. 二次方程式 $\lambda^{2}+a\lambda+b=0$ を

$$\dfrac{d^{2}y}{dx^{2}}+a\cdot\dfrac{dy}{dx}+b\cdot y=0 \text{ の特性方程式という.}$$

基本解は特性方程式の判別式により次のようになる.

1. 特性方程式が二つの実数解を α, β とすると

$$y=c_1 e^{\alpha x}+c_2 e^{\beta x}$$

2. 特性方程式が重根をもつとき, それを α とすると

$$y=e^{\alpha x}(c_1+c_2 x)$$

3. 特性方程式が相異なる虚根 $\alpha\pm i\beta$ をもつとき

$$y=e^{\alpha x}(c_1\cos\beta x+c_2\sin\beta x)$$

c_1, c_2 は積分定数である.

【例題 7-11】　次の微分方程式を解きなさい.

(1)　$\dfrac{d^{2}y}{dx^{2}}-\dfrac{dy}{dx}-2y=0$　　(2)　$\dfrac{d^{2}y}{dx^{2}}+2\dfrac{dy}{dx}+y=0$

(3)　$\dfrac{d^{2}y}{dx^{2}}+2\dfrac{dy}{dx}+4y=0$

【解】　(1)　特性方程式は $\lambda^{2}-\lambda-2=0$　　∴　$(\lambda-2)(\lambda+1)=0$

　　　　$\lambda=2,\ -1$

　　　∴　$y=c_1 e^{2x}+c_2 e^{-x}$

(2)　特性方程式は $\lambda^{2}+2\lambda+1=0$　　∴　$(\lambda+1)^{2}=0$　　∴　$\lambda=-1$

　　　∴　$y=e^{-x}(c_1+c_2 x)$

7・1 微分方程式の解法

(3) 特性方程式は $\lambda^2 + 2\lambda + 4 = 0$ $\quad\therefore\quad \lambda = -1 \pm \sqrt{3}\,i$

$\quad\therefore\quad y = e^{-x}(c_1\cos\sqrt{3}x + c_2\sin\sqrt{3}x)$

問題 1. 次の微分方程式を解きなさい.

(1) $\dfrac{d^2y}{dx^2} - 5\dfrac{dy}{dx} + 6y = 0$ $\quad$ (2) $\dfrac{d^2y}{dx^2} - 6\dfrac{dy}{dx} + 9y = 0$

(3) $\dfrac{d^2y}{dx^2} + 2\dfrac{dy}{dx} + 5y = 0$ $\quad$ (4) $\dfrac{d^2y}{dx^2} + 4y = 0$

(5) $\dfrac{d^2y}{dx^2} + 3\dfrac{dy}{dx} + 2y = 0$ $\quad y(0) = 1 \quad y'(0) = 0$

【例題 7-12】 $\dfrac{d^2y}{dx^2} - \dfrac{dy}{dx} - 6y = e^x$ を解きなさい.

【解】 まず,$\lambda^2 - \lambda - 6 = 0$ から $\lambda = 3,\ -2$ 故に基本解は $y = c_1 e^{3x} + c_2 e^{-2x}$

$y = ae^x$,を微分して $y' = ae^x$,$y'' = ae^x$ を代入して,

$$ae^x - ae^x - 6ae^x = (a - a - 6a)e^x = e^x \qquad \therefore \quad a = -\frac{1}{6}$$

$y = -\dfrac{1}{6}e^x$ は一つの特殊解である.

以上から,一般解は $y = c_1 e^{3x} + c_2 e^{-2x} - \dfrac{1}{6}e^x$

問題 2. 次の微分方程式を解きなさい.

(1) $\dfrac{d^2y}{dx^2} + \dfrac{dy}{dx} - 6y = 2x - 1$ $\quad$ (2) $\dfrac{d^2y}{dx^2} - \dfrac{dy}{dx} - 12y = e^{-x}$

(3) $\dfrac{d^2y}{dx^2} - 4\dfrac{dy}{dx} + 4y = e^{3x}$

7・1・5 連立微分方程式

【例題 7-13】 次の連立微分方程式を解きなさい.ただし,$t = 0$ のとき,$y = 1$,$x = 0$ とする.

$$\begin{cases} \dfrac{dy}{dt} = -y \quad \cdots\cdots(1) \\[2mm] \dfrac{dx}{dt} = y - 2x \quad \cdots\cdots(2) \end{cases}$$

189

第7章 微分方程式

【解】 (1)から $\dfrac{dy}{y}=-dt$　これを積分して，$\log_e y=(-t+c)=\log_e e^{(-t+c)}$

$\qquad \therefore \quad y=ce^{-t} \cdots\cdots(3)$

ここで $t=0$ のとき，$y=1$ とおくと $c=1$

$\qquad \therefore \quad y=e^{-t} \cdots\cdots(4)$

(4)を(2)に代入すると　$\dfrac{dx}{dt}=e^{-t}-2x$

$\qquad\qquad \dfrac{dx}{dt}+2x=e^{-t} \cdots\cdots(5)$

$\dfrac{dx}{dt}+2x=0$ とおいて(5)の解をみつける．

$\qquad\qquad x=ce^{-2t} \cdots\cdots(6)$

(6)の c を t の関数とみて微分する．定数変化法を使う．

$\qquad\qquad \dfrac{dx}{dt}=\dfrac{dc}{dt}e^{-2t}-2ce^{-2t} \cdots\cdots(7)$

(6)と(7)を(5)に代入すると $\dfrac{dc}{dt}e^{-2t}-2ce^{-2t}+2ce^{-2t}=e^{-t}$

$\qquad \dfrac{dc}{dt}=e^t \quad \therefore \quad c=e^t+D \quad \therefore \quad x=(e^t+D)e^{-2t}$

$t=0$ のとき $x=0$ だから，$0=(1+D) \quad \therefore \quad D=-1$

$\qquad\qquad x=e^{-2t}(e^t-1)=e^{-t}-e^{-2t}$

故に

$$\begin{cases} x=e^{-t}-e^{-2t} \\ y=e^{-t} \end{cases}$$

問題 1．次の微分方程式を解きなさい．ただし，$t=0$ のとき $x=0$，$y=1$ とする．

(1) $\begin{cases} \dfrac{dy}{dt}=-2y \\ \dfrac{dx}{dt}=2y-3x \end{cases}$
　　(2) $\begin{cases} \dfrac{dy}{dt}=-ky \\ \dfrac{dx}{dt}=ky-2x \end{cases}$
　　(3) $\begin{cases} \dfrac{dy}{dt}=-y \\ \dfrac{dx}{dt}=y-x \end{cases}$

190

7・1　微分方程式の解法

(4) $\begin{cases} \dfrac{dy}{dt} = -ay \\ \dfrac{dx}{dt} = ay - bx \end{cases}$ 　(5) $\begin{cases} \dfrac{dN_1}{dt} = -\lambda_1 N_1 \\ \dfrac{dN_2}{dt} = \lambda_1 N_1 - \lambda_2 N_2 \end{cases}$

但し，$t=0$ のとき $N=N_{10}$ とする．

7・1・6　デルタ関数

電気工学や物理学の分野で使われている δ-関数について，基本的な性質を調べてみよう（図7・3）．

まず，δ-関数は次の式で表される．

$$\delta(x) = \begin{cases} \infty & (x=0) \\ 0 & (x \neq 0) \end{cases}$$

$$\int_{-\infty}^{\infty} \delta(x)dx = 1$$

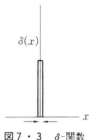

図7・3　δ-関数

δ-関数は特殊で，単独では利用できず，テスト関数を作用させて意味を持たせる．これらの関数を超関数という．

テスト関数は $x^n \cdot \varphi(x) \to 0 (n \geq 1)$ となるものとすると超関数は次のような性質が表れてくる．

1．$-\infty < x < \infty$ の範囲で何回も微分可能．
2．$\varphi(\pm\infty) = 0$
3．離散的な現象に応用できる．
4．フーリエ変換できる．

ここで，$x=0$ で連続なテスト関数 $\varphi(x)$ を作用させ次の式で定義する．

$$\int_{-\infty}^{\infty} \delta(x)\varphi(x)dx = \varphi(0)$$

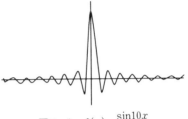

図7・4　$\delta(x) = \dfrac{\sin 10x}{\pi x}$

また，$\delta(x) = \dfrac{1}{2\pi}\displaystyle\int_{-\infty}^{\infty} e^{i\omega x} d\omega$

第7章　微分方程式

と表すこともできる.

テスト関数の使い方を次の例題で示してみよう.

【例題7-14】　デルタ関数は偶関数であることを証明しなさい.

【解】　$\delta(x)=\delta(-x)$ を説明するためにはテスト関数を作用させた式が一致することをいえばよい.

$$\text{左辺} = \int_{-\infty}^{\infty} \delta(x)\varphi(x)dx = \varphi(0)$$

$$\text{右辺} = \int_{-\infty}^{\infty} \delta(-x)\varphi(x)dx$$

$$= -\int_{+\infty}^{-\infty} \delta(t)\varphi(-t)dt \quad (-x=t \text{ とおくと } dx=-dt)$$

$$= \int_{-\infty}^{\infty} \delta(x)\varphi(-x)dx = \varphi(-0) = \varphi(0)$$

故に左辺＝右辺がいえる. すなわち

$$\delta(x)=\delta(-x)$$

問題　1．次の式を証明しなさい.

(1)　$x\delta(x)=0$　　(2)　$\delta'(x)=-\varphi'(0)$

(3)　$h(x)\delta(x)=h(0)\delta(x)$　　(4)　$h(x)\delta(x-t)=h(t)\delta(t-x)$

(5)　$\delta(cx)=\dfrac{1}{c}\cdot\delta(x)$

δ-関数は極限値を使った式で表現することができる.

(1)　$\delta(x)=\lim_{n\to\infty}\dfrac{\sin nx}{\pi x}$

(2)　$\delta(x)=\lim_{n\to\infty}\sqrt{\dfrac{n}{\pi}}e^{-nx^2}$

(3)　$\delta(x)=\lim_{n\to\infty}\dfrac{n}{\pi(1+n^2x^2)}$

【例題7-15】　$\displaystyle\int_{-\infty}^{\infty}\delta(x)dx=1$ を示しなさい.

【解】　$\displaystyle\int_{-\infty}^{\infty}\delta(x)\varphi(x)dx=\varphi(0)$ において，$\varphi(x)=1$ とすると $\varphi(0)=1$

7・1 微分方程式の解法

$\varphi(x)=e^{i\omega x}$ を考えてもよい．

$$\therefore \int_{-\infty}^{\infty}\delta(x)dx=1$$

【例題 7-16】 単位ステップ関数（図 7・5）を微分しなさい．

【解】
$$\int_{-\infty}^{\infty}u'(x)\varphi(x)dx$$
$$=\Big[u(x)\varphi(x)\Big]_{-\infty}^{\infty}-\int_{-\infty}^{\infty}u(x)\varphi'(x)dx$$
$$=-\int_{-\infty}^{\infty}\varphi'(x)dx$$
$$=-\Big[\varphi(x)\Big]_{0}^{\infty}=\varphi(0)-\varphi(\infty)=\varphi(0)\quad\{\varphi(\pm\infty)=0\}$$
$$\therefore \int_{-\infty}^{\infty}u'(x)\varphi(x)dx=\int_{-\infty}^{\infty}\delta(x)\varphi(x)dx$$

故に，$u'(x)=\delta(x)$

これで，ステップ関数を微分するとデルタ関数が得られることが示された．

$\int_{-\infty}^{\infty}\sqrt{\dfrac{n}{\pi}}e^{-nx^2}dx=1$ を示しておこう．

$nx^2=y^2$ とおくと $\sqrt{n}\,dx=dy$

$$\therefore dx=\frac{1}{\sqrt{n}}dy$$

故に，$\int_{-\infty}^{\infty}\dfrac{1}{\sqrt{\pi}}e^{-x^2}dx=1$ が示せればよい．

（注）この積分は難しいので参考にすること．

$$I=\int_{-\infty}^{\infty}e^{-x^2}dx$$
$$I^2=\left(\int_{-\infty}^{\infty}e^{-x^2}dx\right)\left(\int_{-\infty}^{\infty}e^{-y^2}dy\right)$$
$$=\int_{-\infty}^{\infty}\int_{-\infty}^{\infty}e^{-(x^2+y^2)}dxdy$$

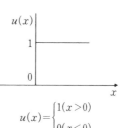

$$u(x)=\begin{cases}1 & (x>0)\\ 0 & (x<0)\end{cases}$$

図 7・5　ステップ関数

ここで変数変換を行う．$x=r\cos\theta,\ y=r\sin\theta$ とおくと
$$x^2+y^2=r^2(\cos^2\theta+\sin^2\theta)=r^2$$

第7章　微分方程式

$$J=\begin{vmatrix}\dfrac{\partial x}{\partial y} & \dfrac{\partial x}{\partial \theta}\\[2mm]\dfrac{\partial y}{\partial x} & \dfrac{\partial y}{\partial \theta}\end{vmatrix}=\begin{vmatrix}\cos\theta & -r\sin\theta\\ \sin\theta & r\cos\theta\end{vmatrix}=r$$

$$\therefore\quad I^2=\int_0^\infty\int_0^{2\pi}e^{-r^2}\cdot rdr\cdot d\theta$$

$$=\int_0^\infty e^{-r^2}\cdot\Big[\theta\Big]_0^{2\pi}rdr=2\pi\int_0^\infty re^{-r^2}dr$$

$$=2\pi\cdot\frac{1}{2}$$

故に，$I=\sqrt{\pi}$

$$\therefore\quad\frac{1}{\sqrt{\pi}}\int_{-\infty}^\infty e^{-x^2}\cdot dx=\frac{1}{\sqrt{\pi}}\cdot\sqrt{\pi}=1$$

7・2　ラプラス変換と微分方程式

7・2・1　ラプラス変換

区間 $0\leqq t<\infty$ で定義された関数 $f(t)$ に対して

$$\int_0^\infty e^{-st}\cdot f(t)dt=\lim_{x\to\infty}\int_0^x e^{-st}\cdot f(t)dt$$

が存在するとき，$f(t)$ のラプラス変換といい，$L\{f(t)\}$ または $F(s)$ で表す．式で表せば

$$L\{f(t)\}=F(s)=\int_0^\infty e^{-st}\cdot f(t)dt$$

ラプラス変換 $L\{f(t)\}$ が存在する s の範囲をラプラス変換の収束域という．また，存在する場合と，存在しない場合の境界の値 s を収束座標という．

(1)　$\displaystyle\lim_{t\to\infty}e^{-st}\to0$

(2)　$\displaystyle\lim_{t\to\infty}t\cdot e^{-st}\to0$

7・1 微分方程式の解法

となることを仮定しておく.

$f(t)$ のラプラス変換 $L\{f(t)\}=F(s)$ は s の関数である. $f(t)$ を $F(s)$ の原関数, $F(s)$ を $f(t)$ の像関数という.

【例題 7-17】 $L\{1\}$ を求めなさい.

【解】 $L\{1\}=\displaystyle\int_0^\infty e^{-st}\cdot 1dt=\left[-\frac{1}{s}e^{-st}\right]_0^\infty=-\frac{1}{s}(e^{-\infty}-e^0)=\frac{1}{s}$

$\therefore\quad L\{1\}=\dfrac{1}{s}$

【例題 7-18】 $f(t)=t$ のラプラス変換 $L\{t\}$ を求めなさい.

【解】 $L\{t\}=\displaystyle\int_0^\infty e^{-st}\cdot tdt$ を求めることになる. 部分積分法を使って

$$\int u'\cdot vdt=uv-\int uv'dt$$

$$u'=e^{-st}\qquad u=-\frac{1}{s}e^{-st}$$

$$v=t\qquad v'=1$$

$$L\{t\}=\int_0^\infty te^{-st}dt=\left[-\frac{1}{s}e^{-st}\cdot t\right]_0^\infty-\int_0^\infty\left(-\frac{1}{s}\right)e^{-st}dt$$

$$=\left[-\frac{1}{s}e^{-st}\cdot t\right]_0^\infty+\frac{1}{s}\int_0^\infty e^{-st}dt$$

$$=\frac{1}{s^2}$$

ここで, $\displaystyle\lim_{t\to\infty}(t\cdot e^{-st})=0\quad\lim_{t\to\infty}e^{-st}=0$ を使う.

$\therefore\quad L\{t\}=\dfrac{1}{s^2}$

問題 1. 次の式のラプラス変換を求めなさい.

(1) $2t$ (2) e^{-3t} (3) 2 (4) $\dfrac{1}{3}\cdot e^{\frac{t}{3}}$ (5) $1-3t$

【例題 7-19-1】 $f(t)=\sin\omega t$ のラプラス変換 $L\{\sin\omega t\}$ を求めなさい.

【解】 $f(t)=\sin\omega t=\dfrac{1}{2i}(e^{i\omega t}-e^{-i\omega t})$

$\therefore\quad \displaystyle\int_0^\infty\sin\omega t\cdot e^{-st}dt=\int_0^\infty\frac{1}{2i}(e^{i\omega t}-e^{-i\omega t})e^{-st}dt$

第7章　微分方程式

$$=\frac{1}{2i}\int_0^\infty (e^{i\omega t}\cdot e^{-st}-e^{-i\omega t}\cdot e^{-st})dt$$

$$=\frac{1}{2i}\int_0^\infty (e^{-(s-i\omega)t}-e^{-(i\omega+s)t})dt$$

$$=\frac{1}{2i}\left[-\frac{1}{s-i\omega}e^{-(s-i\omega)t}+\frac{1}{i\omega+s}e^{-(i\omega+s)t}\right]_0^\infty$$

$$=\frac{1}{2i}\left(\frac{1}{s-i\omega}-\frac{1}{i\omega+s}\right)=\frac{1}{2i}\left(-\frac{1}{i\omega-s}-\frac{1}{i\omega+s}\right)$$

$$=-\frac{1}{2i}\left(\frac{1}{i\omega-s}+\frac{1}{i\omega+s}\right)=-\frac{1}{2i}\cdot\frac{i\omega+s+i\omega-s}{(i\omega-s)(i\omega+s)}$$

$$=-\frac{1}{2i}\cdot\frac{2i\omega}{-\omega^2-s^2}=\frac{\omega}{\omega^2+s^2}\qquad(i^2\omega^2-s^2=-\omega^2-s^2)$$

$$\therefore\quad L\{\sin\omega t\}=\frac{\omega}{s^2+\omega^2}$$

【例題 7 -19-2】 $f(t)=\cos\omega t$ のラプラス変換 $L\{\cos\omega t\}$ を求めなさい.

【解】 $f(t)=\cos\omega t=\dfrac{1}{2}(e^{i\omega t}+e^{-i\omega t})$

$$\int_0^\infty f(t)e^{-st}dt=\int_0^\infty \frac{1}{2}(e^{i\omega t}+e^{-i\omega t})e^{-st}dt$$

$$=\frac{1}{2}\int_0^\infty (e^{i\omega t}\cdot e^{-st}+e^{-i\omega t}\cdot e^{-st})dt$$

$$=\frac{1}{2}\int_0^\infty (e^{-(s-i\omega)t}+e^{-(s+i\omega)t})dt$$

$$=\frac{1}{2}\left[-\frac{1}{s-i\omega}e^{-(s-i\omega)t}-\frac{1}{s+i\omega}e^{-(s+i\omega)t}\right]_0^\infty$$

$$=\frac{1}{2}\left(\frac{1}{s-i\omega}+\frac{1}{s+i\omega}\right)=\frac{1}{2}\frac{s+i\omega+s-i\omega}{s^2-i^2\omega^2}=\frac{1}{2}\frac{2s}{s^2+\omega^2}=\frac{s}{s^2+\omega^2}$$

従って $L\{\cos\omega t\}=\dfrac{s}{s^2+\omega^2}$

(例) $L\{\sin 5t\}=\dfrac{5}{s^2+5^2}$　$L\{\cos 3t\}=\dfrac{s}{s^2+3^2}$

問題 **2.** 次の式のラプラス変換を求めなさい.

(1) $L\{\sin t\}$　　(2) $L\{\cos t\}$　　(3) $L\{\sin 2t\}$　　(4) $L\{\cos 4t\}$

7・2　ラプラス変換と微分方程式

7・2・2　ラプラス変換表

表7・1　ラプラス変換

$f(t) \longrightarrow F(s)$		$f(t) \longrightarrow F(s)$	
1	$\dfrac{1}{s}$	$e^{\alpha t}$	$\dfrac{1}{s-\alpha}$
a	$\dfrac{a}{s}$	$e^{-\alpha t}$	$\dfrac{1}{s+\alpha}$
t	$\dfrac{1}{s^2}$	$\sin\omega t$	$\dfrac{\omega}{s^2+\omega^2}$
t^2	$\dfrac{2}{s^3}$	$\cos\omega t$	$\dfrac{s}{s^2+\omega^2}$
t^n	$\dfrac{n!}{s^{n+1}}$	$\delta(t)$	1
$te^{\alpha t}$	$\dfrac{1}{(s-\alpha)^2}$	$e^{\alpha t}\sin\beta t$	$\dfrac{\beta}{(s-\alpha)^2+\beta^2}$
$t^n e^{\alpha t}$	$\dfrac{n!}{(s-\alpha)^{n+1}}$	$e^{\alpha t}\cos\beta t$	$\dfrac{s-\alpha}{(s-\alpha)^2+\beta^2}$

7・2・3　ラプラス逆変換

$F(s)$ から $f(t)$ を求めることをラプラス逆変換といい，$L^{-1}\{F(s)\}$ で表す．

$$L^{-1}\{F(s)\}=f(t)$$

【例題 7 -20】　次のラプラス逆変換を求めなさい．

(1)　$L^{-1}\left\{\dfrac{6}{s}\right\}$　　(2)　$L^{-1}\left\{\dfrac{1}{s-3}\right\}$

(3)　$L^{-1}\left\{\dfrac{24}{s^5}\right\}$　　(4)　$L^{-1}\left\{\dfrac{5(s-1)}{(s-3)(s+2)}\right\}$

【解】　(1)　$L\{a\}=\dfrac{6}{s}$　　∴　$L^{-1}\left\{\dfrac{6}{s}\right\}=6$

(2)　$L\{e^{3t}\}=\dfrac{1}{s-3}$　　∴　$L^{-1}\left\{\dfrac{1}{s-3}\right\}=e^{3t}$

(3)　$L\{t^4\}=\dfrac{24}{s^{4+1}}$　　∴　$L^{-1}\left\{\dfrac{4!}{s^{4+1}}\right\}=t^4$

197

第7章　微分方程式

(4) $L^{-1}\left\{\dfrac{5(s-1)}{(s-3)(s+2)}\right\}=2L^{-1}\left\{\dfrac{1}{s-3}\right\}+3L^{-1}\left\{\dfrac{1}{s+2}\right\}=2e^{3t}+3e^{-2t}$

問題 1．次の式のラプラス逆変換を求めなさい．

(1) $\dfrac{2}{s}$　(2) $\dfrac{2}{s^4}$　(3) $\dfrac{1}{(s+2)(s+3)}$　(4) $\dfrac{3!}{(s-2)^4}$　(5) $\dfrac{4}{s^2+1}$

7・2・4　ラプラス変換の基本法則

1．$\lim\limits_{t\to\infty}e^{-st}\longrightarrow 0$ 　（図7・6）

2．$\lim\limits_{t\to\infty}t\cdot e^{-st}\longrightarrow 0$

3．$F(s)=\int_0^\infty f(t)e^{-st}dt=L\{f(t)\}$

4．$f(t)=L^{-1}\{F(s)\}$　逆変換

5．$L\{f_1(t)+f_2(t)\}=L\{f_1(t)\}+L\{f_2(t)\}$
　$=F_1(s)+F_2(s)$

6．$L\{af(t)\}=aL\{f(t)\}=a\cdot F(s)$

7．$L\{-tf(t)\}=\dfrac{d}{ds}F(s)$　　（微分則）

8．$L\left\{\dfrac{1}{t}f(t)\right\}=\int_s^\infty F(s)dx$　（積分則）

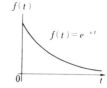

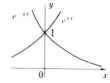

図7・6　指数関数の極限値

9．変数の対応

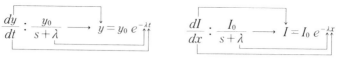

10．微分法則

$$L\{f'(t)\}=\int_0^\infty e^{-st}\cdot f'(t)dt=\lim_{t\to\infty}\int_0^t e^{-st}\cdot f'(t)dt$$

7・2 ラプラス変換と微分方程式

$$= \lim_{t \to \infty} \left[e^{-st} \cdot f(t) \right]_0^t - \lim_{t \to \infty} \int_0^t (-s) e^{-st} \cdot f(t) dt$$

$$= \lim_{t \to \infty} e^{-st} \cdot f(t) - f(0) + s \int_0^\infty e^{-st} \cdot f(t) dt = sF(s) - f(0)$$

∴ $L\{f'(t)\} = sF(s) - f(0)$

$L\{f''(t)\} = s^2 F(s) - sf(0) - f'(0)$

11. 積分法則

$$L\left\{ \int_0^t f(x) dx \right\} = \int_0^\infty e^{-st} \cdot \int_0^t f(x) dx \cdot dt$$

$$g(t) = \int_0^t f(x) dx \ とおけば \quad L\{g'(t)\} = sL\{g(t)\} - g(0)$$

$$= sL\left\{ \int_0^t f(x) dx \right\} - g(0)$$

$$ここで, \ g'(t) = f(t) \quad g(0) = \int_0^0 f(x) dx = 0$$

故に

$$F(s) = sL\left\{ \int_0^t f(x) dx \right\}$$

【例題7-21】 $t \sin t$ をラプラス変換しなさい.

【解】 $L\{t \sin t\} = -\dfrac{d}{ds}\left(\dfrac{1}{s^2+1} \right) = \dfrac{2s}{(s^2+1)^2}$

【例題7-22】 $e^{at} \cdot f(t)$ をラプラス変換しなさい.

【解】 $L\{e^{at} \cdot f(t)\} = \displaystyle\int_0^\infty e^{-(s-a)t} f(t) dt = F(s-a)$ （像の移動法則）

7・2・5 ラプラス変換の応用

【例題7-23】 $y' - 2y = e^t$ を解きなさい. （$y(0)=1$）

【解】 ラプラス変換は

$$L\{y'\} = sY - y(0), \quad Y = Y(s), \quad L\{e^t\} = \frac{1}{s-1}$$

199

第7章　微分方程式

$$\therefore \quad \{sY - y(0)\} - 2Y = \frac{1}{s-1}$$

Y について解くと

$$Y = \frac{1}{(s-2)(s-1)} + \frac{1}{s-2} = \left(\frac{1}{s-2} - \frac{1}{s-1}\right) + \frac{1}{s-2}$$

$$= 2 \cdot \frac{1}{s-2} - \frac{1}{s-1}$$

逆変換すると

$$y = 2e^{2t} - e^{t}$$

【例題 7-24】 $\dfrac{dy}{dx} + \lambda y = 0$ を解きなさい $(x=0$ のとき $y(0) = y_0)$.

【解】　ラプラス変換は

$$sY - y(0) + \lambda Y = 0$$

$$(s + \lambda) Y = y_0$$

ラプラス逆変換は $L^{-1}\{Y\} = y$, $L^{-1}\left\{\dfrac{1}{s+\lambda}\right\} = e^{-\lambda x}$ である.

$$Y \longrightarrow y$$

$$\frac{1}{s+\lambda} \longrightarrow e^{-\lambda x}$$

$$\therefore \quad Y = \frac{y_0}{s+\lambda} \qquad \therefore \quad y = y_0 e^{-\lambda x}$$

【例題 7-25】　図 7・7 (a) のような回路において，スイッチを入れた後の電流と時間の関係をラプラス変換を使い求めなさい.

【解】　$Q = CV$ より $V = \dfrac{Q}{C}$

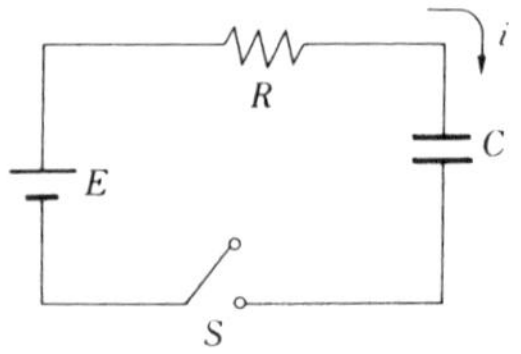

$$q = it \quad \therefore \quad i = \frac{q}{t} \quad i = \frac{dq}{dt}$$

$$E = Ri + \frac{1}{C} \int i\, dt$$

$$\frac{1}{s} \cdot E = R \cdot I(s) + \frac{1}{C} \frac{1}{s} \cdot I(s)$$

$$= I(s)\left\{R + \frac{1}{Cs}\right\} \quad （ラプラス変換により）$$

図7・7 (a)　$R\text{-}C$ 回路

200

7・2 ラプラス変換と微分方程式

$$\therefore \quad \frac{E}{s} = I(s)\left\{\frac{CRs+1}{Cs}\right\}$$

$$I(s) = \frac{ECs}{s \cdot (CRs+1)}$$

$$I(s) = \frac{EC}{CRs+1}$$

$$= \frac{\dfrac{EC}{CR}}{s + \dfrac{1}{CR}} \quad (I(s) について解く)$$

$$\therefore \quad I(s) = \frac{E}{R} \cdot \left(\frac{1}{s + \dfrac{1}{CR}}\right) \quad (逆変換する)$$

$$i = \frac{E}{R}(e^{-\frac{1}{CR}t})$$

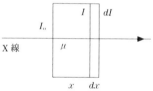

図 7・7 (b) 解のグラフ

【例題 7-26】 $\dfrac{dI}{dx} + \mu I = 0$ を解きなさい．($\mu > 0$, $x=0$ のとき $I(0) = I_0$）また，半価層 X と吸収係数 μ との関係式，吸収体の厚さ x と半価層 X を表わす式を求めなさい．

【解】 ラプラス変換は

$si - I(0) + \mu i = 0$

$(s + \mu)i = I(0) \quad I \to i$

$\therefore \quad i = \dfrac{I_0}{s+\mu}$

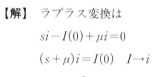

図 7・8 (a) X 線の吸収

ラプラス逆変換は $L^{-1}\{i\} = I$, $L^{-1}\left\{\dfrac{1}{s+i}\right\} = e^{-\mu x}$ である．($i \to I$)

$\therefore \quad I = I_0 e^{-\mu x} \quad$ X 線の減弱の式

半価層を X とすると，

$\dfrac{1}{2}I_0 = I_0 e^{-\mu x}$

$\log \dfrac{1}{2} = \log e^{-\mu x} = -\mu X$

$\therefore \quad \mu X = 0.693$

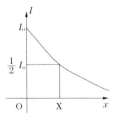

図 7・8 (b) 半価層

第7章　微分方程式

$$\mu = \frac{0.693}{X} \text{ と変形}$$

$$I = I_0 e^{-\frac{0.693}{X} \cdot x} = I_0 (e^{-0.693})^{\frac{x}{X}}$$

$$\therefore \quad I = I_0 \left(\frac{1}{2}\right)^{\frac{x}{X}}$$

問題 1．ラプラス変換を利用して次の微分方程式を解きなさい．

(1)　$y' + 3y = 0$　$(y(0) = 10)$　　(2)　$y' + y = 2$　$(y(0) = 0)$

(3)　$y'' + 3y' + 2y = 0$　$(y(0) = 1,\ y'(0) = 0)$

(4)　$y'' - 3y' + 2y = 1$　$(y(0) = 0,\ y'(0) = 0)$

(1)　$y' \longrightarrow sY - y(0)$

(2)　$y'' \longrightarrow s^2 Y - sy(0) - y'(0)$ を利用しなさい．

特に $\sinh ax,\ \cosh ax,\ \tanh ax$ は双曲線関数（懸垂線）とよばれる関数である．

$$\mathrm{L}\{\sinh ax\} = \frac{a}{s^2 - a^2}$$

$$\mathrm{L}\{\cosh ax\} = \frac{s}{s^2 - a^2}$$

7・3　フーリエ級数とフーリエ変換

7・3・1　フーリエ級数

　一定の周期をもつ関数は，三角関数の和で表すことができる．図7・9は母音"お"の音声波形をいろいろな三角関数に分解した様子である．逆にいえば，いろいろな三角関数を合成すると"お"の波形が得られることを示している．このような研究はフーリエによってはじめられた．

　任意の周期関数を $f(x)$ とする．フーリエ級数は関数 $f(x)$ を三角級数で表したものであり，三角関数の直交性を利用して展開したものである．

7・3 フーリエ級数とフーリエ変換

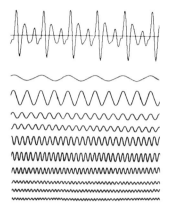

図7・9 "オ"の音声の分解

|フーリエ級数| → |直交関数| → |フーリエ展開|

式で表現すれば

$$f(x) = \frac{1}{2}a_0 + (a_1\cos x + a_2\cos 2x + a_3\cos 3x + \cdots\cdots)$$
$$+ (b_1\sin x + b_2\sin 2x + \cdots\cdots)$$
$$= \frac{1}{2}a_0 + \sum_{n=1}^{\infty}(a_n\cos nx + b_n\sin nx)$$

ということになる.区間 $[-\pi, \pi]$ で定義されているとき,a_0 は関数の平均値である.

$$a_0 = \frac{1}{\pi}\int_{-\pi}^{\pi}f(x)dx$$

また,係数 a_n,b_n は次のようになる.

$$a_n = \frac{1}{\pi}\int_{-\pi}^{\pi}f(x)\cos nx\,dx$$

$$b_n = \frac{1}{\pi}\int_{-\pi}^{\pi}f(x)\sin nx\,dx$$

第 7 章　微分方程式

⑴　フーリエ余弦級数

$f(x)$ が偶関数であれば

$$f(x) = \frac{1}{2}a_0 + \sum_{n=1}^{\infty} a_n \cos nx$$

となり，係数 a_n は次のようになる．

$$a_n = \frac{2}{\pi}\int_0^{\pi} f(x)\cos x\,dx$$

⑵　フーリエ正弦級数

$f(x)$ が奇関数であれば

$$f(x) = \sum_{n=1}^{\infty} b_n \sin nx\,dx$$

となり，係数 b_n は次のようになる．

$$b_n = \frac{2}{\pi}\int_0^{\pi} f(x)\sin x\,dx$$

物理的には次のようなことがいえる．

1．フーリエ係数 a_n，b_n が決まると $f(x)$ が決まる．

2．係数の並んだものが原関数のスペクトルになっている．

⑶　複素数表示

$f(x)$ のフーリエ級数展開にオイラーの公式を使って表現したものである．オイラーの公式は

$$\cos nx = \frac{1}{2}(e^{inx} + e^{-inx})$$

$$\sin nx = \frac{1}{2i}(e^{inx} - e^{-inx})$$

である．そこで $f(x)$ を書き換えると，

$$f(x) = \frac{1}{2}a_0 + \sum_{n=1}^{\infty}\left\{ a_n \cdot \frac{1}{2}(e^{inx} + e^{-inx}) + b_n \cdot \frac{1}{2i}(e^{inx} - e^{-inx})\right\}$$

$$= \frac{1}{2}a_0 + \sum_{n=1}^{\infty}\left\{ \frac{1}{2}(a_n - ib_n)e^{inx} + \frac{1}{2}(a_n + ib_n)e^{-inx}\right\}$$

次に，$f(x)$ が次のように展開されたものとすると，その係数 c_0，c_n，c_{-n} は

204

$$7\cdot3 \quad \text{フーリエ級数とフーリエ変換}$$

$$f(x)=\sum_{n=-\infty}^{\infty} c_n e^{inx}$$

$$=c_0+(c_1 e^{ix}+c_{-1}e^{-ix})+(c_2 e^{2ix}+c_{-2}e^{-2ix})+\cdots\cdots$$

$$c_0=\frac{1}{2\pi}\int_{-\pi}^{\pi}f(x)dx=\frac{1}{2}a_0$$

$$c_n=\frac{1}{2\pi}\int_{-\pi}^{\pi}f(x)(\cos nx-i\sin nx)dx=\frac{1}{2}(a_n-ib_n)$$

$$c_{-n}=\frac{1}{2\pi}\int_{-\pi}^{\pi}f(x)(\cos nx+i\sin nx)dx=\frac{1}{2}(a_n+ib_n)$$

となる．また，a_n, b_n で表せば

$$a_n=c_n+c_{-n}$$

$$b_n=c_{-n}-c_n$$

となる．

7・3・2　フーリエ展開

ある周期関数 $f(x)$ が区間 $[-\pi,\ \pi]$ で次のように展開されたものとする．

$$f(x)=a_0+a_1\cos x+a_2\cos 2x+\cdots\qquad+b_1\sin x+b_2\sin 2x+\cdots\cdots$$

このときの係数 a_0, a_1, a_2, $\cdots b_1$, b_2, $\cdots$は関数の直交性を利用して決定する．

　　　a_0 は $f(x)$ の両辺を積分して

$$\int_{-\pi}^{\pi}f(x)dx=\int_{-\pi}^{\pi}a_0 dx+\int_{-\pi}^{\pi}a_1\cos x dx+\cdots\cdots$$

$$+\int_{-\pi}^{\pi}b_1\sin x dx+\int_{-\pi}^{\pi}b_2\sin 2x dx+\cdots\cdots$$

これより，$\int_{-\pi}^{\pi}a_0 dx$ だけ残り，$\int_{-\pi}^{\pi}a_1\cos x dx$ 以下すべて 0 になる．

$$\therefore\quad \int_{-\pi}^{\pi}f(x)dx=2a_0\cdot\int_{0}^{\pi}dx=2a_0\pi$$

$$\therefore\quad a_0=\frac{1}{2\pi}\int_{-\pi}^{\pi}f(x)dx$$

と求まる．次に，a_1 は $f(x)$ の両辺に $\cos x$ をかけて積分する．

205

第 7 章　微分方程式

$$f(x)\cos x = a_0\cos x + a_1\cos x \cdot \cos x + a_2\cos 2x \cdot \cos x + \cdots$$
$$+ b_1\sin x\cos x + b_2\sin 2x \cdot \cos x + \cdots$$
$$\therefore \quad \int_{-\pi}^{\pi} f(x)\cos x dx = \int_{-\pi}^{\pi} a_0\cos x dx + \int_{-\pi}^{\pi} a_1\cos x \cdot \cos x dx + \cdots$$
$$+ \int_{-\pi}^{\pi} b_1\sin x \cdot \cos x dx + \cdots$$

ここで，関数の直交性とは，二つの関数 $p_i(x)$, $p_j(x)$ をかけて積分したとき，

$$\int_a^b p_i(x) \cdot p_j(x) dx = \begin{cases} 0(i \neq j) \\ k(i = j) \end{cases}$$

となる．$p_i(x)$ と $p_j(x)$ は区間 (a,b) で直交するという．これを満たす関数は多くあり，その例として，Legendre の多項式がある．

$$p_0(x) = 1, \quad p_1(x) = x, \quad p_2 = \frac{1}{2}(3x^2 - 1), \quad p_3(x) = \frac{1}{2}(5x^3 - 3x), \quad \cdots\cdots$$

は $[-1, 1]$ で直交している．また，三角関数にも直交性がある．

$$\int_{-\pi}^{\pi} \sin mx \cdot \sin nx dx = \begin{cases} 0(m \neq n) \\ \pi(m = n) \end{cases}$$

である．

右辺を注意してみると第二項のみが残り，あとはすべて 0 になる．

$$a_1\int_{-\pi}^{\pi}\cos^2 x dx = 2a_1\int_0^{\pi}\frac{1 + \cos 2x}{2}dx$$
$$= a_1\left[x - \frac{1}{2}\sin 2x\right]_0^{\pi} = a_1\pi$$
$$\therefore \quad a_1 = \frac{1}{\pi}\int_{-\pi}^{\pi} f(x)\cos x dx$$

と求められる．b_1 は $f(x)$ の両辺に $\sin x$ をかけて積分する．

$$\int_{-\pi}^{\pi} f(x)\sin x dx = \int_{-\pi}^{\pi} a_0\sin x dx + \int_{-\pi}^{\pi} a_1\cos x\sin x + \cdots$$
$$+ \int_{-\pi}^{\pi} b_1\sin x \cdot \sin x dx + \cdots$$

となって，ここでも関数の直交性が利用される．

7・3 フーリエ級数とフーリエ変換

$$\int_{-\pi}^{\pi} b_1\sin^2 xdx = 2\int_0^{\pi} b_1 \cdot \frac{1-\cos 2x}{2} dx = b_1\pi$$

$$\therefore \quad \int_{-\pi}^{\pi} f(x)\sin xdx = b_1\pi$$

$$\therefore \quad b_1 = \frac{1}{\pi}\int_{-\pi}^{\pi} f(x)\sin xdx$$

以下，a_2 は両辺に $\cos 2x$ をかけて積分する．同じものがあるときのみ残り，あとは 0 になる．その結果 a_2 が決定される．b_2 は $\sin 2x$ をかけ積分して b_2 を求める．

このようにして順次係数 a_3，a_4，$\cdots b_3$，b_4，$\cdots$ を求めてゆく．

これをフーリエ級数展開する，あるいはフーリエ展開という．

【例題 7-27】　次の $f(x)$ をフーリエ展開しなさい（図 7・10）．

$$f(x) = \begin{cases} 1 & (0 < x < 1) \\ -1 & (-1 < x < 0) \end{cases}$$

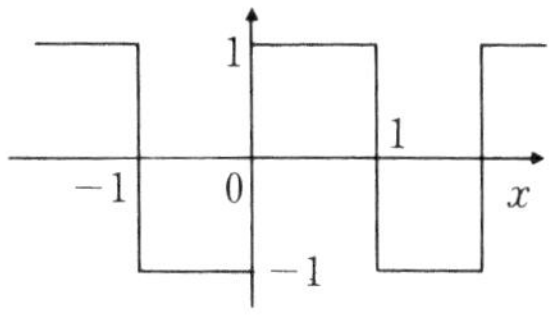

【解】　$a_0 = \dfrac{1}{2\pi}\left\{\displaystyle\int_{-1}^{0}(-1)dx + \int_0^1 1dx\right\}$

$$= \frac{1}{2\pi}\left\{\Big[-x\Big]_{-1}^{0} + \Big[x\Big]_0^1\right\}$$

$$= -\frac{1}{2\pi} + \frac{1}{2\pi} = 0$$

図 7・10　矩形波

これはグラフの平均が 0 であることからもわかる．グラフは奇関数であるから $a_m = 0$ であるが，次のようにしてもよい．

$$a_m = \int_{-1}^{1} f(x)\cos m\pi xdx$$

$$= \int_{-1}^{0}(-1)\cos m\pi xdx + \int_0^1 \cos m\pi xdx$$

$$= \left[-\frac{\sin m\pi x}{m\pi}\right]_{-1}^{0} + \left[\frac{\sin m\pi x}{m\pi}\right]_0^1 = 0$$

$$b_m = \int_{-1}^{1} f(x)\sin m\pi xdx$$

$$= \int_{-1}^{0}(-1)\sin m\pi xdx + \int_0^1 \sin m\pi xdx$$

207

$$= \left[\frac{\cos m\pi x}{m\pi}\right]_{-1}^{0} - \left[\frac{\cos m\pi x}{m\pi}\right]_{0}^{1}$$

$$= \frac{2}{m\pi}(1-\cos m\pi)$$

$$= \frac{2}{\pi} \cdot \frac{\{1-(-1)^m\}}{m}$$

ここで, $m=1$, 2, 3, ……とおくと係数 b_m が得られる.

$$b_1 = \frac{2}{\pi} \cdot \frac{\{1-(-1)^1\}}{1} = \frac{4}{\pi}$$

$$b_2 = \frac{2}{\pi} \cdot \frac{\{1-(-1)^2\}}{2} = 0$$

$$b_3 = \frac{2}{\pi} \cdot \frac{\{1-(-1)^3\}}{3} = \frac{2}{\pi} \cdot \frac{2}{3} = \frac{4}{3\pi}$$

$$b_4 = \frac{2}{\pi} \cdot \frac{\{1-(-1)^4\}}{4} = 0$$

偶数項は 0 である. $b_{2m}=0$

奇数項は $b_{2m+1} = \frac{4}{\pi} \cdot \frac{1}{2m+1}$

故に, $f(x)$ のフーリエ展開は

$$f(x) = \frac{4}{\pi}\sin\pi x + 0\cdot\sin 2\pi x + \frac{4}{3\pi}\sin 3\pi x + 0\cdot\sin 4\pi x + \cdots$$

$$= \frac{4}{\pi}\left(\sin\pi x + \frac{1}{3}\sin 3\pi x + \frac{1}{5}\sin 5\pi x + \cdots\right)$$

と与えられる. b_m はフーリエ係数, m はフーリエ級数の次数.

m	1	3	5	7	9
b_m	1.27	0.42	0.25	0.18	0.14

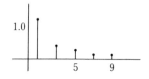

図 7・11 $f(x)$ の作るスペクトル

これはフーリエ係数 b_m を示したものである.

7・3 フーリエ級数とフーリエ変換

別解　$c_{2n}=0$

$$c_{2n+1}=\frac{1}{2}\cdot 2\int_0^1 e^{i(2n+1)\pi x}dx$$

$$=\int_0^1 \{\cos(2n+1)\pi x+i\sin(2n+1)\pi x\}dx$$

$$=\left[\frac{\sin(2n+1)\pi x}{(2n+1)\pi}-i\cdot\frac{\cos(2n+1)\pi x}{(2n+1)\pi}\right]_0^1$$

$$=-\frac{i}{(2n+1)\pi}(-1-1)=\frac{2i}{(2n+1)\pi}$$

$$a_m=0$$

$$b_m=i(c_{-(2n+1)}-c_{(2n+1)})$$

$$=i\left\{\frac{2i}{-(2n+1)\pi}-\frac{2i}{(2n+1)\pi}\right\}$$

$$=\frac{2i^2}{\pi}\left(\frac{-1}{2n+1}-\frac{1}{2n+1}\right)=\frac{4}{\pi}\cdot\frac{1}{2n+1}$$

$$\therefore\quad f(x)=\frac{4}{\pi}\sin\pi x+\frac{4}{3\pi}\sin3\pi x+\frac{4}{5\pi}\sin5\pi x+\cdots$$

【例題 7-28】　次の関数 $f(x)$ が近似される過程を説明しなさい．

$$f(x)=\begin{cases}1\left(-\dfrac{\pi}{2}\leq x\leq\dfrac{\pi}{2}\right)\\-1\left(\dfrac{\pi}{2}<x\leq\dfrac{3\pi}{2}\right)\end{cases}$$

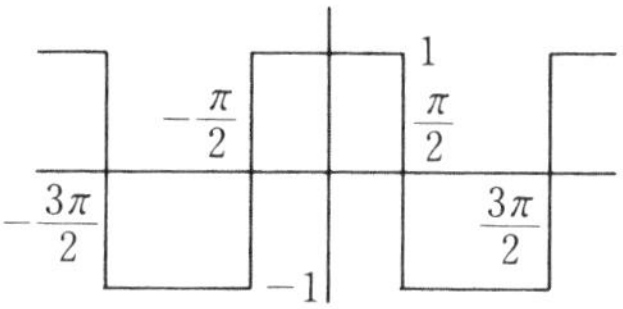

【解】　図 7・12 の矩形波の近似を
図 7・13 に示した．

図 7・12　矩形波

$$f_1(x)=\frac{4}{\pi}\cos x$$

$$f_2(x)=\frac{4}{\pi}\left(\cos x-\frac{1}{3}\cos3x\right)$$

$$f_3(x)=\frac{4}{\pi}\left(\cos x-\frac{1}{3}\cos3x+\frac{1}{5}\cos5x\right)$$

グラフで示されるように，基本波 $f_1(x)$ が矩形波の大まかな近似を与えている．だんだんと高次の項が加わってくると不連続点における立ち上りが急にな

209

第 7 章 微分方程式

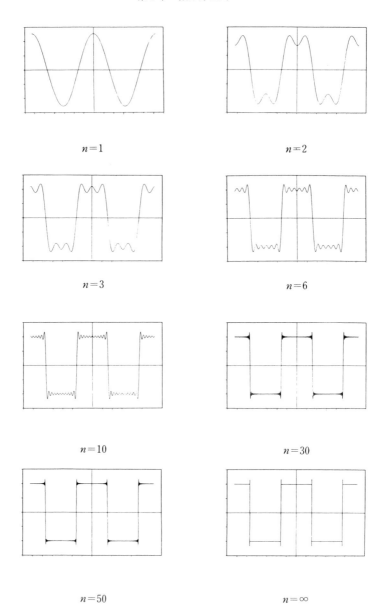

図 7・13 矩形波の近似

ってくる．最終的に原関数 $f(x)$ に近ずいてくる．しかし，
$$f(x) = \frac{4}{\pi} \sum_{n=0}^{\infty} \frac{(-1)^n}{2n+1} \cos(2n+1)x$$
の式において，$n \to \infty$ としても完全に $f(x)$ とは一致しない．不連続点で ε だけオーバーシュートしている．これは Gibbs の現象とよばれている．その値は次の式で与えられる．
$$\varepsilon = \frac{1}{\pi} \{f(x+0) - f(x-0)\} \cdot \int_{\pi}^{\infty} \frac{\sin x}{x} dx$$

over shoot と under shoot の量は

$$|f(x+0) - f(x-0)| = 2$$

$$\frac{1}{\pi} \int_{\pi}^{\infty} \frac{\sin x}{x} dx \fallingdotseq 0.09$$

∴ $|\varepsilon| = 0.178$

となって，約 18％ほど上り過ぎ，下り過ぎの現象が起きる．

問題 1. $f(x) = x$ を $[-\pi, \pi]$ でフーリエ展開しなさい（図 7・14）．

問題 2. $f(x) = x^2$ を $[-\pi, \pi]$ でフーリエ展開しなさい（図 7・15）．

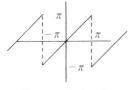
図 7・14　鋸歯状波

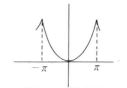
図 7・15　放物線

7・3・3　フーリエ変換

ある周期関数は時間と周波数という二つの異なる表現で表わすことができる．もちろん，この二つは 1 対 1 の関係にあり，見方をかえただけのことである．式でいえば $T = 1/f$ である．

図 7・16(a)の波形をスペクトルアナライザーによって周波数分析を行うと，図 7・16(b)のような 1.0 KHz のところに 1 本のスペクトル線ができる．ここ

第7章 微分方程式

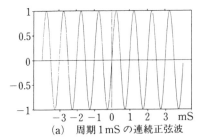 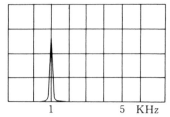

(a) 周期1mSの連続正弦波　(b) 周波数分析によるフーリエスペクトル

図7·16　正弦波とフーリエ変換

に示したように，時間で表したものを周波数で表わす操作をフーリエ変換という．

まず，t の関数を $f(t)$ とする．このときフーリエ変換を次の式で定義する．

$$F(\omega)=\int_{-\infty}^{\infty}f(t)e^{-i\omega t}dt$$

これを，$f(t)$ のフーリエ変換は $F(\omega)$ であるという．また，その逆変換は

$$f(t)=\frac{1}{2\pi}\int_{-\infty}^{\infty}F(\omega)e^{i\omega t}d\omega$$

で表す．この式で，i は複素数であり，t は時間，ω は周波数で $\omega=2\pi f$ である．ラプラス変換とは，$x>0$，で実数という点が異なる．

連続関数や不連続関数の離散的関数のフーリエ変換が行なわれるが，詳細は専門書を参考にしてもらうことにして，ここではまったく初歩的なところを扱うことにする．

コンピュータートモグラフィー（CT）などで使われる二次元フーリエ変換とその逆変換は

$$F(u,v)=\int_{-\infty}^{\infty}\int_{-\infty}^{\infty}f(x,y)e^{-i(ux+vy)}dydx$$

$$f(x,y)=\frac{1}{4\pi^2}\int_{-\infty}^{\infty}\int_{-\infty}^{\infty}F(u,v)e^{i(ux+vy)}dudv$$

で表す．これらの計算は電子計算機（高速フーリエ変換（FFT））によって求めるのが一般的である．$f(x,y)$ が $f(x)$ と $f(y)$ に変数分離できる場合は，比

7・3 フーリエ級数とフーリエ変換

較的容易に計算できる.
$$F(u,v)=\int_{-\infty}^{\infty}f(x)e^{-iux}dx\cdot\int_{-\infty}^{\infty}f(y)e^{-ivy}dy$$

図7・17は超音波診断装置に使われるパルス波や連続波をスペクトルアナライザーによって周波数分析したときのフーリエスペクトルを示している.

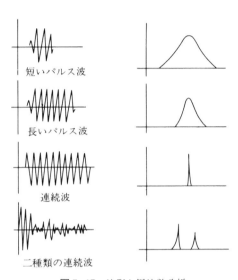

図7・17 波形と周波数分析

次にあげる公式の証明は難しく,専門知識を必要とする.ここでは典型的な項目のみをあげておくことにする.表7・2に主な基本性質を示した.

(1) 三角関数系は$[-\pi, \pi]$において直交する.

$$\int_{-\pi}^{\pi}\cos mx\cdot\cos nxdx=\begin{cases}2\pi(m=n=0)\\\pi(m=n\neq0)\\0(m\neq n)\end{cases}$$

$$\int_{-\pi}^{\pi}\sin mx\cdot\cos nxdx=0$$

$$\int_{-\infty}^{\infty}\sin mx\cdot\sin nxdx=\begin{cases}\pi(m=n\neq0)\\0(m\neq n)\end{cases}$$

第 7 章　微分方程式

(2)　$f(x) = \dfrac{1}{2}a_0 + \sum\limits_{k=1}^{\infty}(a_k\cos kx + b_k\sin kx)$ とすると,

ベッセルの不等式

$$\frac{1}{\pi}\int_{-\pi}^{\pi}\{f(x)\}^2 dx \geqq \frac{1}{2}a_0{}^2 + \sum_{k=1}^{\infty}a_k{}^2 + \sum_{k=1}^{\infty}b_k{}^2$$

パーセバルの等式

$$\frac{1}{\pi}\int_{-\pi}^{\pi}\{f(x)\}^2 dx = \frac{1}{2}a_0{}^2 + \sum_{k=1}^{\infty}(a_k{}^2 + b_k{}^2)$$

(3)　$f(x)$ が偶関数のとき, フーリエ余弦変換

$$F(\omega) = \int_0^{\infty}f(x)\cos\omega x\,dx$$

$f(x)$ が奇関数のとき, フーリエ正弦変換

$$F(\omega) = \int_0^{\infty}f(x)\sin\omega x\,dx$$

(4)　合成積 (convolution)

$$f*g(x) = \int_{-\infty}^{\infty}f(t)g(x-t)dt = \int_{-\infty}^{\infty}f(x-t)g(t)dt$$

表 7・2　フーリエ変換の主な基本性質

(1)　$af(x) + bg(x)$	$aF(\omega) + bG(\omega)$
(2)　$f(x)$	$2\pi f(-\omega)$
(3)　$f(ax)$	$\dfrac{1}{\lvert a \rvert}F\!\left(\dfrac{\omega}{a}\right)$
(4)　$f(x - x_0)$	$F(\omega)e^{-ix_0\omega}$
(5)　$e^{i\omega_0 x}\cdot f(x)$	$F(\omega - \omega_0)$

【例題 7-29】　次の式をフーリエ変換しなさい (図 7・18(a)).

$$f(x) = \begin{cases} 1 & |x| \leqq a \\ 0 & |x| > a \end{cases}$$

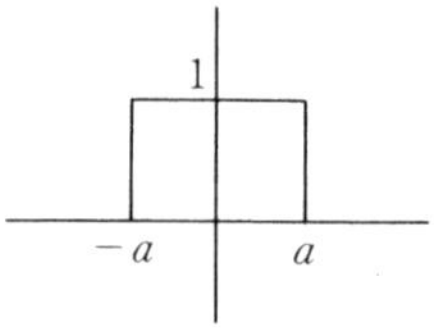

【解】　(i)　$F(\omega) = \displaystyle\int_{-\infty}^{\infty}f(x)e^{-i\omega x}dx$

$\qquad = \displaystyle\int_{-a}^{a}1\cdot e^{-i\omega x}dx = \left[\frac{1}{-i\omega}e^{-i\omega x}\right]_{-a}^{a}$

$\qquad = \dfrac{-1}{i\omega}(e^{-i\omega a} - e^{i\omega a})$

図 7・18(a)

7・3　フーリエ級数とフーリエ変換

$$= \frac{2}{\omega}\frac{1}{2i}(e^{ia\omega}-e^{-ia\omega})$$

$$= \frac{2}{\omega}\sin a\omega = 2a\cdot\frac{\sin a\omega}{a\omega}$$

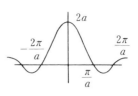

(ii) $F(\omega)=\dfrac{1}{\sqrt{2\pi}}\displaystyle\int_{-a}^{a}1\cdot e^{-i\omega x}dx$

$$=\frac{1}{\sqrt{2\pi}}\cdot\frac{-1}{i\omega}(e^{-i\omega a}-e^{i\omega a})$$

$$=\frac{1}{\sqrt{2\pi}}\cdot\frac{-1}{i\omega}(-2i\sin a\omega)$$

$$=\sqrt{\frac{2}{\pi}}\cdot\frac{\sin a\omega}{\omega}$$

図7・18(b)

(iii) $f(x)$は偶関数であるから

$$F(\omega)=\sqrt{\frac{2}{\pi}}\int_{0}^{a}\cos\omega x\,dx=\sqrt{\frac{2}{\pi}}\cdot\left[\frac{\sin\omega x}{\omega}\right]_{0}^{a}$$

$$=\sqrt{\frac{2}{\pi}}\cdot\frac{\sin a\omega}{\omega}$$

(i), (ii), (iii)のいずれを使っても解ける．係数の差はあるが，いずれも同じ表現である．図7・20にいろいろな関数のフーリエ変換を示した．

【例題7-30】　δ-関数のフーリエ変換をしなさい．

【解】　$F(\omega)=\displaystyle\int_{-\infty}^{\infty}\delta(x)e^{-i\omega x}dx$

を求めればよい．テスト関数を利用すると

$$\int_{-\infty}^{\infty}\delta(x)\varphi(x)dx=\varphi(0)$$

$\varphi(x)=e^{-i\omega x}$とおけば

$\varphi(0)=e^{0}=1$

　　　∴　$F(\omega)=1$

すなわち，δ-関数をフーリエ変換すると1になる．

問題　1．次の式をフーリエ変換しなさい（図7・19）．

　　　$f(x)=e^{-a|x|}$　　$(a>0)$

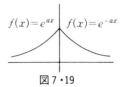

図7・19

第 7 章 微分方程式

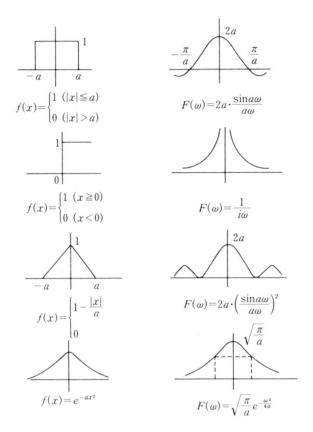

図 7・20　いろいろな関数のフーリエ変換

【例題 7 -31】　フーリエ変換を行う代表的な例であるレスポンス関数（これを MTF コントラスト伝達特性という.）の求め方について説明してみよう.

X 線焦点の強度分布が図 7・22 のように

$$f(x) = \begin{cases} 2.0 (|x| \leq 1.5) \\ 0 \ \ (|x| > 1.5) \end{cases}$$

に与えられている.

2 倍拡大，1.5 倍拡大撮影のときの像

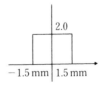

図 7・22　X 線焦点の強度分布

7・3 フーリエ級数とフーリエ変換

面におよぼす X 線焦点の MTF を求めなさい.

【解】 正弦波チャートを撮影したときの X 線透過度分布を入力として,また,フィルムの X 線強度分布を出力したときのレスポンス関数はどのようになっているかということである.

区間 $[-1.5, 1.5]$ で $f(x)=2$ のフーリエ変換を行う.

$$F(\omega)=\int_{-1.5}^{1.5} 2\cdot\cos 2\omega\pi x dx \Big/ \int_{-1.5}^{1.5} 2 dx$$

$\int_{-1.5}^{1.5} 2 dx$ で割ったのは規格化のためである.

偶関数のとき,フーリエ余弦変換が使えるので,

$$\int_{-1.5}^{1.5} 2\cdot\cos 2\omega\pi x dx = 4\cdot\int_{0}^{1.5}\cos 2\omega\pi x dx$$

$$= \frac{4}{2\omega\pi}\Big[\sin 2\omega\pi x\Big]_{0}^{1.5} = \frac{2}{\omega\pi}\sin 3\omega\pi$$

$$\int_{-1.5}^{1.5} 2 dx = 2\Big[x\Big]_{-1.5}^{1.5} = 6$$

$$\therefore \quad F(\omega) = \frac{2}{\omega\pi}\sin 3\omega\pi/6$$

$$= \frac{\sin 3\omega\pi}{3\omega\pi}$$

ここで,$\omega=0, \dfrac{1}{12}, \dfrac{2}{12}, \cdots\cdots$ とおくと $F(0), F\left(\dfrac{1}{12}\right), F\left(\dfrac{2}{12}\right), \cdots\cdots$ が得られる.

$$F(0)=1$$

$$F\left(\frac{1}{12}\right) = \frac{\sin 3\cdot\frac{1}{12}\cdot\pi}{3\cdot\frac{1}{12}\cdot\pi} = \frac{\sin\left(\frac{\pi}{4}\right)}{\frac{\pi}{4}}$$

$$= \frac{1}{\sqrt{2}}\cdot\frac{4}{3.14} = 0.9003$$

同じようにして

217

第7章 微分方程式

$$F\left(\frac{2}{12}\right)=\frac{2}{\pi}=0.6366, \quad F\left(\frac{3}{12}\right)=0.3001, \quad F\left(\frac{4}{12}\right)=0$$

次に，1.5倍拡大撮影する場合

$$g=\frac{1.5(2-1)}{2(1.5-1)}=\frac{3}{2}$$

これより，2倍拡大撮影の1.5倍になる．

$$\therefore \quad F\left(\frac{3}{2}\cdot 0\right)=1$$

$$F\left(\frac{3}{2}\cdot\frac{1}{12}\right)=F\left(\frac{1.5}{12}\right)=0.9$$

$$F\left(\frac{3}{12}\right)=0.6 \quad F\left(\frac{4.5}{12}\right)=0.3$$

$$F\left(\frac{6}{12}\right)=0$$

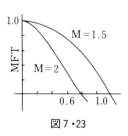

図7・23

正弦波チャートの x 座標は $1/2$ 倍してあるので，フィルム面では2倍する．これらをプロットしてゆくと解答の図7.23を得る．

7・3・4　離散フーリエ変換（DFT）

周期 T で N 個の $f(nT)$ がサンプリングされているものとする．これが data になる．普通 $N=2^n$ にとる．このとき，$0 \leq k \leq N-1$ の範囲で離散フーリエ変換は N 個の有限列 $F(kf_0)$ で与えられる．

$$F(kf_0)=\sum_{n=0}^{N-1} f(nT) W_N^{-kn} \quad (k=0,1,2,\cdots)$$

$$=\sum_{n=0}^{N-1} f(nT) e^{-i\cdot\frac{2\pi}{N}\cdot kn}$$

また，逆変換は

$$f(nT)=\frac{1}{N}\sum_{n=0}^{N-1} F(kf_0)\cdot W_N^{kn} \quad (k=0,1,2,\cdots)$$

$$=\frac{1}{N}\sum_{n=0}^{N-1} F(kf_0) e^{i\cdot\frac{2\pi}{N}kn}$$

で表される．

7・3 フーリエ級数とフーリエ変換

ここで，$f_0 = \dfrac{1}{N \cdot T}, W_N^{-kn} = e^{-i \cdot \frac{2\pi}{N} kn}$ でありオイラーの公式 $e^{ix} = \cos x + i$
$\sin x$ を使うと

$$e^{2\pi i} = \cos 2\pi + i \sin 2\pi = 1$$

$$e^{\frac{\pi}{2}i} = \cos\left(\frac{\pi}{2}\right) + i \sin\left(\frac{\pi}{2}\right) = i$$

である．

data が 2^n に足りないとき，0 をつけたしておけばよい．

【例題 7 -32】 サンプリングはパルス系列 $f(nT) = \{0,1,2,3\}$ とする．4 点
DFT を求めなさい（図 7・24（a））．

【解】 N ＝ 4 点であるから行列で表すと

$$\begin{bmatrix} F(0) \\ F(1f_0) \\ F(2f_0) \\ F(3f_0) \end{bmatrix} = \begin{bmatrix} 1 & 1 & 1 & 1 \\ 1 & W_4^1 & W_4^2 & W_4^3 \\ 1 & W_4^2 & W_4^4 & W_4^6 \\ 1 & W_4^3 & W_4^6 & W_4^9 \end{bmatrix} \begin{bmatrix} f(0) \\ f(1T) \\ f(2T) \\ f(3T) \end{bmatrix}$$

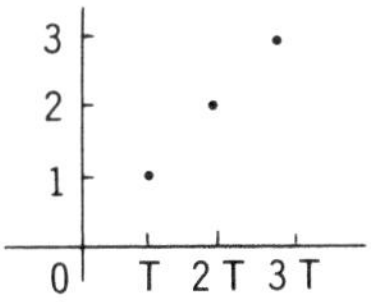

図 7・24（a）

これを連立方程式の形で表せば，

$$F(0) = \sum_{n=0}^{3} f(nT) \cdot e^{-i \cdot \frac{\pi}{2} \cdot 0n} = f(0) + f(1T) + f(2T) + f(3T)$$

$$F(1f_0) = \sum_{n=0}^{3} f(nT) \cdot e^{-i \cdot \frac{\pi}{2} \cdot 1 \cdot n} = f(0) - if(1T) - f(2T) + if(3T)$$

$$F(2f_0) = \sum_{n=0}^{3} f(nT) \cdot e^{-i \cdot \frac{\pi}{2} \cdot 2n} = f(0) - f(1T) + f(2T) - f(3T)$$

$$F(3f_0) = \sum_{n=0}^{3} f(nT) \cdot e^{-i \cdot \frac{\pi}{2} \cdot 3n} = f(0) + if(1T) - f(2T) - if(3T)$$

ただし，ここでは円を使い，対象性，周期性という性質が W_N にはあるの
でこれを使った．

$$W_4^1 = W_4^9 = e^{-\frac{2\pi i \cdot 1}{4}} = -i$$

$$W_4^2 = W_4^6 = e^{-\frac{2\pi i \cdot 2}{4}} = -1$$

$$W_4^3 = W_4^7 = e^{-\frac{2\pi i \cdot 3}{4}} = i$$

219

$$W_4^4 = W_4^8 = e^{-\frac{2\pi i \cdot 4}{4}} = 1$$

故に,行列を用いて計算を行うと,$f(nT) = \{0,1,2,3\}$ であるので

$$\begin{bmatrix} F(0) \\ F(1f_0) \\ F(2f_0) \\ F(3f_0) \end{bmatrix} = \begin{bmatrix} 1 & 1 & 1 & 1 \\ 1 & -i & -1 & i \\ 1 & -1 & 1 & -1 \\ 1 & i & -1 & -i \end{bmatrix} \begin{bmatrix} 0 \\ 1 \\ 2 \\ 3 \end{bmatrix} = \begin{bmatrix} 6 \\ -2+2i \\ -2 \\ -2-2i \end{bmatrix}$$

となる.絶対値で表わし,図7・24(b)に示す.

$F(0) = 6.0$

$F(1f_0) = \sqrt{(-2)^2 + 2^2} = 2.828\cdots$

$F(2f_0) = 2.0$

$F(3f_0) = \sqrt{(-2)^2 + (-2)^2} = 2.828\cdots$

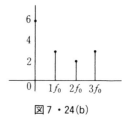

図7・24(b)

問題 1.DATA が $\{1,1,0,0\}$ の場合について求めなさい.

7・3・5　Z変換

図7・25において30°おきにサンプリングを行う.
0, 0.5, 0.866, 1.0, 0.866, 0.5, 0, ……のように
とびとびの値をうる.

これを一般化して,離散的な信号の系列といい,

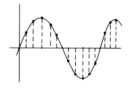

図7・25　$\sin x$

$x(0), x(1T), x(2T), \cdots, x(nT)$ とする.これをサンプリング系列という.このとき,次の式

$$Z\{x(nT)\} = \sum_{n=-\infty}^{\infty} x(nT) \cdot z^{-n}$$

をZ変換という.

ディジタル回路にはZ変換が応用され,情報処理にはDFTが応用される.Z変換とDFTとは同じ内容で表現方法が異なる.

式ではパラメーターが $n = -\infty$ から $n = \infty$ となっているが,$n = 0$ から $n = \infty$ まで扱い,

$$Z\{X(nT)\} = \sum_{n=0}^{\infty} x(nT)z^{-n}$$

$$= x(0)z^0 + x(1T)z^{-1} + x(2T)z^{-2} + \cdots$$

とする.

Z 変換は時間離散信号を複素周波数軸へ対応させ，代数計算で求められる.

$Z\{x(nT)\} = X(z)$ とするとその逆変換は

$$x(nT) = Z^{-1}\{X(z)\} = \frac{1}{2\pi i}\oint_C G(z)z^{n-1}dz$$

で表わされる.

表 7・3 に主な Z 変換を示した.

Z 変換の性質

(1)　$Z\{x(nT)\} = X(z)$

$Z\{y(nT)\} = Y(z)$

$Z\{ax(nT) + by(nT)\} = aZ\{x(nT)\} + bZ\{y(nT)\}$

$= aX(z) + bY(z)$

(2)　$f(n) = \sum_{k=0}^{\infty} x(k)\cdot g(n-k)$ とおき，次の式に代入する.

$$F(z) = \sum_{k=0}^{\infty} f(n)z^{-n}$$

$$= \sum_{n=0}^{\infty}\sum_{k=0}^{\infty} x(k)\cdot g(n-k)z^{-n}$$

$$= \sum_{n=0}^{\infty}\sum_{k=0}^{\infty} x(k)\cdot g(n-k)\cdot z^{-(n-k)}\cdot z^{-k}$$

$$= \sum_{k=0}^{\infty} x(k)z^{-k}\cdot\sum_{n=0}^{\infty} g(n-k)\cdot z^{-(n-k)}$$

$$\therefore\quad F(z) = G(z)\cdot X(z)$$

(3)　$Z\{x(n-k)T\} = \sum_{n=0}^{\infty} x\{(n-k)T\}z^{-n}$

$$= z^{-k}\cdot\sum_{n=0}^{\infty} x\{(n-k)T\}\cdot z^{-(n-k)}$$

$$= z^{-k}\cdot\sum_{h=0}^{\infty} x(hT)z^{-h}$$

これを推移律という.

第7章　微分方程式

表 7・3　Z 変換表

連続時間	離散時間	Z 変換
$\delta(t)$	$\delta(n)$	1
$\delta(t-kT)$		z^{-k}
$u(t)$	$u(n)$	$\dfrac{1}{1-z^{-1}}$
t	nT	$\dfrac{z^{-1}}{(1-z^{-1})^2}\cdot T$
a^t	a^{nt}	$\dfrac{1}{1-az^{-1}}$

【例題 7-33】　単位ステップ関数を $u(nT)$ とする．$u(nT)=1(n \geqq 0,1,2,\cdots)$ の Z 変換を求めなさい．

【解】
$$X(Z)=\sum_{n=0}^{\infty} u(nT)z^{-n}$$
$$=u(0)z^{-0}+u(1T)z^{-1}+u(2T)z^{-2}+\cdots$$
$$=z^0+z^{-1}+z^{-2}+\cdots$$
$$=\frac{1}{1-z^{-1}}$$

初項が 1，公比 z^{-1} の無限等比級数である．$|z^{-1}|<1$ のとき収束し，上式のようになる．

$|z^{-1}|\geqq 1$ のときは発散し求めることはできない．このように収束する範囲を収束域という．

【例題 7-34】　$\{x(nT)\}=a^{nT}$ を Z 変換しなさい．

【解】
$$Z\{x(nT)\}=\sum_{n=0}^{\infty} a^n \cdot z^{-n}$$
$$=a^0 z^0+a^1 z^{-1}+a^2 z^{-2}+\cdots$$

この場合も同様に初項 1，公比 $\left(\dfrac{a}{z}\right)$ の無限等比級数である．$|az^{-1}|<1$ のとき収束する．

故に，$Z\{a^{nT}\}=\dfrac{1}{1-az^{-1}}$

7・3 フーリエ級数とフーリエ変換

逆 Z 変換

$$\{X(nT)\}=Z^{-1}\{X(z)\}$$

の求め方として，比較的簡単に求められる場合のみを示しておく.

【例題 7-35】 $X(z)=\dfrac{1}{(1-z^{-1})(2-z^{-1})}$ のとき逆 Z 変換を求めなさい.

【解】 $X(z)=\dfrac{A}{1-z^{-1}}+\dfrac{B}{2-z^{-1}}$

とおいて，A，B を決める.

$$\frac{A}{1-z^{-1}}+\frac{B}{2-z^{-1}}=\frac{A(2-z^{-1})+B(1-z^{-1})}{(1-z^{-1})(2-z^{-1})}$$

$$=\frac{2A+B-(A+B)z^{-1}}{(1-z^{-1})(2-z^{-2})}$$

$$2A+B=1$$

$$A+B=0$$

$$\therefore\quad A=1$$

$$B=-1$$

$$\therefore\quad X(z)=\frac{1}{1-z^{-1}}-\frac{1}{2-z^{-1}}$$

$$=\frac{1}{1-z^{-1}}+\frac{-0.5}{1-0.5z^{-1}}$$

よって，$Z^{-1}\{X(z)\}=u(nT)-0.5\left\{\left(\dfrac{1}{2}\right)^{nT}\right\}$

問題 5. $X(z)=\dfrac{(1+z^{-1})}{(1-z^{-1})(2-z^{-1})}$ のとき逆 Z 変換を求めなさい.

初めに述べたように，30°ずつサンプリングを行ったとき，逆変換によって元の信号を完全に再生できる．しかし，90°おきにサンプリングした場合は再生できない.

周期 T のサンプリング系列をとったとき，元の信号を完全に再生できる上限の周波数を f_{max} で表す．このとき $2\cdot f_{max}$ をナイキスト周波数といい，少なくとも $2\cdot f_{max}$ でデータをとれば逆変換したとき，元の信号に再現できる.

223

第7章　微分方程式

7・3・6　10進数と2進数

　最近ではディジタル表示が流行であり，AD変換，DA変換が各種電子機器に利用されている．計算器は10進数を2進数に変換し，演算を行い，その後再び10進数に変換し，打出し，またはディジタル表示を行う．

　10進数では0，1，…，9と10のべきを使って表す方法であり，また，2進数では0，1と2のべきを使って表す方法である．10進数の530は$(530)_{10}$と表示し，$5 \times 10^2 + 3 \times 10^1 + 0 \times 10^0$と表わされる．

　16進数もあるが，ここでは10進数から2進数，2進数から10進数に変換することを練習してみよう．

【例題7-36】　次の数を求めなさい．

(1)　10進数69を2進数で表すとどうなるか．

(2)　10進数275を8進数で表すとどうなるか．

【解】　(1)　$(69)_{10} \longrightarrow (1000111)_2$

　　　　2進数で表したいときは，2で
　　　　終わりまで割ってゆく．その後，
　　　　下の方から並べてゆくと得られる．

(2)　8進数で表すときは8で割ってゆく．

$$8)\underline{275} \quad 余り$$
$$8)\underline{\ 34\ } \quad 3$$
$$\qquad 4 \qquad 2$$

$$(275)_{10} \longrightarrow (423)_8$$

2）69	余り
2）34	1
2）17	0
2）9	1
2）4	0
2）2	0
1	0

この順に並べる

【例題7-37】　次の数を求めなさい．

(1)　$(110011)_2$を10進数に直すといくらか．

(2)　$(1202)_3$を10進数に直すといくらか．

【解】　(1)　$1 \times 2^5 + 1 \times 2^4 + 0 \times 2^3 + 0 \times 2^2 + 1 \times 2^1 + 1 \times 2^0 = 51$

　　　∴　$(110011)_2 \longrightarrow (51)_{10}$

(2)　$1 \times 3^3 + 2 \times 3^2 + 0 \times 3^1 + 2 \times 3^0 = 47$

　　　∴　$(1202)_3 \longrightarrow (47)_{10}$

224

練習問題

【例題7-38】 次を解きなさい.

  (1) $(0.6875)_{10}$ を2進数に直しなさい.

  (2) $(0.11101)_2$ を10進数に直しなさい.

【解】 (1) $(0.6875)_{10} \rightarrow (0.1011)_2$

	0.6875	（2
1	375	（2
0	75	（2
1	5	（2
1	0	

このように少数以下の場合，2倍してゆく. 整数部分を左に書き，0になるまで行う.

この順に並べる

  (2) $(0.11101)_2 \rightarrow (0.90625)_{10}$

$1 \times 2^{-1} + 1 \times 2^{-2} + 1 \times 2^{-3} + 0 \times 2^{-4} + 1 \times 2^{-5}$

$= 0.5 + 0.25 + 0.125 + 0 + 0.03125$

$= 0.90625$

問題 1. 750 を(1)2進数に，(2)5進数に直しなさい.

練 習 問 題

1. 次の微分方程式を解きなさい.

 (1) $\dfrac{dy}{dx} = \dfrac{x^3}{y^2}$ (2) $\dfrac{dy}{dx} = xy^2$ (3) $\dfrac{dy}{dx} = \dfrac{3x^2 - x}{2y + 1}$

2. 次の微分方程式を解きなさい.

 (1) $2y' - y = 3$ (2) $y' - y = e^{2x}$

 (3) $y' + y = 3x + 4$ (4) $y' + 2y = 6 \quad (x = 0, \ y = 0)$

3. 次の微分方程式を解きなさい.

 (1) $\dfrac{d^2y}{dx^2} - \dfrac{dy}{dx} - 2y = 0$ (2) $\dfrac{d^2y}{dx^2} + 2\dfrac{dy}{dx} + y = 0 \quad (y(0) = 1, \ y'(0) = 0)$

 (3) $\dfrac{d^2y}{dx^2} - 2\dfrac{dy}{dx} + 4y = 0$

第7章　微分方程式

4．ラプラス変換を利用して次の微分方程式を解きなさい．

(1) $y'-4y=0$　$(y(0)=3)$

(2) $y'+2y=3e^t$　$(t=0$ のとき $y(0)=1)$

(3) $y''-y'-2y=0$　$(y(0)=1,\ y'(0)=0)$

(4) $y''-6y'+9y=0$　$(y(0)=1,\ y'(0)=0)$

(5) $y''-2y'-3y=e^t$　$(y(0)=0\ \ y'(0)=0)$

5．次の式をフーリエ変換し，結果を図示せよ．

$$f(x)=\begin{cases} 1 & (|x|\leqq 1) \\ 0 & (|x|>1) \end{cases}$$

6．物体を $\theta_0\,^\circ\mathrm{C}$ まで熱しておき空気中で冷却する．時刻 t 秒後における温度を $\theta\,^\circ\mathrm{C}$ とすれば，次の式が成りたつことが知られている．

$$\frac{d\theta}{dt}=-k\theta\quad(k\ \text{は定数})$$

$t=0$ のとき $\theta=\theta_0$ としてこれを解きなさい．次に，初め $100\,^\circ\mathrm{C}$ であった物体が20秒後に $80\,^\circ\mathrm{C}$ になった．40秒後には何℃になるか．

7．大気圧は地面から遠ざかるに従って減少する．地上での大気の圧力を p_0，高さ h で p，高さ $h+dh$ で $p+dp$ として，温度一定のとき，密度を ρ とすれば次のようになる．

$$\frac{dp}{dh}=-\rho g\quad\left(\rho=\rho_0\cdot\frac{p}{p_0}\ \text{である}\right)$$

$h=0$ のとき，$p=p_0$ としてこれを解きなさい．

8．一定温度における溶液中で，蔗糖の分解速度は溶液中に存在する蔗糖の量に比例する．蔗糖の初めの量を ag，時間 t までに分解した量を xg とすれば

$$\frac{dx}{dt}=k(a-x)\quad(k：\text{定数})$$

である．$t=0$ のとき $x=0$ として解きなさい．また，グラフに表すとどうなるか描きなさい．

9．ラプラス変換表を利用して（ラプラス変換）像関数を求めなさい．

練習問題

(1) $2t^2$ (2) $8\sin 4t$ (3) $4\cos 2t$ (4) $t^2 \cdot e^{-4t}$ (5) $(1+t)e^{4t}$

10. ラプラス変換表を利用して（ラプラス逆変換）原関数を求めなさい.

(1) $\dfrac{24}{3s+6}$ (2) $\dfrac{s+2}{s^2}$ (3) $\dfrac{s}{(s-3)(s+2)}$ (4) $\dfrac{30}{s^2+9}$ (5) $\dfrac{2s^2+s+2}{s(s^2+1)}$

11. ラプラス変換を使って p.190, 問題1(5)を解きなさい. ただし, $n_1(0)=N_{10}$, $n_2(0)=0$ とする.

12. ラプラス変換を使って次の連立微分方程式を解きなさい.

(1) $\begin{cases} x'+3y+2x=0 \\ y'-2y-x=0 \end{cases}$ $(x(0)=0,\ y(0)=1)$

(2) $\begin{cases} x'+4y+x=0 \\ y'-2y+x=0 \end{cases}$ $(x(0)=0,\ y(0)=1)$

■解　答

$7\cdot1\cdot1$ **1.** (1) $y\cdot\dfrac{dy}{dx}=-x$ (2) $\dfrac{dI}{dx}=-\mu I$ (3) $x\dfrac{dy}{dx}=-y$

(4) $\dfrac{dy}{dx}=2y$ (5) $\dfrac{d^2y}{dx^2}=y$

$7\cdot1\cdot2$ **1.** (1) $-x^2+y^2=c^2$ (2) $y=2x^2+c$ (3) $y=cx$ (4) $y=ce^{3x}$ (5) $y^2+3y=x^2+x+C$

$7\cdot1\cdot3$ **1.** (1) $y=ce^{-3x}+\dfrac{4}{3}$ (2) $y=ce^{-2x}+\dfrac{1}{2}$ (3) $y=e^{-2x}(x+c)$ (4) $y=ce^{-x}+\dfrac{1}{2}e^x$

$7\cdot1\cdot4$ **1.** (1) $y=c_1e^{2x}+c_2e^{3x}$ (2) $y=e^{3x}(c_1+c_2x)$ (3) $y=e^{-x}(c_1\cos 2x+c_2\sin 2x)$ (4) $y=c_1\cos 2x+c_2\sin 2x$

(5) $y=2e^{-x}-e^{-2x}$

2. (1) $y=c_1e^{2x}+c_2e^{-3x}-\dfrac{1}{3}x+\dfrac{1}{9}$ (2) $y=c_1e^{4x}+c_2e^{-3x}-\dfrac{1}{10}e^x$ (3) $y=e^{2x}(c_1+c_2x)+e^{3x}$

227

第 7 章　微分方程式

$7 \cdot 1 \cdot 5$　**1.** (1) $\begin{cases} x=2e^{-2t}-2e^{-3t} \\ y=e^{-2t} \end{cases}$　(2) $\begin{cases} x=\dfrac{k}{2-k}(e^{-kt}-e^{-2t}) \\ y=e^{-kt} \end{cases}$

(3) $\begin{cases} x=te^{-t} \\ y=e^{-t} \end{cases}$　(4) $\begin{cases} x=\dfrac{a}{b-a}e^{-at}-\dfrac{a}{b-a}e^{-bt} \\ y=e^{-at} \end{cases}$

(5) $\begin{cases} N_1=N_{10}e^{-\lambda_1 t} \\ N_2=\dfrac{\lambda_1}{\lambda_2-\lambda_1}N_{10}e^{-\lambda_1 t}-\dfrac{\lambda_1}{\lambda_2-\lambda_1}N_{10}e^{-\lambda_2 t} \end{cases}$

$7 \cdot 1 \cdot 6$　**1.** $x\delta(x)=0$　$\displaystyle\int_{-\infty}^{\infty}x\delta(x)\varphi(x)dx=\int_{-\infty}^{\infty}\delta(x)\{x\varphi(x)\}dx=0\cdot\varphi(0)$
$=0$

2. $\delta'(x)=-\varphi'(0)$　$\displaystyle\int_{-\infty}^{\infty}\delta'(x)\varphi(x)dx=\Big[\delta(x)\varphi(x)\Big]_{-\infty}^{\infty}$
$-\displaystyle\int_{-\infty}^{\infty}\delta(x)\varphi'(x)dx=-\varphi'(0)$

3. $h(x)\delta(x)=h(0)\delta(x)$　$\displaystyle\int_{-\infty}^{\infty}h(x)\delta(x)\varphi(x)dx=$
$\displaystyle\int_{-\infty}^{\infty}\delta(x)\{h(x)\varphi(x)\}dx=h(0)\cdot\varphi(0)$　$\displaystyle\int_{-\infty}^{\infty}h(0)\delta(x)\varphi(x)dx=$
$h(0)\displaystyle\int_{-\infty}^{\infty}\delta(x)\varphi(x)dx=h(0)\varphi(0)$　$\therefore$　左辺＝右辺

4. $h(x)\cdot\delta(x-t)=h(t)\delta(x-t)$　$\displaystyle\int_{-\infty}^{\infty}h(x)\delta(x-t)\varphi(x)dx$
$=\displaystyle\int_{-\infty}^{\infty}\delta(x-t)\{h(x)\cdot\varphi(x)\}dx=h(t)\varphi(t)$　$\displaystyle\int_{-\infty}^{\infty}h(t)\delta(x$
$-t)\varphi(x)dx=h(t)\displaystyle\int_{-\infty}^{\infty}\delta(x-t)\varphi(x)dx=h(t)\varphi(t)$　$\therefore$　左辺＝
右辺

5. $\delta(cx)=\dfrac{1}{c}\delta(x)$　$cx=t$ とおくと $x=\dfrac{t}{c}$　$\therefore$　$dx=$
$\dfrac{1}{c}dt$　$\displaystyle\int_{-\infty}^{\infty}\delta(cx)\varphi(x)dx=\int_{-\infty}^{\infty}\delta(t)\varphi\Big(\dfrac{t}{c}\Big)\cdot\dfrac{1}{c}dt=\dfrac{1}{c}\int_{-\infty}^{\infty}$
$\delta(t)\varphi\Big(\dfrac{t}{c}\Big)dt=\dfrac{1}{c}\varphi(0)$

練習問題

$$\int_{-\infty}^{\infty} \frac{1}{c}\delta(x)\varphi(0)\,dx = \frac{1}{c}\int_{-\infty}^{\infty}\delta(x)\varphi(x)\,dx = \frac{1}{c}\cdot\varphi(0)$$

7・2・1　1. (1) $\dfrac{2}{s^2}$　(2) $\dfrac{1}{s+3}$　(3) $\dfrac{2}{s}$　(4) $\dfrac{1}{3}\cdot\dfrac{1}{s-\dfrac{1}{3}} = \dfrac{1}{3s-1}$

(5) $\dfrac{s-3}{s^2}$

2. (1) $\dfrac{1}{s^2+1}$　(2) $\dfrac{s}{s^2+1}$　(3) $\dfrac{2}{s^2+2^2}$　(4) $\dfrac{s}{s^2+4^2}$

7・2・3　1. (1) $L^{-1}\left\{\dfrac{2}{s}\right\}=2$　(2) $L^{-1}\left\{\dfrac{2}{s^4}\right\}=\dfrac{1}{3}t^3$　(3) $L^{-1}\left\{\dfrac{1}{(s+2)(s+3)}\right\}$

$=e^{-2t}-e^{-3t}$　(4) $L^{-1}\left\{\dfrac{3!}{(s-2)^4}\right\}=t^3e^{2t}$　(5) $L^{-1}\left\{\dfrac{4}{s^2+1}\right\}=4\sin t$

7・2・5　1. (1) $y=10e^{-3t}$　(2) $y=2(1-e^{-t})$　(3) $y=2e^{-t}-e^{-2t}$

(4) $y=\dfrac{1}{2}+\dfrac{1}{2}e^{2t}-e^{t}$

7・3・2　1. 奇関数であるから $a_m=0$　　$b_m=\dfrac{2}{\pi}\displaystyle\int_0^{\pi}x\sin mx\,dx=$

$\dfrac{2}{\pi}\left\{\left[-\dfrac{x\cos mx}{m}\right]_0^{\pi}+\displaystyle\int_0^{\pi}\dfrac{\cos mx}{m}\,dx\right\}=-\dfrac{2}{\pi}\dfrac{\pi\cos m\pi}{m}$

$\therefore\ b_m=\dfrac{2}{\pi}\cdot\left(-\dfrac{\pi\cos m\pi}{m}\right)=-\dfrac{2}{m}\cdot\cos m\pi=-\dfrac{2}{m}(-1)^m=$

$\dfrac{2}{m}\cdot(-1)^{m+1}$　　$\therefore\ b_1=\dfrac{2}{1},b_2=-\dfrac{2}{2},b_3=\dfrac{2}{3},\cdots\cdots$

$\therefore\ f(x)=2\left(\sin x-\dfrac{1}{2}\sin 2x+\dfrac{1}{3}\sin 3x-\cdots\cdots\right)$

2. $f(x)$ は偶関数であるから $b_m=0$　　　$a_0=\dfrac{2}{\pi}\displaystyle\int_0^{\pi}x^2\,dx=$

$\dfrac{2}{\pi}\left[\dfrac{x^3}{3}\right]_0^{\pi}=\dfrac{2}{3}\pi^2$　　$a_m=\dfrac{2}{\pi}\displaystyle\int_0^{\pi}x^2\cos mx\,dx=\dfrac{2}{\pi}\left\{\left[x^2\cdot\dfrac{\sin mx}{m}\right]_0^{\pi}\right.$

$\left.-\displaystyle\int_0^{\pi}2x\cdot\dfrac{\sin mx}{m}\,dx\right\}=-\dfrac{4}{m\pi}\left\{\left[\dfrac{-x\cos mx}{m}\right]_0^{\pi}+\displaystyle\int_0^{\pi}\dfrac{\cos mx}{m}\right.$

$\left.dx\right\}=\dfrac{4}{m\pi}\cdot\dfrac{\pi\cos mx}{m}$　　$\therefore\ a_m=\dfrac{4}{m\pi}\cdot\dfrac{\pi\cos m\pi}{m}=\dfrac{4}{m^2}\cdot(-1)^m$

229

第7章 微分方程式

$$\therefore a_1 = -\frac{4}{1^2}, a_2 = \frac{4}{2^2}, a_3 = -\frac{4}{3^2}, \cdots \quad \therefore f(x) = \frac{\pi^2}{3} - 4\left(\frac{1}{1^2}\cos x\right.$$

$$\left. -\frac{1}{2^2}\cos 2x + \frac{1}{3^2}\cos 3x - \cdots\right) = \frac{\pi^2}{3} + 4\sum_{m=1}^{\infty}(-1)^m \cdot \frac{\cos mx}{m^2}$$

7・3・3　**1.** $F(\omega) = \int_{-\infty}^{0} e^{ax} \cdot e^{-i\omega x}dx + \int_{0}^{\infty} e^{-ax} \cdot e^{-i\omega x}dx = \int_{-\infty}^{0} e^{(a-i\omega)x}dx$

$$+ \int_{0}^{\infty} e^{-(a+i\omega)x} \cdot dx = \left[\frac{1}{a-i\omega}e^{(a-i\omega)x}\right]_{-\infty}^{0} + \left[-\frac{1}{a+i\omega}e^{-(a+i\omega)x}\right]_{0}^{\infty} =$$

$$\frac{1}{a-i\omega} + \frac{1}{a+i\omega} = \frac{2a}{a^2+\omega^2}$$

7・3・4　**1.** $\begin{bmatrix} F(0) \\ F(1f_0) \\ F(2f_0) \\ F(3f_0) \end{bmatrix} = \begin{bmatrix} 1 & 1 & 1 & 1 \\ 1 & -i & -1 & i \\ 1 & -1 & 1 & -1 \\ 1 & i & -1 & -i \end{bmatrix} \cdot \begin{bmatrix} 1 \\ 1 \\ 0 \\ 0 \end{bmatrix} = \begin{bmatrix} 2 \\ 1-i \\ 0 \\ 1+i \end{bmatrix}$

$|F(0)| = 2,$
$|F(1f_0)| = \sqrt{1^2 + (-1)^2} = 1.4$
$|F(2f_0)| = 0$
$|F(3f_0)| = \sqrt{1^2 + 1^2} = 1.4$

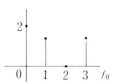

7・3・5　**1.** $\dfrac{1+z^{-1}}{(1-z^{-1})(2-z^{-1})} = \dfrac{2}{1-z^{-1}} + \dfrac{(-3)}{2-z^{-1}} \quad \therefore z^{-1}\{X(z)\} =$

$2 \cdot \dfrac{1}{1-z^{-1}} - \dfrac{3}{2} \dfrac{1}{1-0.5 \cdot z^{-1}} = 2u(nT) - \dfrac{3}{2} \cdot 0.5^{nT}$

7・3・6　**1.** (1) $(1011101110)_2$ 　　(2) $(11000)_5$

練習問題の解答

1. (1) $4y^3 = 3x^4 + c$ 　(2) $\dfrac{1}{y} = -\dfrac{x^2}{2} + c$ 　(3) $y^2 + y = x^3 - \dfrac{x^2}{2} + c$

2. (1) $y = ce^{\frac{1}{2}x} - 3$ 　(2) $y = e^{2x} + ce^x$ 　(3) $y = 3x + 1$
　　(4) $y = 3(1 - e^{-2x})$

3. (1) $y = c_1 e^{-x} + c_2 e^{2x}$ 　(2) $y = (1+x)e^{-x}$ 　(3) $y = e^x(c_1 \cos\sqrt{3}x$
　　$+ c_2 \sin\sqrt{3}x)$

練習問題

4. (1) $y = 3e^{4t}$ (2) $y = e^t$ (3) $y = \dfrac{2}{3}e^{-t} + \dfrac{1}{3}e^{2t}$ (4) $y = e^{3t}(1-3t)$

   (5) $y = \dfrac{1}{8}e^{3t} + \dfrac{1}{8}e^{-t} - \dfrac{1}{4}e^t$

5. $F(\omega) = \displaystyle\int_{-1}^{1} e^{-i\omega x} dx = 2\dfrac{\sin\omega}{\omega}$

6. $\theta = \theta_0 e^{-kt}$, $64\,°C$

7. $p = p_0 e^{-\frac{\rho_0 g}{p_0}\cdot h}$

8. $x = a(1 - e^{-kt})$

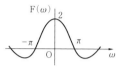

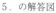

5. の解答図

9. (1) $\dfrac{4}{s^3}$ (2) $\dfrac{32}{s^2+16}$ (3) $\dfrac{4s}{s^2+4}$ (4) $\dfrac{2}{(s+4)^3}$ (5) $\dfrac{s-3}{(s-4)^2}$

10. (1) $8e^{-2t}$ (2) $1+2t$ (3) $\dfrac{3}{5}e^{3t} - \dfrac{2}{5}e^{-2t}$ (4) $10\sin 3t$ (5) $2+\sin t$

11. (1)より $N_1' + \lambda_1 N_1 = 0$ $L\{N_1'\} + \lambda_1 L\{N_1\} = 0$

    $s n_1(s) - n_1(0) + \lambda_1 n_1(s) = 0$

    $\therefore\ n_1(s) = \dfrac{n_1(0)}{s+\lambda_1} = N_{10}\cdot\dfrac{1}{s+\lambda_1}$ $\therefore\ N_1 = N_{10} e^{-\lambda_1 t}$ ………(3)

(2)より，$N_2' + \lambda_2 N_2 = \lambda_1 N_1$

これに(3)を代入すると $N_2' + \lambda_2 N_2 = \lambda_1 N_{10} e^{-\lambda_1 t}$

$L\{N_2'\} + \lambda_2 L\{N_2\} = \lambda_1 N_{10} L\{e^{-\lambda_1 t}\}$

$s n_2(s) - n_2(0) + \lambda_2 n_2(s) = \lambda_1 N_{10}\cdot\dfrac{1}{s+\lambda_1}$

$\therefore\ n_2(s) = \lambda_1 N_{10}\cdot\dfrac{1}{(s+\lambda_1)(s+\lambda_2)}$

ここで $\dfrac{1}{(s+\lambda_1)(s+\lambda_2)} = \dfrac{A}{s+\lambda_1} + \dfrac{B}{s+\lambda_2}$ とおく．

$\therefore\ A(s+\lambda_2) + B(s+\lambda_1) = 1$

$(A+B)s + (A\lambda_2 + B\lambda_1) = 1$

$\therefore\ \begin{cases} A+B = 0 \\ A\lambda_2 + B\lambda_1 = 1 \end{cases}$

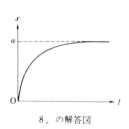

8. の解答図

第7章　微分方程式

$$\therefore \quad A=\frac{1}{\lambda_2-\lambda_1}, B=\frac{1}{\lambda_1-\lambda_2}$$

故に，$\quad n_2(s)=\lambda_1 N_{10}\left\{\frac{1}{\lambda_2-\lambda_1}\cdot\frac{1}{s+\lambda_1}+\frac{1}{\lambda_1-\lambda_2}\frac{1}{s+\lambda_2}\right\}$

逆変換すれば

$$N_2=\lambda_1 N_{10}\left\{\frac{1}{\lambda_2-\lambda_1}e^{-\lambda_1 t}+\frac{1}{\lambda_1-\lambda_2}e^{-\lambda_2 t}\right\}$$

まとめる．

$$N_1=N_{10}e^{-\lambda_1 t}$$

$$N_2=\lambda_1 N_{10}\left\{\frac{1}{\lambda_2-\lambda_1}e^{-\lambda_1 t}+\frac{1}{\lambda_1-\lambda_2}e^{-\lambda_2 t}\right\}$$

12. この連立微分方程式の解法は難しいので簡単に説明をつける

(1) 与式をラプラス変換する．

$$sX-x(0)+2X+3Y=0$$

$$sY-y(0)-X-2Y=0$$

ここで $x(0)=0$, $y(0)=1$ を代入し書きかえる．

$$\begin{cases} X(s+2)+3Y=0 \\ -X+Y(s-2)=1 \end{cases}$$

X, Y について連立方程式を解く

$$X=\frac{-3}{s^2-1}=\frac{3}{2}\left(\frac{1}{s+1}-\frac{1}{s-1}\right), \quad Y=\frac{s+1}{s^2-1}=\frac{1}{2}\left(\frac{3}{s-1}-\frac{1}{s-1}\right)$$

これを逆変換する．

$$\begin{cases} x=\frac{3}{2}(e^{-t}-e^{t}) \\ y=\frac{1}{2}(3e^{t}-e^{-t}) \end{cases}$$

(2) $$\begin{cases} x=\frac{4}{5}(e^{-2t}-e^{3t}) \\ y=\frac{1}{5}(e^{-2t}+4e^{3t}) \end{cases}$$

232

第8章 ベクトルと行列式

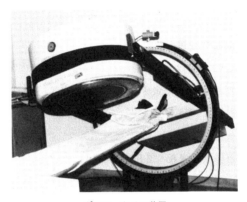

ガンマーカメラ装置

第8章　ベクトルと行列式

8・1　ベクトル

8・1・1　ベクトル

ベクトルとは大きさと方向をもつ量でベクトル量ともいう．これに対して，大きさのみをもつ量をスカラーあるいはスカラー量という．記号で，スカラーは α，β，m，n などで表し，ベクトルは A，$\vec{a}$，$\overrightarrow{AB}$ などで表す（図8・1）．

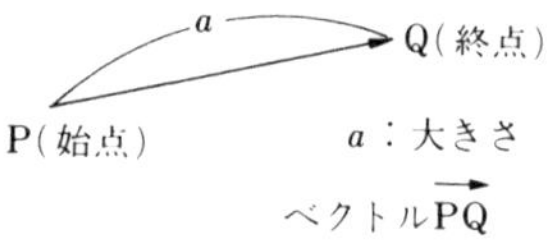

(1) 有向線分

8・1・2　力の合成と分解

二つの力 F_1 と F_2 の合力は OA，OB を2辺とする平行四辺形 OA の対角線 OC で表される有向線分 $\overrightarrow{OC}$ によって表される力 F に等しい．

$$F = F_1 + F_2$$

これを力の合成という（図8・2）．

力 F が F_x と F_y に分解され，$F_x = F\cos\theta$，$F_y = F\sin\theta$ とする．

F_x, F_y を F の成分といい，通常直交する座標で二力に分ける．

8・1・3　ベクトルの代数

(1) ベクトルの実数倍（図8・3）．

1. $k(l\vec{a}) = (kl)\vec{a}$
2. $(k+l)\vec{a} = k\vec{a} + l\vec{a}$
3. $k(\vec{a}+\vec{b}) = k\vec{a} + k\vec{b}$

k, l は実数

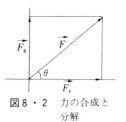

図8・1　ベクトル $\vec{a}$

図8・2　力の合成と分解

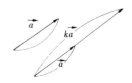

図8・3　ベクトルの実数倍

8・1 ベクトル

(2) **ベクトルの加法と減法** (図 8・4, 8・5).

$$\vec{a} + \vec{b} = \vec{c}$$

平行四辺形の対角線が $\vec{a}$ と $\vec{b}$ の和になっている．

図 8・1 で，始点と終点が同じ点 P のベクトルを零ベクトルとよび，$\overrightarrow{PP} = \vec{0}$ と表わす．

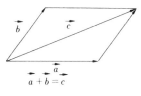

図 8・4 ベクトルの加法

(3) **基本法則**

交換法則　$\vec{a} + \vec{b} = \vec{b} + \vec{a}$

結合法則　$(\vec{a} + \vec{b}) + \vec{c} = \vec{a} + (\vec{b} + \vec{c})$

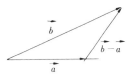

図 8・5 ベクトルの減法

ベクトルの大きさ (図 8・6)．

$$\overrightarrow{OP} = |\vec{a}|$$

$$\vec{a} \text{ の大きさ} = \sqrt{a_1{}^2 + a_2{}^2}$$

(4) **ベクトルの同等性**

1. 同一直線上にあって大きさが同じもの．
2. 向きが平行で，大きさが同じもの．

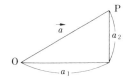

図 8・6 ベクトルの合成

(5) **公　式**

1. $\vec{x} + \vec{a} = \vec{b}$　　$\vec{x} = \vec{b} - \vec{a}$
2. $x + a = y + a$　　$x = y$
3. $-(a+b) = -a - b$
4. $-(a-b) = -a + b$
5. $1 \cdot a = a$,　$(-1) \cdot a = -a$
6. $(-a) \cdot a = -(aa) = a \cdot (-a)$

以下 a, b の矢印は省略してある．

【**例題 8-1**】$2(2a - 3b) - 3(2a - b)$ を簡単にしなさい．

【**解**】$2(2a - 3b) - 3(2a - b) = 4a - 6b - 6a + 3b = -2a - 3b$

[問題] 1. 次の式を簡単にしなさい．

(1) $4(3a - 2b) - 2(2a - 3b)$

(2) $3(a-3b)+8(-a+2b)$

(3) $3(a-2b+5c)-4(2a+3b-3c)$

(4) $5(4a-6b)+6(3a-2b)$

(5) $2(8a-5b)-3(5a-3b)$

8・1・4 ベクトルの成分と基本ベクトル

基本ベクトルを e_x, e_y, e_z として，$\vec{A}$ の成分を A_x, A_y, A_z とすると
$$\vec{A}=A_x e_x+A_y e_y+A_z e_z$$
である（図8・7）．

大きさ1のベクトルを単位ベクトルといい次の式で表す．

$e_x=(1,0,0)$

$e_y=(0,1,0)$

$e_z=(0,0,1)$

$\vec{A}$ の大きさは $|\vec{A}|$ であり
$$|\vec{A}|=\sqrt{A_x^2+A_y^2+A_z^2}$$

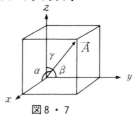

図8・7

$\vec{A}$ と同じ向きの単位ベクトルは $\dfrac{\vec{A}}{|\vec{A}|}$ であって，これを成分で表せば

$$\frac{\vec{A}}{|\vec{A}|}=\left(\frac{A_x}{\sqrt{A_x^2+A_y^2+A_z^2}}, \frac{A_y}{\sqrt{A_x^2+A_y^2+A_z^2}}, \frac{A_z}{\sqrt{A_x^2+A_y^2+A_z^2}}\right)$$

となる．

また，l, m, n を $\vec{A}$ の方向余弦といい，次の式で表す．

$$l=\cos\alpha=\frac{A_x}{|\vec{A}|}$$

$$m=\cos\beta=\frac{A_y}{|\vec{A}|}$$

$$n=\cos\gamma=\frac{A_z}{|\vec{A}|}$$

$$l^2+m^2+n^2=1$$

【例題 8-2】 $\vec{a}=(1,1,1)$ と同じ向きの単位ベクトルを成分で表しなさい．

8・1 ベクトル

【解】 $|a|=\sqrt{1^2+1^2+1^2}=\sqrt{3}$

$\therefore \dfrac{\vec{a}}{|a|}=\left(\dfrac{1}{\sqrt{3}}, \dfrac{1}{\sqrt{3}}, \dfrac{1}{\sqrt{3}}\right)$

問題 1. 次の問いに答えなさい.

(1) $\vec{a}=(1,-2,2)$ と同じ向きの単位ベクトルを表しなさい.

(2) 原点 $(0,0,0)$, $\overrightarrow{OA}=(3,1,2)$, $\overrightarrow{OB}=(2,3,1)$ のとき $\overrightarrow{AB}$ の成分はいくらか.

二つのベクトル a, b の成分をそれぞれ (a_1, a_2), (b_1, b_2) とする.

$a=(a_1, a_2)$

$b=(b_1, b_2)$

$a+b=(a_1, a_2)+(b_1, b_2)=(a_1+b_1, a_2+b_2)$

$ka=k(a_1, a_2)=(ka_1, ka_2)$

ベクトル $\vec{a}$, $\vec{b}$ の基本ベクトルを $\vec{e_1}$, $\vec{e_2}$ とすると

$\vec{a}=a_1\vec{e_1}+a_2\vec{e_2},\quad \vec{b}=b_1\vec{e_1}+b_2\vec{e_2}$

である.

また,ベクトル $\vec{a}$ の大きさは $|a|=\sqrt{a_1{}^2+a_2{}^2}$ である.

$\therefore \vec{a}+\vec{b}=(a_1\vec{e_1}+a_2\vec{e_2})+(b_1\vec{e_1}+b_2\vec{e_2})$

$=(a_1+b_1)\vec{e_1}+(a_2+b_2)\vec{e_2}$

【例題 8-3】 $a=(2, 3)$, $b=(4, 6)$ とするとき,$3a+2b$ を求めなさい.

【解】 $3a+2b=3(2, 3)+2(4, 6)=(6, 9)+(8, 12)=(6+8, 9+12)$

$=(14, 21)$

問題 2. $a=(3, 4)$ $b=(5, 3)$ のとき次の計算をしなさい.

(1) $2a-b$ (2) $3a+2b$ (3) $5a-3b$

(4) $b+a$ (5) $2a-3b$

8・1・5 ベクトルの内積

(1) 内積の基本法則

1. $\vec{a}\cdot\vec{b}=\vec{b}\cdot\vec{a}$

237

2. $\vec{a}(\vec{b}+\vec{c}) = \vec{a}\cdot\vec{b} + \vec{a}\cdot\vec{c}$
3. $(k\vec{a})\vec{b} = \vec{a}\cdot(k\vec{b}) = k(\vec{a}\cdot\vec{b})$

二つのベクトル a, b は始点を共有し，ベクトル b がベクトル a となす角を θ とする．また，ベクトル a, b の大きさを $|a|, |b|$ とするとき（図 8・8）

$$|a|\cdot|b|\cos\theta$$

を a, b の内積といい，$a\cdot b$ または (a, b) で表す．仕事 W は次の式で表される．（図 8・9）

$$W = F\cdot s\cos\theta$$

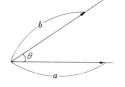

図 8・8　ベクトルの内積

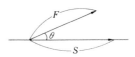

図 8・9　内積と仕事

【例題 8-4】 $|\vec{a}|=2, |\vec{b}|=3, \vec{a}, \vec{b}$ のなす角を θ とする．$\theta=30°, 60°, 90°$ のとき内積を求めなさい．

【解】 $\theta=30°$ のとき

$$\vec{a}\cdot\vec{b} = |\vec{a}||\vec{b}|\cos30° = 2\times3\times\frac{\sqrt{3}}{2} = 3\sqrt{3}$$

$\theta=60°$ のとき

$$\vec{a}\cdot\vec{b} = |\vec{a}||\vec{b}|\cos60° = 2\times3\times\frac{1}{2} = 3$$

$\theta=90°$ のとき

$$\vec{a}\cdot\vec{b} = |\vec{a}||\vec{b}|\cos90° = 2\times3\times0 = 0$$

（$\vec{a}\neq0, \vec{b}\neq0$ でも $\vec{a}\cdot\vec{b}=0$ となることがある．）

8・1・6　内積の成分表示

$a=(a_1, a_2), b=(b_1, b_2),$ の基本ベクトル e_1, e_2 を使うと

$$a = a_1 e_1 + a_2 e_2$$
$$b = b_1 e_1 + b_2 e_2$$
$$a\cdot b = (a_1 e_1 + a_2 e_2)(b_1 e_1 + b_2 e_2)$$
$$= a_1 b_1 (e_1\cdot e_1) + a_1 b_2 (e_1\cdot e_2) + a_2 b_1 (e_2\cdot e_1) + a_2 b_2 (e_2\cdot e_2)$$

ここで，$e_1 \cdot e_1 = 1$，$e_2 \cdot e_2 = 1$，$e_1 \cdot e_2 = 0$，$e_2 \cdot e_1 = 0$

∴ $a \cdot b = a_1 b_1 + a_2 b_2$

【例題 8-5】 $a = (3, -2)$，$b = (2, -4)$ の内積を求めなさい．

【解】 $a \cdot b = 3 \times 2 + (-2) \times (-4) = 6 + 8 = 14$

問題 1．次の場合の内積を求めなさい．

(1) $a = (1, 3)$，$b = (5, -2)$

(2) $a = (5, -3)$，$b = (3, 5)$

(3) $a = (4, 5)$，$b = (2, 3)$

(4) $a = (-3, 4)$，$b = (2, -1)$

(5) $a = (6, -2)$，$b = (2, 5)$

$|a|$，$|b|$ は a，b の大きさであり，$|a| = \sqrt{a_1^2 + a_2^2}$，$|b| = \sqrt{b_1^2 + b_2^2}$

$a \cdot b = |a| \cdot |b| \cos\theta$

∴ a，b のなす角は $\cos\theta = \dfrac{a \cdot b}{|a| \cdot |b|} = \dfrac{a_1 b_1 + a_2 b_2}{\sqrt{a_1^2 + a_2^2} \cdot \sqrt{b_1^2 + b_2^2}}$

【例題 8-6】 $\vec{a} = (3, 0)$，$\vec{b} = (2, 2\sqrt{3})$ のとき $\vec{a}$，$\vec{b}$ のなす角を求めなさい．

【解】 $\cos\theta = \dfrac{\vec{a} \cdot \vec{b}}{|\vec{a}||\vec{b}|} = \dfrac{3 \cdot 2 + 0 \cdot 2\sqrt{3}}{\sqrt{3^2 + 0^2}\sqrt{2^2 + (2\sqrt{3})^2}} = \dfrac{1}{2}$

$0 \leqq \theta \leqq 180$ だから

$\theta = 60°$

(1) **余弦法則**（図 8・10）

$QP = a - b$

$QP^2 = PQ^2 = (a - b) \cdot (a - b) = |a - b|^2$

$OP^2 = a \cdot a = |a|^2$

$OQ^2 = b \cdot b = |b|^2$

∴ $(a - b) \cdot (a - b) = a \cdot a - 2a \cdot b + b \cdot b$

$PQ^2 = OP^2 - 2a \cdot b + OQ^2$

$a \cdot b = \dfrac{1}{2}(OP^2 + OQ^2 - PQ^2) = OP \cdot OQ \cos\theta$

∴ $PQ^2 = OP^2 + OQ^2 - 2OP \cdot OQ \cos\theta$

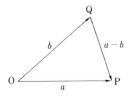

図 8・10 余弦法則

(2) 位置ベクトル

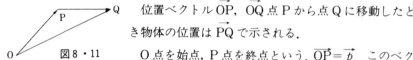

位置ベクトル $\overrightarrow{OP}$, $\overrightarrow{OQ}$ 点 P から点 Q に移動したとき物体の位置は $\overrightarrow{PQ}$ で示される．

図 8・11　　O 点を始点，P 点を終点という．$\overrightarrow{OP} = \vec{p}$　このベクトル $\vec{p}$ を O に関する点 P の位置ベクトルという（図 8・11）．

【例題 8-7】 線 AB を $m:n$ に内分する点 P とするとき，$\overrightarrow{OP}$ を $\vec{a}$, $\vec{b}$ で表しなさい（図 8・12）．

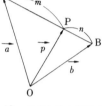

【解】 $\overrightarrow{AP} = \dfrac{m}{m+n}\overrightarrow{AB} = \dfrac{m}{m+n}(\vec{b}-\vec{a})$ であるから

$$\overrightarrow{OP} = \overrightarrow{OA} + \overrightarrow{AP}$$

$$= \overrightarrow{OA} + \dfrac{m}{m+n}\overrightarrow{AB}$$

図 8・12　ベクトルと内分点

$$= \vec{a} + \dfrac{m}{m+n}(\vec{b}-\vec{a}) = \dfrac{m+n}{m+n}\vec{a} + \dfrac{m}{m+n}(\vec{b}-\vec{a})$$

$$\therefore \quad \overrightarrow{OP} = \dfrac{n\vec{a} + m\vec{b}}{m+n}$$

【例題 8-8】 2 点 A, B を通る直線のベクトル方程式 l を求めなさい．

【解】 $\overrightarrow{OA}, \overrightarrow{OB}$ の位置ベクトルを $\vec{a}, \vec{b}$ とすると（図 8・13）

$$\overrightarrow{AB} = \vec{b} - \vec{a}$$

$$\overrightarrow{AP} = t\overrightarrow{AB}$$

$$\overrightarrow{OP} = \overrightarrow{OA} + \overrightarrow{AP}$$

$$\therefore \quad \vec{p} = \vec{a} + t(\vec{b} - \vec{a})$$

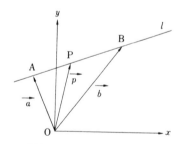

(3) ベクトルの平行と垂直

図 8・13　ベクトルと直線

平行条件

　　　$\vec{a} \neq 0$, $\vec{b} \neq 0$ のとき $\vec{a} /\!/ \vec{b}$ なら $\vec{b} = t\vec{a}$（t 実数）

垂直条件

　　　$\vec{a} \neq 0$, $\vec{b} \neq 0$ のとき $\vec{a} \perp \vec{b}$ なら $\vec{a} \cdot \vec{b} = 0$

(4) 三次元空間でベクトル $\vec{a}$, $\vec{b}$ のなす角

8・2　行列と行列式

$\vec{a} = (a_1,\ a_2,\ a_3),\ \vec{b} = (b_1,\ b_2,\ b_3)$ とすれば

$\vec{a} \cdot \vec{b} = a_1b_1 + a_2b_2 + a_3b_3$

$$\cos\theta = \frac{\vec{a} \cdot \vec{b}}{|\vec{a}| \cdot |\vec{b}|} = \frac{a_1b_1 + a_2b_2 + a_3b_3}{\sqrt{a_1{}^2 + a_2{}^2 + a_3{}^2} \cdot \sqrt{b_1{}^2 + b_2{}^2 + b_3{}^2}}$$

問題 2. 次のベクトルの内積を求めなさい. （a，b の矢印を省略してある.）

(1)　$a = (1,\ 1,\ -2),\ b = (3,\ 5,\ 4)$

(2)　$a = (2,\ 1,\ 1),\ b = (1,\ -1,\ 2)$

(3)　$a = (1,\ 3,\ 1),\ b = (5,\ -3,\ 4)$

(4)　$a = (3,\ -1,\ 1),\ b = (2,\ 5,\ -1)$

(5)　$a = (1,\ -3,\ 2),\ b = (2,\ -1,\ 3)$

問題 3. 次のベクトルのなす角を求めなさい.

(1)　$a = (2,\ 1,\ 1),\ b = (1,\ -1,\ 2)$

(2)　$a = (1,\ 3,\ 1),\ b = (5,\ -3,\ 4)$

8・2　行列と行列式

8・2・1　行列

$\begin{pmatrix} a & b \\ b & a \end{pmatrix}$, $\begin{pmatrix} 1 & 3 & 2 \\ 2 & 1 & 3 \end{pmatrix}$, $\begin{pmatrix} 2 & 1 \\ 3 & 2 \\ 1 & 3 \end{pmatrix}$ のように文字や数字をならべ，両側を括弧で

くくったものを行列という. 行列において, 横の並びを上から順に1行, 2行, ……といい, 縦の並びを左から順に1列, 2列, ……という.

行列を表わすには A, B などを使う. 成分で表わすときは文字に添字 i, j をつけて表わす. 行列 A の成分は Aij である.

次のように $1 \sim m$ 行と $1 \sim n$ 列の行列をつくる.

241

第8章　ベクトルと行列式

$$
\begin{pmatrix}
A_{11} & A_{12} & \cdots\cdots & j\,\text{列} & \cdots\cdots & A_{1n} \\
A_{21} & & & \vdots & & \\
\vdots & & & \vdots & & \\
i & \text{行} & \cdots\cdots & A_{ij} & \cdots\cdots & \\
\vdots & & & \vdots & & \\
A_{m1} & & & \vdots & & A_{mn}
\end{pmatrix}
$$

このなかで，A_{ij} を i 行，j 列の成分という．

m 個の行と n 個の列からなる行列を $m \times n$ 行列という．また，$m=n$ のとき，$n \times n$ 行列または n 次の正方行列という．

例えば

$$\begin{pmatrix} a & b \\ b & a \end{pmatrix}$$ を二次の正方行列

$$\begin{pmatrix} 1 & 3 & 2 \\ 2 & 1 & 3 \end{pmatrix}$$ を 2×3 行列という．

8・2・2　行列の加法，減法と実数倍

基本法則

行列 A，B，C が同じ型の行列である．

　　1．$A+B=B+A$　　　　　　　　　　（交換法則）

　　2．$(A+B)+C=A+(B+C)$　　　（結合法則）

　　3．行列 A の実数 k 倍を kA と表す．

【例題 8 - 9】　次の計算をしなさい．

(1) $\begin{pmatrix} 2 & 3 & 4 \\ 1 & 3 & 2 \end{pmatrix} + \begin{pmatrix} 3 & -1 & 1 \\ -1 & 4 & -3 \end{pmatrix}$　　(2) $\begin{pmatrix} 3 & -2 \\ -2 & 1 \end{pmatrix} - \begin{pmatrix} -5 & 1 \\ 3 & -2 \end{pmatrix}$

(3) $2\begin{pmatrix} 1 & 3 \\ 2 & -1 \end{pmatrix}$

8・2 行列と行列式

【解】 (1) $\begin{pmatrix} 2 & 3 & 4 \\ 1 & 3 & 2 \end{pmatrix} + \begin{pmatrix} 3 & -1 & 1 \\ -1 & 4 & -3 \end{pmatrix} = \begin{pmatrix} 2+3 & 3-1 & 4+1 \\ 1-1 & 3+4 & 2-3 \end{pmatrix}$

$= \begin{pmatrix} 5 & 2 & 5 \\ 0 & 7 & -1 \end{pmatrix}$

(2) $\begin{pmatrix} 3 & -2 \\ -2 & 1 \end{pmatrix} - \begin{pmatrix} -5 & 1 \\ 3 & -2 \end{pmatrix} = \begin{pmatrix} 3 & -2 \\ -2 & 1 \end{pmatrix} + \begin{pmatrix} 5 & -1 \\ -3 & 2 \end{pmatrix}$

$= \begin{pmatrix} 3+5 & -2-1 \\ -2-3 & 1+2 \end{pmatrix}$

$= \begin{pmatrix} 8 & -3 \\ -5 & 3 \end{pmatrix}$

(3) $2\begin{pmatrix} 1 & 3 \\ 2 & -1 \end{pmatrix} = \begin{pmatrix} 2\times1 & 2\times3 \\ 2\times2 & 2\times(-1) \end{pmatrix} = \begin{pmatrix} 2 & 6 \\ 4 & -2 \end{pmatrix}$

問題 1. 次の計算をしなさい.

(1) $\begin{pmatrix} 2 & 1 \\ 3 & 2 \end{pmatrix} + \begin{pmatrix} 1 & -1 \\ -2 & 0 \end{pmatrix}$　　(2) $\begin{pmatrix} 3 & 1 & 2 \\ 2 & 3 & 1 \end{pmatrix} - \begin{pmatrix} 2 & -1 & 3 \\ 0 & -2 & 2 \end{pmatrix}$

(3) $2\begin{pmatrix} 3 & -2 \\ -1 & 2 \end{pmatrix} + 3\begin{pmatrix} -1 & 1 \\ 1 & -1 \end{pmatrix}$　　(4) $\begin{pmatrix} 5 & -4 \\ 4 & 3 \end{pmatrix} - 2\begin{pmatrix} 2 & -1 \\ 1 & 2 \end{pmatrix}$

8・2・3　行列の乗法

行列と列ベクトルの積を次のように決める.

$$\begin{pmatrix} a & c \\ b & d \end{pmatrix}\begin{pmatrix} r & \cdot \\ s & \cdot \end{pmatrix} = \begin{pmatrix} ar+cs & \cdot \\ br+ds & \cdot \end{pmatrix}$$

同様に

$$\begin{pmatrix} a & c \\ b & d \end{pmatrix}\begin{pmatrix} \cdot & u \\ \cdot & w \end{pmatrix} = \begin{pmatrix} \cdot & au+cw \\ \cdot & bu+dw \end{pmatrix}$$

これをまとめて

$$\begin{pmatrix} a & c \\ b & d \end{pmatrix}\begin{pmatrix} r & u \\ s & w \end{pmatrix} = \begin{pmatrix} ar+cs & au+cw \\ br+ds & bu+dw \end{pmatrix}$$

243

第8章　ベクトルと行列式

これを二つの行列の積という.

【例題 8 -10】 次の計算をしなさい.

(1) $\begin{pmatrix} 3 & 2 \\ -2 & 1 \end{pmatrix}\begin{pmatrix} -1 & -2 \\ 2 & 0 \end{pmatrix}$　　(2) $\begin{pmatrix} 1 & 2 \\ 2 & 3 \end{pmatrix}\begin{pmatrix} 1 & 0 \\ 0 & 1 \end{pmatrix}$

【解】 (1) $\begin{pmatrix} 3 & 2 \\ -2 & 1 \end{pmatrix}\begin{pmatrix} -1 & -2 \\ 2 & 0 \end{pmatrix}$

$$=\begin{pmatrix} 3\times(-1)+2\times2 & 3\times(-2)+2\times0 \\ (-2)\times(-1)+1\times2 & (-2)\times(-2)+1\times0 \end{pmatrix}$$

$$=\begin{pmatrix} -3+4 & -6+0 \\ 2+2 & 4+0 \end{pmatrix}=\begin{pmatrix} 1 & -6 \\ 4 & 4 \end{pmatrix}$$

(2) $\begin{pmatrix} 1 & 2 \\ 2 & 3 \end{pmatrix}\begin{pmatrix} 1 & 0 \\ 0 & 1 \end{pmatrix}=\begin{pmatrix} 1\times1+2\times0 & 1\times0+2\times1 \\ 2\times1+3\times0 & 2\times0+3\times1 \end{pmatrix}=\begin{pmatrix} 1+0 & 0+2 \\ 2+0 & 0+3 \end{pmatrix}$

$$=\begin{pmatrix} 1 & 2 \\ 2 & 3 \end{pmatrix}$$

「問題」 1. 次の計算をしなさい.

(1) $\begin{pmatrix} 2 & 1 \\ 1 & -2 \end{pmatrix}\begin{pmatrix} 0 & -1 \\ 1 & 1 \end{pmatrix}$

(2) $\begin{pmatrix} -1 & 2 \\ 1 & 1 \end{pmatrix}\begin{pmatrix} 2 & 1 \\ 1 & -1 \end{pmatrix}$

(3) $\begin{pmatrix} 2 & 5 \\ -3 & 4 \end{pmatrix}\begin{pmatrix} -1 & 1 \\ 1 & -1 \end{pmatrix}$

8・2・4　単位行列と 0 行列

$E=\begin{pmatrix} 1 & 0 \\ 0 & 1 \end{pmatrix}$　　$O=\begin{pmatrix} 0 & 0 \\ 0 & 0 \end{pmatrix}$ として，$A=\begin{pmatrix} a & c \\ b & d \end{pmatrix}$ とする.

E のことを単位行列といい，O のことを 0 行列という.

$$AE=EA=A$$
$$AO=OA=O$$

8・2 行列と行列式

行列の乗法では $AB=BA$ は一般には成りたたない.

$$A=\begin{pmatrix} 1 & 2 \\ -1 & 1 \end{pmatrix} \quad B=\begin{pmatrix} 3 & -1 \\ 2 & 1 \end{pmatrix} \text{ のとき}$$

$$A \cdot B = \begin{pmatrix} 1 & 2 \\ -1 & 1 \end{pmatrix}\begin{pmatrix} 3 & -1 \\ 2 & 1 \end{pmatrix} = \begin{pmatrix} 1\times 3+2\times 2 & 1\times(-1)+2\times 1 \\ (-1)\times 3+1\times 2 & (-1)\times(-1)+1\times 1 \end{pmatrix}$$

$$= \begin{pmatrix} 3+4 & -1+2 \\ -3+2 & 1+1 \end{pmatrix} = \begin{pmatrix} 7 & 1 \\ -1 & 2 \end{pmatrix}$$

$$B \cdot A = \begin{pmatrix} 3 & -1 \\ 2 & 1 \end{pmatrix}\begin{pmatrix} 1 & 2 \\ -1 & 1 \end{pmatrix} = \begin{pmatrix} 3\times 1+(-1)\times(-1) & 3\times 2+(-1)\times 1 \\ 2\times 1+1\times(-1) & 2\times 2+1\times 1 \end{pmatrix}$$

$$= \begin{pmatrix} 3+1 & 6-1 \\ 2-1 & 4+1 \end{pmatrix} = \begin{pmatrix} 4 & 5 \\ 1 & 5 \end{pmatrix}$$

$$\therefore \quad A \cdot B \neq B \cdot A$$

行列の乗法では $A \neq 0$, $B \neq 0$ のとき $A \cdot B=0$ となることもある.

$$A=\begin{pmatrix} 2 & -4 \\ -1 & 2 \end{pmatrix} \quad B=\begin{pmatrix} -2 & 4 \\ -1 & 2 \end{pmatrix}$$

$$A \cdot B = \begin{pmatrix} 2 & -4 \\ -1 & 2 \end{pmatrix}\begin{pmatrix} -2 & 4 \\ -1 & 2 \end{pmatrix}$$

$$= \begin{pmatrix} 2\times(-2)+(-4)\times(-1) & 2\times 4+(-4)\times 2 \\ (-1)\times(-2)+2\times(-1) & (-1)\times 4+2\times 2 \end{pmatrix}$$

$$= \begin{pmatrix} -4+4 & 8-8 \\ 2-2 & -4+4 \end{pmatrix} = \begin{pmatrix} 0 & 0 \\ 0 & 0 \end{pmatrix}$$

8・2・5　逆行列

行列 A に対して

$$AX=XA=E$$

となる. 行列 X を A の逆行列といい, A^{-1} で表す.

$$A=\begin{pmatrix} 1 & 2 \\ 0 & 1 \end{pmatrix}, \quad X=\begin{pmatrix} 1 & -2 \\ 0 & 1 \end{pmatrix} \text{ とすると}$$

245

第8章　ベクトルと行列式

$$A \cdot X = \begin{pmatrix} 1 & 2 \\ 0 & 1 \end{pmatrix}\begin{pmatrix} 1 & -2 \\ 0 & 1 \end{pmatrix} = \begin{pmatrix} 1\times1+2\times0 & 1\times(-2)+2\times1 \\ 0\times1+1\times0 & 0\times(-2)+1\times1 \end{pmatrix}$$

$$= \begin{pmatrix} 1+0 & -2+2 \\ 0+0 & 0+1 \end{pmatrix} = \begin{pmatrix} 1 & 0 \\ 0 & 1 \end{pmatrix}$$

であるから

A の逆行列は $A^{-1} = \begin{pmatrix} 1 & -2 \\ 0 & 1 \end{pmatrix}$ である.

行列 $A = \begin{pmatrix} a & c \\ b & d \end{pmatrix}$ の逆行列の求め方を示す.

$$AX = E$$

だから, $X = \begin{pmatrix} r & u \\ s & w \end{pmatrix}$ とすると

$$A \cdot X = \begin{pmatrix} a & c \\ b & d \end{pmatrix}\begin{pmatrix} r & u \\ s & w \end{pmatrix} = \begin{pmatrix} ar+cs & au+cw \\ br+ds & bu+dw \end{pmatrix} = \begin{pmatrix} 1 & 0 \\ 0 & 1 \end{pmatrix}$$

$$\begin{cases} ar+cs=1 \\ au+cw=0 \\ br+ds=0 \\ bu+dw=1 \end{cases}$$

これを解いて

$$r = \frac{d}{ad-bc} \qquad\qquad u = \frac{-c}{ad-bc}$$

$$s = \frac{-b}{ad-bc} \qquad\qquad w = \frac{a}{ad-bc}$$

従って, $X = \dfrac{1}{ad-bc}\begin{pmatrix} d & -c \\ -b & a \end{pmatrix}$

(1)　逆行列の性質

$$(A^{-1})^{-1} = A$$

$$(A \cdot B)^{-1} = B^{-1} \cdot A^{-1}$$

8・2　行列と行列式

【例題 8 -11】　次の行列の逆行列を求めなさい.

$$(1)\ \begin{pmatrix} 4 & 5 \\ 3 & 2 \end{pmatrix} \qquad (2)\ \begin{pmatrix} 1 & -1 \\ 2 & 1 \end{pmatrix} \qquad (3)\ \begin{pmatrix} 0 & 1 \\ 1 & 3 \end{pmatrix}$$

【解】　$(1)\ \begin{pmatrix} 4 & 5 \\ 3 & 2 \end{pmatrix}^{-1} = \dfrac{1}{4\times2-5\times3}\begin{pmatrix} 2 & -5 \\ -3 & 4 \end{pmatrix} = -\dfrac{1}{7}\begin{pmatrix} 2 & -5 \\ -3 & 4 \end{pmatrix}$

$(2)\ \begin{pmatrix} 1 & -1 \\ 2 & 1 \end{pmatrix}^{-1} = \dfrac{1}{1\times1-2\times(-1)}\begin{pmatrix} 1 & 1 \\ -2 & 1 \end{pmatrix} = \dfrac{1}{3}\begin{pmatrix} 1 & 1 \\ -2 & 1 \end{pmatrix}$

$(3)\ \begin{pmatrix} 0 & 1 \\ 1 & 3 \end{pmatrix}^{-1} = \dfrac{1}{0\times3-1\times1}\begin{pmatrix} 3 & -1 \\ -1 & 0 \end{pmatrix} = -\begin{pmatrix} 3 & -1 \\ -1 & 0 \end{pmatrix}$

問題 1. 次の各々の逆行列を求めなさい.

$$(1)\ \begin{pmatrix} 1 & 2 \\ 0 & 1 \end{pmatrix} \qquad (2)\ \begin{pmatrix} 3 & 2 \\ 2 & 1 \end{pmatrix} \qquad (3)\ \begin{pmatrix} 2 & 3 \\ -1 & 2 \end{pmatrix}$$

$$(4)\ \begin{pmatrix} 0 & 1 \\ 1 & 0 \end{pmatrix} \qquad (5)\ \begin{pmatrix} 1 & 1 \\ 1 & 0 \end{pmatrix}$$

8・2・6　行列式の値

$\begin{vmatrix} 1 & 3 \\ 2 & 1 \end{vmatrix}$, $\begin{vmatrix} 1 & 3 & 2 \\ 3 & 2 & 1 \\ 2 & 1 & 3 \end{vmatrix}$ を行列式という. そしてその値は次のようなものである.

$$\begin{vmatrix} 1 & 3 \\ 2 & 1 \end{vmatrix} = 1\times1-3\times2 = 1-6 = -5$$

$$\begin{vmatrix} 1 & 3 & 2 \\ 3 & 2 & 1 \\ 2 & 1 & 3 \end{vmatrix} = 1\times2\times3+3\times1\times2+2\times1\times3-2\times2\times2-3\times3\times3-1\times1\times1$$

$$= 6+6+6-8-27-1 = -18$$

$$\begin{vmatrix} a_1 & a_2 \\ b_1 & b_2 \end{vmatrix} = a_1b_2 - a_2b_1$$

第8章　ベクトルと行列式

$$\begin{vmatrix} a_1 & a_2 & a_3 \\ b_1 & b_2 & b_3 \\ c_1 & c_2 & c_3 \end{vmatrix} = a_1b_2c_3 + a_3c_2b_1 + a_2b_3c_1 - a_3b_2c_1 - a_2b_1c_3 - a_1c_2b_3$$

（注）　行列式の値の符号は次のように記憶するとよいが，四次以上にはあてはまらない（図8・14）．

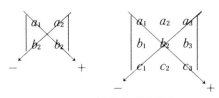

図8・14　行列式の値と符号

【例題8-12】　次の行列式の値を求めなさい．

(1) $\begin{vmatrix} 3 & 2 \\ 2 & -1 \end{vmatrix}$　　(2) $\begin{vmatrix} 2 & 4 \\ 1 & 3 \end{vmatrix}$　　(3) $\begin{vmatrix} a & b \\ b & a \end{vmatrix}$

【解】　(1) $\begin{vmatrix} 3 & 2 \\ 2 & -1 \end{vmatrix} = 3 \times (-1) - 2 \times 2 = -3 - 4 = -7$

(2) $\begin{vmatrix} 2 & 4 \\ 1 & 3 \end{vmatrix} = 2 \times 3 - 4 \times 1 = 6 - 4 = 2$

(3) $\begin{vmatrix} a & b \\ b & a \end{vmatrix} = a \times a - b \times b = a^2 - b^2$

問題 1．次の行列式の値を求めなさい．

(1) $\begin{vmatrix} 2 & 3 \\ 3 & 1 \end{vmatrix}$　　(2) $\begin{vmatrix} 4 & 3 \\ -2 & 5 \end{vmatrix}$　　(3) $\begin{vmatrix} 2 & 3 \\ 4 & 1 \end{vmatrix}$

(4) $\begin{vmatrix} 6 & -2 \\ 5 & 3 \end{vmatrix}$　　(5) $\begin{vmatrix} -3 & -2 \\ 5 & 1 \end{vmatrix}$

問題 2．次の行列式の値を求めなさい（i：虚数単位）．

8・2　行列と行列式

$$(1) \begin{vmatrix} \cos\theta & -\sin\theta \\ \sin\theta & \cos\theta \end{vmatrix} \qquad (2) \begin{vmatrix} a & -b \\ b & a \end{vmatrix} \qquad (3) \begin{vmatrix} a+bi & b-ai \\ b+ai & a-bi \end{vmatrix}$$

$$(4) \begin{vmatrix} 2 & 3 & 5 \\ 1 & 3 & 2 \\ 4 & 2 & 3 \end{vmatrix} \qquad (5) \begin{vmatrix} 1 & -2 & 4 \\ -3 & 5 & -2 \\ 2 & -4 & 3 \end{vmatrix}$$

8・2・7　行列式と連立方程式

行列の方法を使って $\begin{pmatrix} 1 & 2 \\ 3 & -1 \end{pmatrix}\begin{pmatrix} x \\ y \end{pmatrix}$ を計算すると

$$\begin{pmatrix} 1\times x+2\times y \\ 3\times x+(-1)\times y \end{pmatrix}=\begin{pmatrix} x+2y \\ 3x-y \end{pmatrix}$$

である．これを逆に使い，連立方程式を解くことができる．

【例題 8 –13】　次の連立方程式を解きなさい．

$$\begin{cases} x+2y=5 \\ 3x-y=1 \end{cases}$$

【解】　行列を用いて表すと

$$\begin{pmatrix} 1 & 2 \\ 3 & -1 \end{pmatrix}\begin{pmatrix} x \\ y \end{pmatrix}=\begin{pmatrix} 5 \\ 1 \end{pmatrix}$$

$$A=\begin{pmatrix} 1 & 2 \\ 3 & -1 \end{pmatrix} \quad X=\begin{pmatrix} x \\ y \end{pmatrix} \quad B=\begin{pmatrix} 5 \\ 1 \end{pmatrix}$$

$$A^{-1}=-\frac{1}{7}\begin{pmatrix} -1 & -2 \\ -3 & 1 \end{pmatrix}$$

$$X=-\frac{1}{7}\begin{pmatrix} -1 & -2 \\ -3 & 1 \end{pmatrix}\begin{pmatrix} 5 \\ 1 \end{pmatrix}=\begin{pmatrix} 1 \\ 2 \end{pmatrix}$$

∴　$x=1,\ y=2$

問題 1．次の連立方程式を行列を使って解きなさい．

$$(1) \begin{cases} 2x-y=1 \\ 3x-2y=-1 \end{cases} \qquad (2) \begin{cases} 3x+y=7 \\ 2x+y=4 \end{cases} \qquad (3) \begin{cases} 2x+3y=8 \\ 3x+2y=7 \end{cases}$$

249

第 8 章　ベクトルと行列式

【例題 8 -14】　次の連立方程式を解きなさい.

$$\begin{cases} a_{11}x_1 + a_{12}x_2 = b_1 \\ a_{21}x_1 + a_{22}x_2 = b_2 \end{cases}$$

【解】　$\therefore$　$x_1 = \dfrac{a_{22}b_1 - a_{12}b_2}{a_{11}a_{22} - a_{12}a_{21}}$　　$x_2 = \dfrac{a_{11}b_1 - a_{21}b_2}{a_{11}a_{22} - a_{12}a_{21}}$

または

$$x_1 = \frac{\begin{vmatrix} b_1 & a_{12} \\ b_2 & a_{22} \end{vmatrix}}{\begin{vmatrix} a_{11} & a_{12} \\ a_{21} & a_{22} \end{vmatrix}} \qquad x_2 = \frac{\begin{vmatrix} a_{11} & b_1 \\ a_{21} & b_2 \end{vmatrix}}{\begin{vmatrix} a_{11} & a_{12} \\ a_{21} & a_{22} \end{vmatrix}}$$

【例題 8 -15】　次の連立方程式を解きなさい.

$$\begin{cases} 2x - y + z = -3 \\ x + 3y - 2z = +3 \\ x - y + z = -2 \end{cases}$$

【解】　$\triangle = \begin{vmatrix} 2 & -1 & 1 \\ 1 & 3 & -2 \\ 1 & -1 & 1 \end{vmatrix} = 1$　　$\triangle_1 = \begin{vmatrix} -3 & -1 & 1 \\ 3 & 3 & -2 \\ -2 & -1 & 1 \end{vmatrix} = -1$

$\triangle_2 = \begin{vmatrix} 2 & -3 & 1 \\ 1 & 3 & -2 \\ 1 & -2 & 1 \end{vmatrix} = 2$　　$\triangle_3 = \begin{vmatrix} 2 & -1 & -3 \\ 1 & 3 & 3 \\ 1 & -1 & -2 \end{vmatrix} = 1$

$\therefore$　$x = \dfrac{\triangle_1}{\triangle} = -1$　$y = \dfrac{\triangle_2}{\triangle} = 2$　$z = \dfrac{\triangle_3}{\triangle} = 1$

問題　2.　次の連立方程式を行列式を使って解きなさい.

(1) $\begin{cases} x + 2y + z = 8 \\ -x + 2y - 3z = -6 \\ 2x - y + z = 3 \end{cases}$　　(2) $\begin{cases} x + 2y + 3z = 14 \\ 2x - y - z = -3 \\ 3x + 2y - 3z = -2 \end{cases}$

250

$$8 \cdot 2 \quad 行列と行列式$$

8・2・8　行列式の性質

$$\begin{vmatrix} a_{11} & a_{12} \\ a_{21} & a_{22} \end{vmatrix} + \begin{vmatrix} b_{11} & b_{12} \\ b_{21} & b_{22} \end{vmatrix} = \begin{vmatrix} a_{11}+b_{11} & a_{12}+b_{12} \\ a_{21}+b_{21} & a_{22}+b_{22} \end{vmatrix}$$

$$k\begin{vmatrix} a_{11} & a_{12} \\ a_{21} & a_{22} \end{vmatrix} = \begin{vmatrix} ka_{11} & ka_{12} \\ ka_{21} & ka_{22} \end{vmatrix}$$

$$\begin{vmatrix} a_{11} & a_{12} \\ a_{21} & a_{22} \end{vmatrix}\begin{vmatrix} b_{11} & b_{12} \\ b_{21} & b_{22} \end{vmatrix} = \begin{vmatrix} a_{11}b_{11}+a_{12}b_{21} & a_{11}b_{12}+a_{12}b_{22} \\ a_{21}b_{11}+a_{22}b_{21} & a_{21}b_{12}+a_{22}b_{22} \end{vmatrix}$$

一つの行（列）のすべての元を λ 倍すれば，行列式の値も λ 倍となる．

二つの行（列）を入れかえると，行列式の値は符号だけがかわる．

一つの行（列）の元の λ 倍を他の行（列）に加えても，行列式の値はかわらない．

一つの行（列）のすべての元が 0 のとき，行列式の値は 0 となる．

二つの行（列）の元が等しいとき，行列式の値は 0 となる．

二つの行（列）の元が比例するとき，行列式の値は 0 となる．

一つの行（列）の元が 2 数の和である行列式は，他の行（列）をそのままにし，その行（列）の元を 2 組に分けてできる 2 つの行列式の和に等しい．

8・2・9　四次以上の行列式の展開

$$\begin{vmatrix} a_{11} & a_{12} & a_{13} & a_{14} \\ a_{21} & a_{22} & a_{23} & a_{24} \\ a_{31} & a_{32} & a_{33} & a_{34} \\ a_{41} & a_{42} & a_{43} & a_{44} \end{vmatrix} = a_{11}M_{11} - a_{12}M_{12} + a_{13}M_{13} - a_{14}M_{14}$$

$$M_{11} = \begin{vmatrix} a_{22} & a_{23} & a_{24} \\ a_{32} & a_{33} & a_{34} \\ a_{42} & a_{43} & a_{44} \end{vmatrix} \quad M_{12} = \begin{vmatrix} a_{21} & a_{23} & a_{24} \\ a_{31} & a_{33} & a_{34} \\ a_{41} & a_{43} & a_{44} \end{vmatrix}$$

第8章　ベクトルと行列式

$$M_{13}=\begin{vmatrix} a_{21} & a_{22} & a_{24} \\ a_{31} & a_{32} & a_{34} \\ a_{41} & a_{42} & a_{44} \end{vmatrix} \quad M_{14}=\begin{vmatrix} a_{21} & a_{22} & a_{23} \\ a_{31} & a_{32} & a_{33} \\ a_{41} & a_{42} & a_{43} \end{vmatrix}$$

M_{11} は a_{11} の小行列式，M_{12} は a_{12} の小行列式，M_{13} は a_{13} の小行列式，M_{14} は a_{14} の小行列式という．小行列とは上の例で表現すると M_{11} は a_{11} を含む行と列を取り除いてつくった小行列式という．同様に M_{12} は a_{12} を含む行と列を取り除いてつくった小行列式である．

四次行列式の計算を 1 例だけを示しておく．

【例題 8 -16】

$$\triangle=\begin{vmatrix} 3 & 2 & 1 & 1 \\ 1 & 1 & -1 & 3 \\ 2 & 1 & 3 & 4 \\ 3 & 1 & 1 & 2 \end{vmatrix} \text{を求めなさい．}$$

【解】

$$\triangle=\begin{vmatrix} 3 & 2 & 1 & 1 \\ 1 & 1 & -1 & 3 \\ 2 & 1 & 3 & 4 \\ 3 & 1 & 1 & 2 \end{vmatrix}=\begin{vmatrix} 0 & 0 & 1 & 0 \\ 4 & 3 & -1 & 4 \\ -7 & -5 & 3 & 1 \\ 0 & -1 & 1 & 1 \end{vmatrix} \text{第 1 行で展開すれば}$$

$$=0\times\begin{vmatrix} 3 & -1 & 4 \\ -5 & 3 & 1 \\ -1 & 1 & 1 \end{vmatrix}-0\times\begin{vmatrix} 4 & -1 & 4 \\ -7 & 3 & 1 \\ 0 & 1 & 1 \end{vmatrix}$$

$$+1\times\begin{vmatrix} 4 & 3 & 4 \\ -7 & -5 & 1 \\ 0 & -1 & 1 \end{vmatrix}-0\times\begin{vmatrix} 4 & 3 & -1 \\ -7 & -5 & 3 \\ 0 & -1 & 1 \end{vmatrix}$$

$$\begin{vmatrix} 4 & 3 & 4 \\ -7 & -5 & 1 \\ 0 & -1 & 1 \end{vmatrix} \text{を計算すればよい．}$$

252

練 習 問 題

1．次の計算をしなさい．
   (1) $2(3\vec{a}-4\vec{b})-(8\vec{a}-9\vec{b})$
   (2) $3(5\vec{a}+3\vec{b})-(5\vec{a}+10\vec{b})$

2．$\vec{a}=(1, 2)$, $\vec{b}=(-3, 2)$ とするとき，次のベクトルを成分で表しなさい．
   (1) $3\vec{a}+2\vec{b}$ (2) $3(\vec{a}-\vec{b})-2(2\vec{a}-\vec{b})$

3．$\vec{a}=(4, 1)$, $\vec{b}=(1, 2)$ $\vec{c}=(10, 6)$ のとき，$\vec{c}=k\vec{a}+l\vec{b}$ が成立するように k, l を定めなさい．

4．$|\vec{a}|=4$, $|\vec{b}|=2$ のとき，$\vec{a}$, $\vec{b}$ のなす角を θ とする．
   (1) $\theta=60°$ (2) $\theta=90°$ (3) $\theta=120°$
   のとき内積を求めなさい．

5．次の場合の内積を求めなさい．
   (1) $\vec{a}=(2, -1)$, $\vec{b}=(3, 2)$
   (2) $\vec{a}=(-1, 3)$, $\vec{b}=(2, -1)$

6．線分 AB を $1:1$ に内分する点を P とするとき，$\overrightarrow{OP}$ を $\vec{a}$, $\vec{b}$ で表しなさい．（図 8・15）．

7．次のベクトルのなす角はいくらか求めなさい．
   (1) $\vec{a}=(3, 1)$, $\vec{b}=(-2, 6)$
   (2) $\vec{a}=(1, 1)$, $\vec{b}=(3, 0)$

8．次の行列を求めなさい．
   (1) $(a, b)\begin{pmatrix} 1 & c \\ c & 1 \end{pmatrix}$ (2) $\begin{pmatrix} a & b \\ c & d \end{pmatrix}\begin{pmatrix} x \\ y \end{pmatrix}$
   (3) $\begin{pmatrix} 3 & 0 \\ 2 & 1 \end{pmatrix}\begin{pmatrix} x \\ y \end{pmatrix}$ (4) $\begin{pmatrix} -1 & 0 \\ -2 & 1 \end{pmatrix}\begin{pmatrix} 0 & 1 \\ 2 & 3 \end{pmatrix}$
   (5) $\begin{pmatrix} 1 & 2 \\ 0 & 3 \end{pmatrix}\begin{pmatrix} -1 & 2 \\ 1 & 0 \end{pmatrix}$

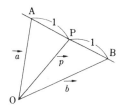

図 8・15 内分点のベクトル

第 8 章　ベクトルと行列式

9．次の計算をしなさい．

(1) $\begin{pmatrix} 2 & 0 \\ 3 & 1 \end{pmatrix} + \begin{pmatrix} 2 & -1 \\ 0 & 1 \end{pmatrix}$　　(2) $\begin{pmatrix} 0 & -1 \\ 1 & 2 \end{pmatrix} - \begin{pmatrix} 3 & 1 \\ 0 & 2 \end{pmatrix}$

10．$A = \begin{pmatrix} 1 & 1 \\ 0 & 1 \end{pmatrix}$　$B = \begin{pmatrix} 1 & -1 \\ 0 & 1 \end{pmatrix}$ とするとき次の計算をしなさい．

(1) A^2　(2) $A+B$　(3) $A \cdot B$　(4) $B \cdot A$

11．次の連立方程式を行列式を使って解きなさい．

(1) $\begin{cases} 2x - y = 1 \\ 3x + 2y = 12 \end{cases}$　(2) $\begin{cases} 4x - 3y = 10 \\ -3x + y = -10 \end{cases}$

12．次の逆行列を求めなさい．

(1) $\begin{pmatrix} 2 & 1 \\ -1 & 2 \end{pmatrix}$　(2) $\begin{pmatrix} 2 & 3 \\ 1 & 2 \end{pmatrix}$　(3) $\begin{pmatrix} 1 & -2 \\ 3 & -5 \end{pmatrix}$

13．次の行列式の値を求めなさい．

(1) $\begin{vmatrix} 3 & 2 \\ 2 & 3 \end{vmatrix}$　(2) $\begin{vmatrix} 2+a & 1 \\ 1 & 2+a \end{vmatrix}$　(3) $\begin{vmatrix} -1 & 2 & 1 \\ 0 & 1 & 0 \\ 2 & -1 & 3 \end{vmatrix}$

■解　答

$8 \cdot 1 \cdot 3$　**1**．(1) $8a - 2b$　(2) $-5a + 7b$　(3) $-5a - 18b + 27c$　(4) $38a - 42b$　(5) $a - b$

$8 \cdot 1 \cdot 4$　**1**．(1) $|a| = \sqrt{1^2 + (-2)^2 + 2^2} = 3$　$\dfrac{\vec{a}}{|a|} = \left(\dfrac{1}{3}, \dfrac{-2}{3}, \dfrac{2}{3} \right)$　(2) $\overrightarrow{AB} = \overrightarrow{OB} - \overrightarrow{OA} = (2, 3, 1) - (3, 1, 2) = (2-3, 3-1, 1-2) = (-1, 2, -1)$

2．(1) $(1, 5)$　(2) $(19, 18)$　(3) $(0, 11)$　(4) $(8, 7)$　(5) $(-9, -1)$

$8 \cdot 1 \cdot 6$　**1**．(1) -1　(2) 0　(3) 23　(4) -10　(5) 2

2．(1) 0　(2) 3　(3) 0　(4) 0　(5) 11

254

練習問題

3. (1) 60° (2) 90°

$8\cdot2\cdot2$ **1.** (1) $\begin{pmatrix} 3 & 0 \\ 1 & 2 \end{pmatrix}$ (2) $\begin{pmatrix} 1 & 2 & -1 \\ 2 & 5 & -1 \end{pmatrix}$ (3) $\begin{pmatrix} 3 & -1 \\ 1 & 1 \end{pmatrix}$

(4) $\begin{pmatrix} 1 & -2 \\ 2 & -1 \end{pmatrix}$

$8\cdot2\cdot3$ **1.** (1) $\begin{pmatrix} 1 & -1 \\ -2 & -3 \end{pmatrix}$ (2) $\begin{pmatrix} 0 & -3 \\ 3 & 0 \end{pmatrix}$ (3) $\begin{pmatrix} 3 & -3 \\ 7 & -7 \end{pmatrix}$

$8\cdot2\cdot5$ **1.** (1) $\begin{pmatrix} 1 & -2 \\ 0 & 1 \end{pmatrix}$ (2) $-\begin{pmatrix} 1 & -2 \\ -2 & 3 \end{pmatrix}$ (3) $\dfrac{1}{7}\begin{pmatrix} 2 & -3 \\ 1 & 2 \end{pmatrix}$

(4) $-\begin{pmatrix} 0 & -1 \\ -1 & 0 \end{pmatrix}$ (5) $-\begin{pmatrix} 0 & -1 \\ -1 & 1 \end{pmatrix}$

$8\cdot2\cdot6$ **1.** (1) -7 (2) 26 (3) -10 (4) 28 (5) 7

2. (1) 1 (2) a^2+b^2 (3) 0 (4) -25 (5) 5

$8\cdot2\cdot7$ **1.** (1) $\begin{cases} x=3 \\ y=5 \end{cases}$ (2) $\begin{cases} x=3 \\ y=-2 \end{cases}$ (3) $\begin{cases} x=1 \\ y=2 \end{cases}$

2. (1) $\begin{cases} x=1 \\ y=2 \\ z=3 \end{cases}$ (2) $\begin{cases} x=1 \\ y=2 \\ z=3 \end{cases}$

練習問題の解答

1. (1) $-2\vec{a}+\vec{b}$ (2) $10\vec{a}-\vec{b}$

2. (1) $(-3,\ 10)$ (2) $(2,\ -4)$

3. $k=2$ $l=2$

4. (1) 4 (2) 0 (3) -4

5. (1) 4 (2) -5

6. $\vec{p}=\dfrac{\vec{a}+\vec{b}}{2}$

255

第8章　ベクトルと行列式

7. (1) $\theta=90°$ 　(2) $\theta=45°$

8. (1) $(a+bc,\ ac+b)$ 　(2) $\begin{pmatrix} ax+by \\ cx+dy \end{pmatrix}$ 　(3) $\begin{pmatrix} 3x \\ 2x+y \end{pmatrix}$ 　(4) $\begin{pmatrix} 0 & -1 \\ 2 & 1 \end{pmatrix}$

　　(5) $\begin{pmatrix} 1 & 2 \\ 3 & 0 \end{pmatrix}$

9. (1) $\begin{pmatrix} 4 & -1 \\ 3 & 2 \end{pmatrix}$ 　(2) $\begin{pmatrix} -3 & -2 \\ 1 & 0 \end{pmatrix}$

10. (1) $\begin{pmatrix} 1 & 2 \\ 0 & 1 \end{pmatrix}$ 　(2) $\begin{pmatrix} 2 & 0 \\ 0 & 2 \end{pmatrix}$ 　(3) $\begin{pmatrix} 1 & 0 \\ 0 & 1 \end{pmatrix}$ 　(4) $\begin{pmatrix} 1 & 0 \\ 0 & 1 \end{pmatrix}$

11. (1) $\begin{pmatrix} 2 & -1 \\ 3 & 2 \end{pmatrix}\begin{pmatrix} x \\ y \end{pmatrix}=\begin{pmatrix} 1 \\ 12 \end{pmatrix}$ 　$\begin{vmatrix} 2 & -1 \\ 3 & 2 \end{vmatrix}=7$ 　$\begin{pmatrix} 2 & -1 \\ 3 & 2 \end{pmatrix}^{-1}=\frac{1}{7}\begin{pmatrix} 2 & 1 \\ -3 & 2 \end{pmatrix}$

　　$\therefore\ \frac{1}{7}\begin{pmatrix} 2 & 1 \\ -3 & 2 \end{pmatrix}\begin{pmatrix} 2 & -1 \\ 3 & 2 \end{pmatrix}\begin{pmatrix} x \\ y \end{pmatrix}=\frac{1}{7}\begin{pmatrix} 2 & 1 \\ -3 & 2 \end{pmatrix}\begin{pmatrix} 1 \\ 12 \end{pmatrix}=\frac{1}{7}\begin{pmatrix} 14 \\ 21 \end{pmatrix}=\begin{pmatrix} 2 \\ 3 \end{pmatrix}$

　　$\begin{cases} x=2 \\ y=3 \end{cases}$ 　(2) $\begin{cases} x=4 \\ y=2 \end{cases}$

12. (1) $\frac{1}{5}\begin{pmatrix} 2 & -1 \\ 1 & 2 \end{pmatrix}$ 　(2) $\begin{pmatrix} 2 & -3 \\ -1 & 2 \end{pmatrix}$ 　(3) $\begin{pmatrix} -5 & 2 \\ -3 & 1 \end{pmatrix}$

13. (1) 5 　(2) a^2+4a+3 　(3) -5

256

第9章　確率と統計

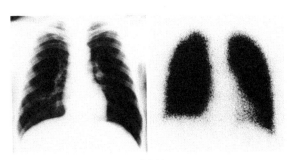

胸部写真

第9章　確率と統計

9・1　確　率

9・1・1　確　率

一定の条件のもとで実験した総数を n, そのうち事象 A の表された度数を r とするとき, $\dfrac{r}{n}$ を事象 A の起きる相対度数という.

ある条件のもとに起こりうるすべての場合の数が N 通りあり, それらのどの二つも重複して起こらず, またどの場合に起きることも同程度に期待されるものとする. この N 通りのうちで事象 A の起きる場合の数が r 通りであるとする.

$$p = \frac{r}{N}$$

を事象 A の起きる数学的確率という.

【例題 9-1】　3枚のコインを同時に投げたとき2枚が表, 1枚が裏になる確率 p を求めなさい.

【解】　表裏のどちらが出るかによって起こりうるすべての場合は $N = 2^3 = 8$, 2枚だけが表になるのは $r = {}_3C_2 = \dfrac{3!}{2!(3-2)!} = 3$

$$\therefore \quad p = \frac{3}{8}$$

事象 A の起きる確率を p とすると　$0 \leqq p \leqq 1$　である. $p=1$ とは A が必ず起きることであり, $p=0$ とは A が決して起こらないことである. 事象 A が起きる確率を p, 起こらない確率を q とすると

$$p + q = 1$$

である.

【例題 9-2】　52枚のトランプをよく切って, 1枚の札をとり出すものとす

258

9・1 確　率

る．そのときダイヤかまたはエースの出る確率はいくらか求めなさい．

【解】　ダイヤが出る確率 p_1，エースが出る確率 p_2 とすると，$p_1 = \dfrac{13}{52}$，$p_2 =$

$\dfrac{4}{52}$　p_1 で p_2 の確率は $\dfrac{1}{52}$

$$\therefore\quad \frac{13}{52} + \frac{4}{52} - \frac{1}{52} = \frac{16}{52}$$

9・1・2　順　列

ある個数のものをある順序で並べたときその順列という．相異なる n 個の中から r 個とって並べた順列の総数を $_nP_r$ で表す．

$$_nP_r = n(n-1)(n-2)\cdots\cdots (n-r+1)$$

1 から n までの自然数の積を n の階乗といい $n!$ で表す．ただし，$0!=1$

$$_nP_r = \frac{n!}{(n-r)!}$$

$n=r$ とおけば，$_nP_n = 1\cdot 2\cdots\cdots n = n!$

【例題 9-3】　　4つの数 1，2，3，4 から 3 桁の数をつくるときの順列を求めなさい．

【解】　$_4P_3 = \dfrac{4!}{(4-3)!} = 4! = 4\times 3\times 2\times 1 = 24$

問題 1．競馬の枠が 8 枠まであるとき 2 頭ずつとり出す順列はいくらか求めなさい．ただし各枠には 1 頭ずつとする．

問題 2．次の式を計算しなさい．

(1) $_{10}P_3$　　　(2) $_5P_5$　　　(3) $_6P_2$　　　(4) $_7P_4$　　　(5) $_6P_5$

(1)　円順列

n 個の異なるものを環状にならべる方法の数は $(n-1)!$ である．

(2)　重複順列

n 個のものから同じものを繰りかえし取ることを許して r 個取り出してつくる順列の数は n^r である．

259

第9章　確率と統計

【例題 9 - 4 】　　a, b, c, d の 4 個の文字を環状に並べる方法は何通りある
か求めなさい.

【解】　　$(4-1)!=3!=3\times2\times1=6$　　6 通り

【例題 9 - 5 】　　1, 2, 3, 4 の数字を使ってつくられる 2 桁の整数, 4 桁の整
数は何通りあるか求めなさい.

【解】　　${}_4P_2=\dfrac{4!}{(4-2)!}=12$

${}_4P_4=4!=24$ 通り

(3)　同じものを含むときの順列

同じものが p, q, r……個あるとき, それら n 個のものを全部とってつくら
れる順列の総数は

$$\frac{n!}{p!\times q!\times r!\times\cdots\cdots}\qquad p+q+r+\cdots\cdots=n$$

【例題 9 - 6 】　　a, a, a, b, b, c からつくられる順列の個数を求めなさ
い.

【解】　　$\dfrac{6!}{3!\times2!\times1!}=\dfrac{6\times5\times4\times3\times2\times1}{3\times2\times1\times2\times1\times1}=60$

9・1・3　組合せ

n 個の中から r 個を取ってつくられる組合せの数は ${}_nC_r$ である.

$$_nC_r=\frac{{}_nP_r}{r!}=\frac{n!}{r!(n-r)!}$$

【例題 9 - 7 】　　10個の中から 2 個取ってつくられる組合せの数を求めなさ
い.

【解】　　${}_{10}C_2=\dfrac{10!}{2!(10-2)!}=\dfrac{10\times9}{2\times1}=45$

${}_nC_r$ の性質

1.　${}_nC_r={}_nC_{n-r}$

2.　${}_nC_r={}_{n-1}C_{r-1}+{}_{n-1}C_r$

3.　${}_nC_n={}_nC_0$

9・1 確 率

問題 1．次の値を求めなさい．

(1) $_9C_6$　　　(2) $_{12}C_9$　　　(3) $_5C_4$　　　(4) $_{10}C_{10}$　　　(5) $_4C_1$

9・1・4　二項定理

$$(a+b)^n = a^n + {}_nC_1 a^{n-1}\cdot b + {}_nC_2 a^{n-2}\cdot b^2 + \cdots\cdots + {}_nC_r a^{n-r}\cdot b^r + \cdots + b^n$$

$$= \sum_{r=0}^{n} {}_nC_r a^{n-r} b^r$$

$${}_nC_0 + {}_nC_1 + {}_nC_2 + \cdots + {}_nC_n = 2^n$$

9・1・5　独立試行の定理

1回の試行で事象 A の起きる確率を p とする．この試行を n 回繰りかえした場合，これらの試行が互いに独立ならば事象 A がちょうど k 回起きる確率 p_k は

$$p_k = {}_nC_k p^k q^{n-k}$$

で表される．

【例題 9−8】　サイコロを5回投げるとき，1の目が3回出る確率を求めなさい．

【解】　$p_k = {}_5C_3 \cdot \left(\dfrac{1}{6}\right)^3 \cdot \left(\dfrac{5}{6}\right)^2 = \dfrac{10 \times 5^2}{6^5} = \dfrac{250}{7776}$

【例題 9−9】　$(2x-1)^{10}$ の展開式における x^5 の係数を求めなさい．

【解】　$_{10}C_r(2x)^{10-r}(-1^r)$ から $_{10}C_r \cdot 2^{10-r}\cdot(-1)^r$　x^5 の項は $10-r=5$ より $r=5$ のときである．その係数は $_{10}C_5 \cdot 2^5 \cdot (-1)^5 = \dfrac{10\cdot 9\cdot 8\cdot 7\cdot 6}{5\cdot 4\cdot 3\cdot 2\cdot 1} \times 2^5 \cdot (-1) = -8064$

サイコロを n 回投げて1の目が r 回出る確率を p_r とする．p_r の表をつくれば表9・1のようになる．

$$p_r = {}_nC_r\left(\dfrac{1}{6}\right)^r \cdot \left(\dfrac{5}{6}\right)^{n-r} = \dfrac{n!}{r!(n-r)!} \cdot \dfrac{5^{n-r}}{6^n}$$

第9章 確率と統計

表9・1

p_r \ n	10	20	30	40
p_0	0.162	0.026	0.004	0.001
p_1	0.323	0.104	0.025	0.005
p_2	0.291	0.198	0.073	0.021
p_3	0.155	0.238	0.137	0.054
p_4	0.054	0.202	0.185	0.099
p_5	0.013	0.129	0.192	0.143
p_6	0.002	0.065	0.159	0.167
p_7	0.000	0.026	0.110	0.162
p_8		0.008	0.063	0.134
p_9		0.002	0.031	0.095
p_{10}		0.000	0.013	0.059
p_{11}			0.005	0.032
p_{12}			0.001	0.016
p_{13}			0.000	0.007
p_{14}				0.003
p_{15}				0.001
p_{16}				0.000

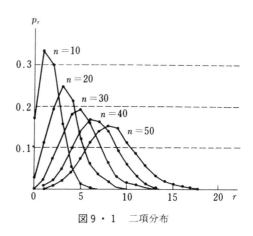

図9・1　二項分布

9・2　統　計

9・2・1　統計表

一つの項目について資料を分類して，何がどれだけあるかを表にしたものを統計表という．

(1) 離散的な量と連続的な量

サイコロを2個投げたとき，サイコロの目の和をとってみると2から12までの整数値しかとらない変量である．このように，とびとびの値をとるものを離散型の変量という．また，身長の分布はある範囲でどの値もとることができる．これを連続変量という．

(2) 階　級

変量を分類するとき，区分する個々の区画を

9・2 統計

階級という．階級の中心の値を階級値という．階級の個数は大体10個くらいが適当であるが，大きくても小さくても，もとの性質を失うことがあるので注意をする．

(3) 度数分布表

階級ごとにどれくらい量があるかを表したものを度数分布表といい，これを棒グラフで表したものをヒストグラムという（図9・2）．

表9・2

データ(1)					データ(2)				
1.73	1.55	1.39	1.44	1.56	1.65	1.59	1.55	1.72	1.56
1.61	1.50	1.57	1.47	1.60	1.61	1.51	1.56	1.76	1.68
1.47	1.58	1.61	1.38	1.52	1.56	1.34	1.47	1.67	1.72
1.48	1.47	1.38	1.70	1.56	1.44	1.55	1.87	1.61	1.63
1.56	1.42	1.32	1.45	1.54	1.66	1.58	1.73	1.62	1.53
1.44	1.50	1.48	1.67	1.53	1.52	1.61	1.47	1.85	1.57
1.60	1.62	1.53	1.47	1.60	1.59	1.42	1.77	1.36	1.68
1.52	1.52	1.54	1.61	1.53	1.58	1.56	1.73	1.82	1.52
1.49	1.55	1.54	1.61	1.42	1.55	1.57	1.62	1.45	1.39
1.53	1.62	1.48	1.55	1.49	1.58	1.53	1.47	1.67	1.57

9・2・2 平均値と標準偏差

(1) 平均値

測定値を x_1, x_2, ……x_N とすれば平均値 m は

$$m = \frac{x_1 + x_2 + \cdots\cdots + x_N}{N} = \frac{\sum_{i=1}^{N} x_i}{N}$$

$$x_1 + x_2 + \cdots\cdots + x_N = \sum_{i=1}^{N} x_i$$

(2) 標準偏差 σ

$$\sigma = \sqrt{\frac{1}{N}\sum_{i=1}^{N}(x_i - m)^2} = \sqrt{\frac{1}{N}\sum_{i=1}^{N}x_i{}^2 - m^2}$$

度数分布の表から平均値と標準偏差を求めるには次のようにする．

$$m = \frac{1}{N}(x_1 f_1 + x_2 f_2 + \cdots\cdots + x_N f_N) = \frac{1}{N}\sum_{i=1}^{N} x_i f_i$$

$$\sigma = \sqrt{\frac{1}{N}\{(x_1 - m)^2 f_1 + (x_2 - m)^2 f_2 + \cdots\cdots + (x_N - m)^2 f_N\}}$$

第9章　確率と統計

$$= \sqrt{\frac{1}{N} \sum_{i=1}^{n} (x_i - m)^2 \cdot f_i}$$

9・2・3　度数分布表の作り方

【例題 9-10】　表 9・2 のデータ(1)の平均値，標準偏差を求めなさい．なお，ヒストグラムを表しなさい．

【解】

階級	階級値	度　数	累積度数	$x_k \cdot f_k$
1.31～1.35	$x_1 = 1.33$	1	1	1.33
1.36～1.40	$x_2 = 1.38$	3	4	4.14
1.41～1.45	$x_3 = 1.43$	5	9	7.15
1.46～1.50	$x_4 = 1.48$	10	19	14.80
1.51～1.55	$x_5 = 1.53$	13	32	19.89
1.56～1.60	$x_6 = 1.58$	9	41	14.22
1.61～1.65	$x_7 = 1.63$	6	47	9.78
1.66～1.70	$x_8 = 1.68$	2	49	3.36
1.71～1.75	$x_9 = 1.73$	1	50	1.73
合　計		50		76.4

平均値　$\overline{x} = \dfrac{\sum x_k \cdot f_k}{N} = \dfrac{76.4}{50} = 1.528$

x_k	f_k	u_k	$f_k \cdot u_k$	$u_k - \overline{u}$	$(u_k - \overline{u})^2$	$(u_k - \overline{u})^2 \cdot f_k$
$x_1 = 1.33$	1	-4	-4	-3.96	15.68	15.68
$x_2 = 1.38$	3	-3	-9	-2.96	8.76	26.28
$x_3 = 1.43$	5	-2	-10	-1.96	3.84	19.2
$x_4 = 1.48$	10	-1	-10	-0.96	0.92	9.2
$x_5 = 1.53$	13	0	0	0.04	0.0	0.02
$x_6 = 1.58$	9	1	9	1.04	1.08	9.72
$x_7 = 1.63$	6	2	12	2.04	4.16	24.96

9・2 統計

$x_8 = 1.68$	2	3	6	3.04	9.16	18.48
$x_9 = 1.73$	1	4	4	4.04	9.24	16.32
合計			−2			139.86

$m = 1.53$, $c = 0.05$ とする.

$$\overline{u} = \frac{\sum u_k f_k}{N} = \frac{-2}{50} = -0.04$$

$$\overline{x} = m + c \cdot \overline{u} = 1.53 + 0.05 \times (-0.04) = 1.528$$

分散 $V = \dfrac{\sum (x_k - \overline{x})^2 \cdot f_k}{N}$

$$= c^2 \cdot \frac{\sum (u_k - \overline{u})^2 f_k}{N}$$

$$= (0.05)^2 \times \frac{139.86}{50} = 0.00699$$

標準偏差 σ は $\sqrt{V}$ であるから $\sqrt{0.00699} = 0.083$

故に,求める平均と標準偏差は

$$1.528 \pm 0.083$$

となる.

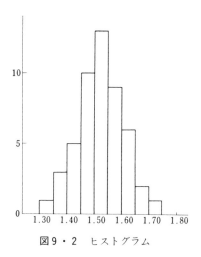

図9・2 ヒストグラム

問題 1.表9・2のデータ(2)の平均値と標準偏差を求めなさい.

第9章　確率と統計

9・3　確率分布

9・3・1　二項分布

いま独立試行（サイコロ，コインなど）を n 回繰りかえし行ったとき事象 A が x 回起きる確率（確率変数 x）$p_r(x)$ は

$$p_r(x) = {}_nC_x p^x \cdot q^{n-x}$$

である．事象が起きる確率 p，起こらない確率 q とする．

x	0	1	r	n
確率 $p_r(x)$	${}_nC_0 p^0 q^n$	${}_nC_1 p^1 q^{n-1}$……${}_nC_r p^r q^{n-r}$……${}_nC_n p^n q^0$		

このような確率分布を二項分布 $B(n,p)$ といい，$\bar{x}=np$，$\sigma=\sqrt{npq}$ である．

【例題 9-11】　サイコロを 2 回投げたとき，1 の目が出る回数について $p_r(x)$ を求めなさい．

【解】　1 の目が出たという結果を T，1 の目以外が出たという結果を N で表すと

x	2	1	1	0
結果	TT	TN	NT	NN

1 の目が出る確率は $\left(\dfrac{1}{6}\right)$，1 の目以外の出る確率は $\left(\dfrac{5}{6}\right)$ である．故に

結果	TT	TN	NT	NN
$p_r(x)$	$\left(\dfrac{1}{6}\right)^2$	$\left(\dfrac{1}{6}\right)\left(\dfrac{5}{6}\right)$	$\left(\dfrac{5}{6}\right)\left(\dfrac{1}{6}\right)$	$\left(\dfrac{5}{6}\right)^2$

$\therefore$　x	0	1	2
$p_r(x)$	$\left(\dfrac{5}{6}\right)^2$	$2\cdot\left(\dfrac{1}{6}\right)\left(\dfrac{5}{6}\right)$	$\left(\dfrac{1}{6}\right)^2$

問題　1．1 個のサイコロを 3 回投げたとき，1 の目の出る回数を x とするとき $x=r$ となる確率 $p_r(x)$ を $r=0,\ 1,\ 2,\ 3$ について計算し表にしなさい．

9・3・2 正規分布（ガウス分布）

確率変数の分布が正規分布曲線で表される確率分布を正規分布という．平均値 m，分散を σ^2 とすると正規分布曲線は次の式で表される（σ は標準偏差である）（図9・3）．

$$y = \frac{1}{\sqrt{2\pi}\sigma} e^{-\frac{(x-m)^2}{2\sigma^2}} \cdots\cdots\cdots(A)$$

正規分布曲線の性質

(1) $x = m$ において対称なグラフになる．
(2) $(x - m)$ が大きくなると y は小さくなる．
(3) x が m に近づくと y は大きくなる．
(4) $\displaystyle\int_{-\infty}^{\infty} \frac{1}{\sqrt{2\pi}\sigma} e^{-\frac{(x-m)^2}{2\sigma^2}} dx = 1$

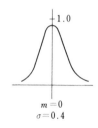
$m=0$
$\sigma=0.4$

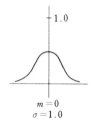
$m=0$
$\sigma=1.0$

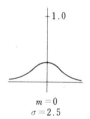
$m=0$
$\sigma=2.5$

図9・3　平均値と標準偏差

確率変数 X が区間 $[a, b]$ の間にはいる確率 $p_r(a \leq X \leq b)$ が

$$p_r(a \leq X \leq b) = \int_a^b f(x) dx \cdots\cdots\cdots(B)$$

で与えられるとき，確率変数 X は正規分布に従うという．(B)は図9・4の斜線の部分の面積である．図10・1，10・2，10・3に計算方法を示した．

また，$p_r(-\infty < X < \infty) = \displaystyle\int_{-\infty}^{\infty} f(x) dx = 1$

正規分布は m と σ^2 で決まる確率分布である．これを $N(m, \sigma^2)$ で表す．

$N(m, \sigma^2)$ に従う確率変数 X のとる値が区間

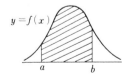

図9・4　面積と確率

第9章　確率と統計

$[a, b]$ に含まれる確率は

$$p_r(a \leq X \leq b) = \int_a^b \frac{1}{\sqrt{2\pi}\,\sigma} e^{-\frac{(x-m)^2}{2\sigma^2}} \cdot dx$$

である.

ここで, $\dfrac{x-m}{\sigma} = t$ とおけば $\dfrac{1}{\sigma}dx = dt$ ∴ $dx = \sigma dt$

∴ $p_r(a \leq X \leq b) = \displaystyle\int_{t_1}^{t_2} \frac{1}{\sqrt{2\pi}} e^{-\frac{t^2}{2}} \cdot dt$

この式は $N(0, 1)$ において確率変数の値が区間 $[t_1, t_2]$ にはいる確率を表している. $a = m - \sigma$, $b = m + \sigma$ とするときは,

$$p_r(m-\sigma \leq X \leq m+\sigma) = \int_{m-\sigma}^{m+\sigma} \frac{1}{\sqrt{2\pi}\,\sigma} e^{-\frac{(x-m)^2}{2\sigma^2}} \cdot dx$$

$$= \int_{-1}^{1} \frac{1}{\sqrt{2\pi}} e^{-\frac{t^2}{2}} \cdot dt$$

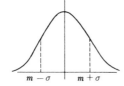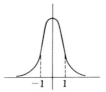

図9・5　正規分布と規準正規分布

$N(0, 1)$ において確率変数 X の値が区間 $[0, x]$ にはいる確率 $p_r(x)$ は

$$p_r(x) = \int_0^x \frac{1}{\sqrt{2\pi}} e^{-\frac{t^2}{2}} \cdot dt$$

であり, $p_r(x)$ の値を表にしたものが正規分布の表である（図9・5）.

正規分布の表を用いると, 確率変数 X が $N(m, \sigma^2)$ に従うとき, 確率 $p_r(a \leq X \leq b)$ は

$$p_r(a \leq X \leq b) = N\left(\frac{b-m}{\sigma}\right) - N\left(\frac{a-m}{\sigma}\right)$$

で, X が負のときは $N(x) = -N(|x|)$ である.

例えば, $N(1) = 0.3413\cdots\cdots$, $N(-2) = -N(2) = 0.4772$

$$p_r(-1 \leq x \leq 1) = \int_{-1}^{1} \frac{1}{\sqrt{2\pi}} e^{-\frac{t^2}{2}} \cdot dt = 2\int_0^1 \frac{1}{\sqrt{2\pi}} e^{-\frac{t^2}{2}} \cdot dt = 2 \cdot N(1)$$

$= 2 \times 0.34131 = 0.68262 \cdots\cdots$

$N(m, \sigma^2)$ において確率変数を X で表すと

$m - \sigma \leqq X \leqq m + \sigma \quad 0.6826\cdots\cdots$

$m - 2\sigma \leqq X \leqq m + 2\sigma \quad 0.9544\cdots\cdots$

$m - 3\sigma \leqq X \leqq m + 3\sigma \quad 0.9974\cdots\cdots$

【例題 9-12】 100人の生徒のテストの成績は平均点が60点で，標準偏差が10.0であった．正規分布をしているものとして，次を求めなさい．

(1) 成績が60点以上，80点以下の生徒はおよそ何人いるか（図9・6）．

(2) 成績が40点以下の生徒はおよそ何人いるか（図9・7）．

【解】 (1) $Z = \dfrac{X - m}{\sigma}$ によって規準化すると

$\dfrac{60 - 60}{10} = 0, \quad \dfrac{80 - 60}{10} = 2.0$

となる．この計算方法は図10・3をみる．

故に，$\displaystyle\int_{60}^{80} f(x)dx = \int_{0}^{2.0} \phi(t)dt$ である．

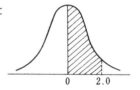

図9・6 確率の規準化と積分

$\displaystyle\int_{0}^{2.0} \phi(t)dt$ は $N(0, 1)$ の表から x の 2.0 を読みとると 0.4772 を得る．

∴ $100 \times 0.477 = 47.7$ 約48人……（答）

(2) $\dfrac{40 - 60}{10} = -2.0$

故に，$\displaystyle\int_{0}^{40} f(x)dx = \int_{-\infty}^{-2.0} \phi(t)dt$

$\displaystyle\int_{-\infty}^{-2.0} \phi(t)dt = 0.5 - \int_{0}^{2.0} \phi(t)dt$

$= 0.5 - 0.4772 = 0.022$

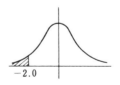

図9・7 確率の積分

∴ $100 \times 0.022 = 2.2$ 約2人……（答）

問題 1．例題9-12のとき，70点以上の生徒は何人いるか求めなさい．

【例題 9-13】 $N(30, 10^2)$ の正規分布に従うとき $p_r(10 \leqq X \leqq 50)$ となる確率を求めなさい．

第9章　確率と統計

【解】 $p_r(10 \leqq X \leqq 50) = N\left(\dfrac{50-30}{10}\right) - N\left(\dfrac{10-30}{10}\right) = N(2) - N(-2)$

$\qquad\qquad = N(2) + N(2) = 2 \cdot N(2) = 2 \times 0.4772$

$\qquad\qquad = 0.954$

測定値が $\lambda \pm \sqrt{\lambda}$ の間にはいる確率は

$\qquad \lambda - \sqrt{\lambda} < k < \lambda + \sqrt{\lambda} \quad (k：測定値)$

$\qquad -\sqrt{\lambda} < k - \lambda < \sqrt{\lambda}$

$\therefore \quad 0 \leqq (k-\lambda)^2 \leqq \lambda$

ここで，$x = (k-\lambda)$ とおけば

$$p_r(k) = \frac{1}{\sqrt{2\pi\lambda}} e^{-\frac{(k-\lambda)^2}{2\lambda}} = \frac{1}{\sqrt{2\pi\lambda}} e^{-\frac{x^2}{2\lambda}} = p(x)$$

$p(x)$ は平均 λ カウントある場合に，測定値が平均値と x だけ離れている確率を表す．

x^2 が 0 と λ との間にある確率 $p_r(0 \leqq x^2 \leqq \lambda)$ は次のようにして求められる．

$\qquad p_r(0 \leqq x^2 \leqq \lambda) = p_r(0) + 2p_r(1) + 2p_r(2) + \cdots + 2p_r(\lambda)$

$\qquad\quad = \dfrac{1}{\sqrt{2\pi\lambda}} \left(e^{-\frac{0^2}{2\lambda}} + 2e^{-\frac{1^2}{2\lambda}} + 2e^{-\frac{2^2}{2\lambda}} + \cdots\cdots + 2e^{-\frac{(\sqrt{\lambda})^2}{2\lambda}} \right)$

$\qquad\quad = \dfrac{1}{\sqrt{2\pi\lambda}} \left\{ 1 + 2\left(e^{-\frac{1}{2\lambda}} + e^{-\frac{4}{2\lambda}} + e^{-\frac{9}{2\lambda}} + \cdots\cdots + e^{-\frac{\sqrt{\lambda^2}}{2\lambda}} \right) \right\}$

ここで，$\lambda = 1^2$ とおけば $p_r(x)$ の値は

$\qquad p_r(x) = \dfrac{1}{\sqrt{2\pi}} (1 + 2e^{-\frac{1}{2}}) = \dfrac{1}{\sqrt{2\pi}}\left(1 + \dfrac{2}{\sqrt{e}}\right) \fallingdotseq 0.8828$

$\lambda = 2^2$

$\qquad p_r(x) = \dfrac{1}{\sqrt{8\pi}} \left\{ 1 + 2\left(e^{-\frac{1}{8}} + e^{-\frac{4}{8}} \right) \right\} = \dfrac{1}{\sqrt{8\pi}} \left\{ 1 + 2\left(\dfrac{1}{\sqrt[8]{e}} + \dfrac{1}{\sqrt[8]{e^4}} \right) \right\} = 0.7935$

$\lambda = 3^2$

$\qquad p_r(x) = \dfrac{1}{\sqrt{18\pi}} \left\{ 1 + 2\left(e^{-\frac{1}{18}} + e^{-\frac{4}{18}} + e^{-\frac{9}{18}} \right) \right\} = 0.7512$

$\lambda = 4^2$

270

$$p_r(x) = \frac{1}{\sqrt{32\pi}}\left\{1 + 2\left(e^{-\frac{1}{32}} + e^{-\frac{4}{32}} + e^{-\frac{9}{32}} + e^{-\frac{16}{32}}\right)\right\} = 0.7454$$

$$\lambda = 5^2 \quad p_r(x) = 0.7294$$

$$\lambda = 6^2 \quad p_r(x) = 0.7105$$

$$\vdots$$

$$\lambda = 10^2 \quad p_r(x) = 0.7070$$

$$\lambda = \infty \quad p_r(x) = 0.6827$$

これを積分で表せば，次のようになる．すなわち，x が $\lambda \pm \sqrt{\lambda}$ の間にはいる確率は $p_r(x)$

$$\int_{-1}^{1} \frac{1}{\sqrt{2\pi}} e^{-\frac{t^2}{2}} dt = 2\int_{0}^{2} \frac{1}{\sqrt{2\pi}} e^{-\frac{t^2}{2}} dt = 2 \times 0.34134 = 0.6826$$

次に，x が $\lambda \pm 2\sqrt{\lambda}$ にはいる確率は

$$p_r(x) = \int_{-2}^{2} \frac{1}{\sqrt{2\pi}} e^{-\frac{t^2}{2}} dt = 2\int_{0}^{2} \frac{1}{\sqrt{2\pi}} e^{-\frac{t^2}{2}} dt = 2 \times 0.47725 = 0.9545\cdots$$

測定値 x が $\lambda \pm 3\sqrt{\lambda}$ の間にはいる確率は

$$p_r(x) = \int_{-3}^{3} \frac{1}{\sqrt{2\pi}} e^{-\frac{t^2}{2}} dt = 2\int_{0}^{3} \frac{1}{\sqrt{2\pi}} e^{-\frac{t^2}{2}} dt = 2 \times 0.49865 = 0.9973\cdots$$

例をあげると，計測値の平均が 10000 カウントある場合，測定回数を繰りかえし，1000回とするとデータの683回は次の間にはいるのである．

$$10000 \pm \sqrt{10000} = 10000 \pm 100$$

同様に，$10000 \pm 2\sqrt{10000} = 10000 \pm 200$

9800 カウントから 10200 カウントの測定値は955回ある．

また，$10000 \pm 3\sqrt{10000} = 10000 \pm 300$

これは，997回は 9700 から 10300 の範囲にある．

9・3・3 ポワッソン分布

放射能計数の平均値が m であるとき，x カウントが計測される確率 $p_r(x)$ は次の式で与えられる．これまで二項分布やガウス分布について調べてきたが，放射性物質の壊変がポワッソン分布になるのでこれを示してみよう．

第9章　確率と統計

$$p_r(x) = e^{-m} \cdot \frac{m^x}{x!}$$

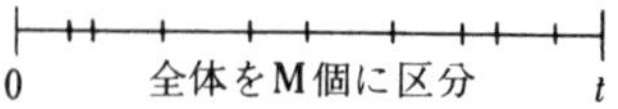

全体を M 個に区分し，そのうち x 個が

図9・8　時間の分割

計測される確率 $\left(\dfrac{m}{M}\right)^x$，残りの $(M-x)$ 個が計測されない確率 $\left(1-\dfrac{m}{M}\right)^{M-x}$ であり，M 個に分けたものの中で x 個が計測され，残りの $(M-x)$ 個が計測されない確率はその積で（図9・8で M 個の時間分割は不等間隔でよい）

$$\left(\frac{m}{M}\right)^x \left(1-\frac{m}{M}\right)^{M-x} \ \text{である.}$$

M 個の中から x 個計測される組合せの数は ${}_MC_x$ である．平均計測数が m で，t 秒間内に x カウントの測定値が得られる確率は

$$p_r(x) = {}_MC_x \cdot \left(\frac{m}{M}\right)^x \cdot \left(1-\frac{m}{M}\right)^{M-x}$$

ここで，M の数を無限に大きくする．

$$ {}_MC_x = \frac{M!}{x!(M-x)!}$$

$$M! = M^M \cdot e^{-M} \cdot \sqrt{2\pi M} \cdots\cdots スターリングの公式$$

より，

$$
\begin{aligned}
p_r(x) &= \lim_{M\to\infty} \frac{M!}{x!(M-x)!} \cdot \left(\frac{m}{M}\right)^x \cdot \left(1-\frac{m}{M}\right)^{M-x} \\
&= \lim_{M\to\infty} \frac{\sqrt{2\pi M} \cdot M^M \cdot e^{-M}}{x! \sqrt{2\pi(M-x)} \cdot (M-x)^{M-x} \cdot e^{-(M-x)}} \cdot \left(\frac{m}{M}\right)^x \cdot \\
&\quad \left(1-\frac{m}{M}\right)^{M-x} \\
&= \lim_{M\to\infty} e^{-x} \cdot \frac{m^x}{x!} \cdot \sqrt{\frac{M}{M-x}} \cdot \left(\frac{M-m}{M-x}\right)^{M-x} \\
&= e^{-x} \frac{m^x}{x!} \cdot e^{x-m}
\end{aligned}
$$

$$\therefore \quad p_r(x) = e^{-m} \cdot \frac{m^x}{x!}$$

これで，ポワッソン分布になることが示された．

272

9・3 確率分布

(1) 生存率とヒット説

放射線の照射による細胞死はある確率で起こり，ポワッソン分布になる．これを示しておこう．放射線が細胞の標的に作用して，電離や励起を起こし，細胞死に至ることをヒットという．ヒットの起こり方はランダムな現象で，1ヒットで致死効果があるにもかかわらず，同じ標的に2ヒット，3ヒットもあればまったくヒットを受けない標的もある．こうして，1標的1ヒット説や多標的1ヒット説などがある．

全体の細胞の体積を $V\,\mathrm{cm^3}$，各細胞内の標的の体積を v，全細胞に生ずるヒット数を M，単位体積中のヒット数を m とすれば

$$M = m \cdot V$$

であり1標的に1ヒットが起きる確率を k とすると

$$k = \frac{v}{V}$$

である．

M 個の中から x 個をとり出す組合せの数は ${}_MC_x$ で，$(1-k)^{M-x}$ はヒットを受けない確率である．全細胞の体積 V に M 個のヒットが起きる場合，特定の1個の細胞が x 個のヒットを受ける確率 $P_r(x)$ は

$$P_r(x) = {}_MC_x \cdot k^x \cdot (1-k)^{M-x}$$
$$= \frac{M!}{x!(M-x)!} \cdot k^x \cdot (1-k)^{M-x}$$

となり，k はヒット数の期待値である．

放射能の壊変の時と同様にして

$$P_r(x) = \frac{k^x \cdot e^{-k}}{x!}$$

ポワッソン分布の式が導かれる．

放射線による致死効果が起きるために，少なくとも n 個のヒットが必要であれば $n=0,1,2\cdots(n-1)$ 個のヒットでは生存しているので，生存率は

$$S = p(0) + p(1) + \cdots\cdots + p(n-1) = e^{-k}\sum_{x=0}^{n-1}\frac{k^x}{x!}$$

である．

273

第9章　確率と統計

9・3・4　ポワッソン分布の平均値 m と標準偏差 $\sqrt{V(x)}$

測定値 x，平均値 $m=E(x)$ とすれば $E[(x-m)^2]=V(x)$ と表し，分散という．平均値は測定値の中央の値で，分散は測定値のちらばりぐあいを表す．

ポワッソン分布の平均と標準偏差は $m\pm\sqrt{m}$ となることを示そう．

$$V(x)=\frac{1}{N}\sum_{i=1}^{N}f_i(x_i-m)^2=\sum_{i=1}^{N}p_i(x_i-m)^2 \quad \text{である．}$$

$$V(x)=\sum_{x=1}^{N}(x-m)^2\cdot p_r(x)=\sum x^2 p_r(x)-2m\sum x p_r(x)+m^2\sum p_r(x)$$

$$=E(x^2)-[E(x)]^2$$

$\sigma=\sqrt{V(x)}$：標準偏差

$$e^x=1+\frac{x}{1!}+\frac{x^2}{2!}+\frac{x^3}{3!}+\cdots\cdots$$

$E(x)=\sum x p_r(x)$ は平均値である．

$$E(x)=\sum x\cdot e^{-m}\cdot\frac{m^x}{x!}=\sum e^{-m}\cdot\frac{m^x}{(x-1)!}$$

ここで $x-1=k$ とおけば $k+1=x$

$$\therefore\quad E(x)=\sum e^{-m}\cdot\frac{m\cdot m^k}{k!}=m\sum e^{-m}\cdot\frac{m^k}{k!}=m$$

$$\sum e^{-m}\cdot\frac{m^x}{x!}=e^{-m}\cdot\sum\frac{m^x}{x!}=e^{-m}\cdot(1+\frac{m}{1!}+\frac{m^2}{2!}+\cdots\cdots)$$

$$=e^{-m}\cdot e^m$$

$$=1$$

$$E(x^2)=E\{x(x-1)+x\}=E\{x(x-1)\}+E(x)$$

$$E\{x(x-1)\}=\sum x(x-1)\cdot e^{-m}\cdot\frac{m^x}{x!}=\sum e^{-m}\cdot\frac{m^x}{(x-2)!}$$

ここで，$x-2=k$ とおけば　$k+2=x$

$$\sum e^{-m}\cdot\frac{m^2 m^k}{k!}=m^2\cdot e^{-m}\cdot e^m=m^2$$

$$\therefore\quad E(x^2)=m^2+m$$

$$\therefore\quad V(x)=m^2+m-m^2=m$$

以上のことからポワッソン分布では平均値 m で標準偏差は $\sqrt{m}$ である．

$$e^{xm} = 1 + xm + \frac{(xm)^2}{2!} + \frac{(xm)^3}{3!} + \cdots\cdots \qquad (A)$$

この式と微分法を使って証明することもできる.

(A)に e^{-m} をかけると

$$e^{-m} \cdot e^{xm} = e^{-m} + e^{-m} \cdot xm + e^{-m} \cdot \frac{(xm)^2}{2!} + \cdots\cdots \qquad (B)$$

ここで, $x=1$ とおけば $e^{-m} \cdot e^m = 1$ だから

$$1 = e^{-m} + me^{-m} + \frac{m^2}{2!}e^{-m} + \cdots\cdots = \sum e^{-m} \cdot \frac{m^k}{k!}$$

(B)式を x について微分すると

$$me^{-m} \cdot e^{mx} = me^{-m} + e^{-m} \cdot \frac{2x}{2!}m^2 + e^{-m} \cdot \frac{3x^2}{3!}m^3 + \cdots\cdots$$

そこで, $x=1$ とおくと

$$m = me^{-m} + \frac{2m^2}{2!}e^{-m} + e^{-m} \cdot \frac{3m^3}{3!} + \cdots\cdots$$

$$= m\sum e^{-m} \cdot \frac{m^x}{x!}$$

故に, $E(x) = m$

9・3・5 ポワッソン分布とガウス分布

測定値が20を超えるとポワッソン分布はガウス分布で近似されることを示す.

平均値を m, 測定値を x とするとポワッソン分布は $p_r(x) = \dfrac{m^x \cdot e^{-m}}{x!}$ で, ガウス分布は $p_r(x) = \dfrac{1}{\sqrt{2\pi m}}e^{-\frac{(x-m)^2}{2m}}$ である.

測定値が20より大きいときポワッソン分布にスターリングの公式を使って

$$p_r(x) = \frac{m^x \cdot e^{-m}}{x!} = \frac{m^x \cdot e^{-m}}{\sqrt{2\pi x} \cdot e^{-x} \cdot x^x} = \frac{1}{\sqrt{2\pi m}}\left(\frac{m}{x}\right)^{x+\frac{1}{2}} \cdot e^{x-m}$$

ここで, $x - m = \sigma$ とすれば $x = m + \sigma$ だから

$$p_r(x) = \frac{1}{\sqrt{2\pi m}}\frac{e^{\sigma}}{(1+\frac{\sigma}{m})^{m+\sigma+\frac{1}{2}}}$$

第9章　確率と統計

$$= \frac{1}{\sqrt{2\pi m}} \frac{e^{\sigma}}{e^{\sigma} e^{\frac{\sigma^2}{2m}}} \qquad m+\sigma+\frac{1}{2} \fallingdotseq m+\sigma \text{ とおいて近似展開}$$

故に，　$p_r(x) = \frac{1}{\sqrt{2\pi m}} e^{-\frac{(x-m)^2}{2m}}$　………ガウス分布

表9・3はラザフォード・ガイガーの資料にポワッソン分布をあてはめた例である．放射されるα粒子を7.5秒単位でカウントした．

表9・3　ポワッソン分布

x_i	f_i	$f(x)$
0	57	0.0219
1	203	0.0778
2	383	0.1469
3	525	0.2013
4	532	0.2040
5	408	0.1564
6	273	0.1047
7	139	0.0533
8	45	0.0173
9	27	0.0104
10	10	0.0038
11	4	0.0015
12	2	0.0008
13	0	0.0000
14	0	0.0000
合計	2608	1.0000

（注）　7.5秒の間に全く数えられなかっ
た回数が57回，7.5秒間に1つが
203回あったことを意味する．

S.S. ウイルクス初等統計解析　東大出版会（1965）．

$$\overline{x} = \frac{1}{2608} \sum_{i=0}^{14} f_i x_i = 3.87$$

$\therefore$　$m = 3.87$

$$f(x) = \frac{3.87^x}{x!} e^{-3.87}$$

9・3・6 平均値と標準偏差の計算

試料 S_A, S_B の放射能の平均値を A, B とすると, S_A, S_B の放射能の平均値の差は $(A-B)$ で, 標準偏差は $\sqrt{A+B}$ である.

$(A\pm\sqrt{A})-(B\pm\sqrt{B})=(A-B)\pm\sqrt{A+B}$ であることを説明すればよい.

S_A の測定値が a なる確率を $p(a)$, S_B の測定値が b である確率を $p(b)$ とすると

$$\sum_{a=0}^{\infty}ap(a)=A, \quad \sum_{b=0}^{\infty}bp(b)=B$$

S_A の測定値が a でかつ S_B の測定値が b である確率は $p(a)\cdot p(b)$ である.

そこで差の平均値 $(a-b)$ は

$$\sum_{a=0}^{\infty}\sum_{b=0}^{\infty}(a-b)p(a)p(b)=\sum\sum ap(a)p(b)-\sum\sum bp(a)p(b)$$

$$=\sum ap(a)\cdot\sum p(b)-\sum p(a)\sum bp(b)=A\cdot1-1\cdot B$$

$$=A-B$$

標準偏差 σ

$$\sigma^2=\sum\sum\{(A-B)-(a-b)\}^2 p(a)p(b)$$

$$=\sum\sum\{(A-a)-(B-b)\}^2 p(a)p(b)$$

$$=\sum\sum\{(A-a)^2-2(A-a)(B-b)+(B-b)^2\}p(a)p(b)$$

$$=\sum\sum(A-a)^2 p(a)p(b)-2\sum\sum(A-a)(B-b)p(a)p(b)$$

$$+\sum\sum(B-b)^2 p(a)p(b)$$

$$=\sum(A-a)^2 p(a)\sum p(b)-2\sum(A-a)p(a)\sum(B-b)p(b)$$

$$+\sum p(a)\sum(B-b)^2 p(b)$$

ここで, $\sum(A-a)^2 p(a)=A$

$\sum(B-b)^2 p(b)=B$

$\sum p(a)=\sum p(b)=1$　である.

$\sum(A-a)p(a)=A\sum p(a)-\sum ap(a)=A-A=0$

$\sum(B-b)p(b)=B\sum p(b)-\sum bp(b)=B-B=0$

$\therefore \quad \sigma^2=(A\cdot1+2\cdot0\cdot0+1\cdot B)$

第9章　確率と統計

$$\therefore \quad \sigma = \sqrt{A+B}$$

試料 S_A, S_B の測定値の積の平均値は $A \cdot B$ であり，また標準偏差は $A \cdot B\sqrt{\dfrac{1}{A}+\dfrac{1}{B}}$ である．

$$\sum\sum abp(a)p(b) = \sum ap(a) \cdot \sum bp(b) = A \cdot B$$

標準偏差 σ

$$\sigma^2 = \sum\sum(AB-ab)^2 p(a)p(b)$$
$$= \sum\sum A^2 B^2 p(a)p(b) - 2\sum\sum ABab\,p(a)p(b) + \sum\sum a^2 b^2 p(a)p(b)$$
$$= A^2 B^2 \sum p(a)p(b) - 2AB\sum ap(a)\sum bp(b) + \sum a^2 p(a)\sum b^2 p(b)$$

ここで，$\sum a^2 p(a) = A^2 + A$　$\sum b^2 p(b) = B^2 + B$ であるから

$$\sigma^2 = A^2 B^2 - 2AB \cdot AB + (A^2+A)(B^2+B)$$
$$= A^2 B + AB^2 + AB$$
$$= A^2 B^2\left(\frac{1}{A}+\frac{1}{B}+\frac{1}{AB}\right) \qquad \frac{1}{AB} \text{ を省略する．}$$

$$\therefore \quad \sigma = AB\sqrt{\frac{1}{A}+\frac{1}{B}}$$

公式としてまとめれば，

$$(A\pm\sqrt{A})-(B\pm\sqrt{B}) = (A-B)\pm\sqrt{A+B}$$

$$(A\pm\sqrt{A})(B\pm\sqrt{B}) = AB\pm AB\sqrt{\frac{1}{A}+\frac{1}{B}}$$

$$\frac{A\pm\sqrt{A}}{B\pm\sqrt{B}} = \frac{A}{B}\pm\frac{A}{B}\sqrt{\frac{1}{A}+\frac{1}{B}}$$

$A=n_A$, $\sigma_A=\sqrt{n_A}$　$\therefore$　$\sigma_A{}^2 = n_A$ $B=n_B$, $\sigma_B=\sqrt{n_B}$ とおくと，

$$(A\pm\sigma_A)+(B\pm\sigma_B) = (A+B)\pm\sqrt{\sigma_A{}^2+\sigma_B{}^2}$$

$$(A\pm\sigma_A)-(B\pm\sigma_B) = (A-B)\pm\sqrt{\sigma_A{}^2+\sigma_B{}^2}$$

$$(A\pm\sigma_A)(B\pm\sigma_B) = AB\pm AB\sqrt{\left(\frac{\sigma_A}{A}\right)^2+\left(\frac{\sigma_B}{B}\right)^2}$$

【例題 9-14】　試料の全計数率が $100\pm6\text{cpm}$，自然計数率が $10\pm3\text{cpm}$ であった．真の計数率を求めなさい．

9・3 確率分布

【解】 $(100\pm6)-(10\pm3)=(100-10)\pm\sqrt{6^2+3^2}=90\pm7$

真の計数率は 90 ± 7

問題 1. 150 ± 15cpm, 20 ± 8cpm の場合, 真の計数率を求めなさい.

問題 2. 2500 ± 100cpm, 100 ± 10cpm の場合, 真の計数率を求めなさい.

9・3・7 分解時間 τ と数え落としに対する補正

測定時間 t 内に GM カウンターに入射した数を N_t, 計数値を N とすれば, t 時間内の数え落としの数は $N_t \cdot N \cdot \tau$ である. よって

$$N_t - N = \frac{N_t \cdot N \cdot \tau}{t}$$

となる. これを t で割って計数率で表せば

$$n_t - n = n_t \cdot n\tau$$

$$\therefore \quad n_t = \frac{n}{1-n\tau}$$

$1-n\tau$ を同時計数の補正係数という.

$100\sim500\mu$s くらいの間にはいってくる放射線はほぼ数え落とすことになる. 数え落とすことによる損失は計数率が1000cpm のように高くなると補正が必要である.

【例題 9-15】 分解時間が 100μs の測定器で2000cps の値を得た. 数え落としは真の計数率の何%になっているか求めなさい.

【解】
$$n_t = \frac{n}{1-n\tau} = \frac{2000}{1-2000\times100\times10^{-6}} = 2500 \text{(cps)}$$

$$n_t - n = 2500 - 2000 = 500 \qquad \therefore \quad \frac{500}{2500}\times100 = 20\%$$

9・3・8 2線源法による分解時間の測定

GM カウンターの計数値を N_1, N_{12}, N_2, N_b とすると $N_1+N_2=N_{12}+N_b$ であり, 計数率を n_1, n_{12}, n_2, n_b とする. 図9・9に2線源法による分解時間 τ の測定法を示した.

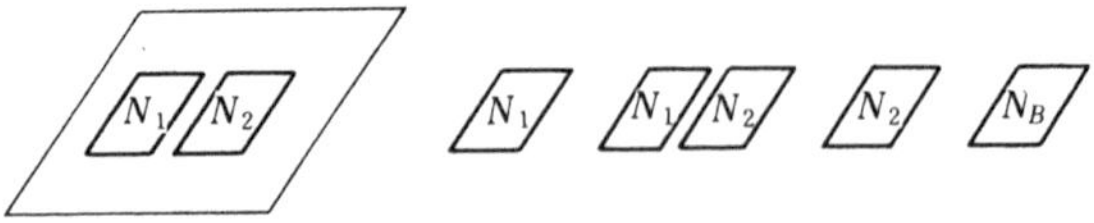

第9章　確率と統計

図9・9　2線源法による分解時間の測定

$$\frac{n_1}{1-n_1\tau}+\frac{n_2}{1-n_2\tau}=\frac{n_{12}}{1-n_{12}\tau}+\frac{n_b}{1-n_b\tau}$$

$n_t=\dfrac{n}{1-n\tau}\fallingdotseq n+n^2\tau,\ \ \dfrac{n_b}{1-n_b\tau}\fallingdotseq n_b$ と近似できるのでこれを用いて

$$\tau=\frac{n_1+n_2-n_{12}-n_b}{n_{12}{}^2-n_1{}^2-n_2{}^2}$$

9・3・9　正味計数と誤差

(1)　相対誤差

$$測定値の相対誤差 = \frac{標準偏差}{計数値}\times 100$$

$$未知試料の\ (\mu c_i)= \frac{未知試料の計数値\ -\ 自然計数値}{標準試料の計数値\ -\ 自然計数値}\times 標準試料$$

【例題 9-16】　1回の測定で10000カウントあった．測定値の相対誤差を求めなさい．

【解】　$相対誤差 = \dfrac{\sqrt{10000}}{10000}\times100＝1\%$

|問題| 1．1回の測定で2500カウントあった．測定値の相対誤差を求めなさい．

【例題 9-17】　標準試料が$1\mu c_i$で10500cpm，未知試料で20500cpmであり，自然計数が500cpmであった．未知試料は何μc_iか求めなさい．

【解】　$\dfrac{20500-500}{10500-500}\times1＝2\mu c_i$

|問題| 2．標準試料が$10\mu c_i$で9000cpm，未知試料で18500cpmであり，自然計数が1000cpmであった．未知試料は何μc_iか求めなさい．

(2)正味計数と標準偏差

放射性物質の放射能を測定するとNカウントであった．また，自然放射能

280

9・3 確率分布

（バックグランド）を測定すると同じ計数時間内に N_B カウントであった．この放射性物質の正味の計数を標準偏差をつけて表してみる．また，正味計数率はどのように表すことができるか以下に述べる．

$$正味計数 = (N \pm \sqrt{N}) - (N_B \pm \sqrt{N_B}) = (N - N_B) \pm \sqrt{N + N_B}$$

t 分間で N カウント，自然放射能は t_B 分間で N_B カウントであった．

放射性物質の計数率は $\dfrac{N \pm \sqrt{N}}{t}$ である．

自然放射能の計数率は $\dfrac{N_B \pm \sqrt{N_B}}{t}$ である．

これらより

$$
\begin{aligned}
正味計数率 &= \frac{N \pm \sqrt{N}}{t} - \frac{N_B \pm \sqrt{N_B}}{t_B} \\
&= \left(\frac{N}{t} \pm \frac{\sqrt{N}}{t} \right) - \left(\frac{N_B}{t_B} \pm \frac{\sqrt{N_B}}{t_B} \right) \\
&= \left(\frac{N}{t} \pm \frac{N_B}{t_B} \right) \pm \sqrt{\left(\frac{\sqrt{N}}{t} \right)^2 + \left(\frac{\sqrt{N_B}}{t_B} \right)^2} \\
&= \left(\frac{N}{t} \pm \frac{N_B}{t_B} \right) \pm \sqrt{\frac{N}{t^2} + \frac{N_B}{t_B{}^2}}
\end{aligned}
$$

【例題 9-18】 試料を t 分間測定して n カウントを得た．計数率に対する標準偏差を求めなさい．

【解】 計数率は $\dfrac{n}{t}$ である．標準偏差は $\dfrac{\sqrt{n}}{t}$ である．

【例題 9-19】 測定時間を 16 倍にしたとき標準偏差はいくらになるか求めなさい．

【解】 $\dfrac{N}{t} \pm \sqrt{\dfrac{N}{16t^2}} = \dfrac{N}{t} \pm \dfrac{1}{4}\sqrt{\dfrac{N}{t^2}}$

【例題 9-20】 20分間における計数が1100カウントで，30分間における自然カウントが900カウントであった．毎分の計数値とそれに対する標準偏差を求めなさい．

第 9 章　確率と統計

【解】

$$\frac{N_1}{t_1} - \frac{N_2}{t_2} \pm \sqrt{\frac{N_1}{t_1{}^2} + \frac{N_2}{t_2{}^2}}$$

$$= \frac{1100}{20} - \frac{900}{30} \pm \sqrt{\frac{1100}{20^2} + \frac{900}{30^2}}$$

$$= (55 - 30) \pm \sqrt{\frac{11}{4} + 1} = 25 \pm 2 (\text{cpm})$$

(3)　計数時間の配分

30分とか60分とか決られた時間内に高精度で正味計数値を測定するには放射性物質の計測時間 t と自然放射能計測時間 t_B をどのようにとればよいか.

$$\text{正味の計数率} = \left(\frac{N}{t} - \frac{N_B}{t_B}\right) \pm \sqrt{\frac{N}{t^2} + \frac{N_B}{t_B{}^2}}$$

$$\text{誤差率} = \frac{\sqrt{\dfrac{N}{t^2} + \dfrac{N_B}{t_B{}^2}}}{\dfrac{N}{t} - \dfrac{N_B}{t_B}}$$

ここで $\dfrac{N}{t} = s$, $\dfrac{N_B}{t_B} = s_B$ とすれば s, s_B は計数率である. $t + t_B = T$ とすると $t_B = T - t$ である. また, 誤差率を X とおくと

$$\text{誤差率 } X = \frac{\sqrt{\dfrac{s}{t} + \dfrac{s_B}{t_B}}}{s - s_B} = \frac{\sqrt{\dfrac{s}{t} + \dfrac{s_B}{T - t}}}{s - s_B}$$

X を最小にする t の値を求めればよい.

$$\frac{dX}{dt} = \frac{\dfrac{1}{s - s_B} \cdot \left\{ -\dfrac{s}{t^2} + \dfrac{s_B}{(T - t)^2} \right\}}{2\sqrt{\dfrac{s}{t} + \dfrac{s_B}{T - t}}} = 0$$

$$-\frac{s}{t^2} + \frac{s_B}{(T - t)^2} = 0 \qquad \therefore \quad \frac{s}{t^2} = \frac{s_B}{t_B{}^2}$$

$$\therefore \quad \frac{t}{t_B} = \sqrt{\frac{s}{s_B}} = \sqrt{\frac{N}{t} \Big/ \frac{N_B}{t_B}}$$

【例題 9 -21】　試料計数が 150cpm, 自然計数が 100cpm であった. 測定に 1 時間を要するとすれば計数時間をどのように決めればよいか答えなさい.

282

9・3 確率分布

【解】 $\dfrac{t}{t_B}=\sqrt{\dfrac{150}{100}}=1.22$ ∴ $t=1.22t_B$, $t+t_B=60$,

$t_B=60-t=60-1.22t_B$ ∴ $t=33$ 分, $t_B=27$ 分と決まる.

【例題 9 -22】 自然計数が 25cpm で,試料計数が 250cpm であるとき 5 ％の標準偏差で計数時間を決めなさい.

【解】 正味計数 $=250-25=225$cpm

∴ $0.05=\dfrac{\sqrt{N}}{225}$ ∴ $\sqrt{N}=11.25$

$\dfrac{t}{t_B}=\sqrt{\dfrac{250}{25}}=3.16$ ∴ $t=3.16t_B$

∴ $11.25=\sqrt{\dfrac{250}{3.16t_B}+\dfrac{25}{t_B}}$

∴ $t_B=1.2$ 分, $t=3.8$ 分 $t+t_B=1.2+3.8=5$ 分

問題 3. 自然計数を含んだ試料計数を全計数という. 全計数は 2500cpm,自然計数が 250cpm とする. 測定時間を 1 時間とするとき計数時間を決めなさい. 測定時間を30分とするときはどのように決めればよいか答えなさい.

【例題 9 -23】 試料を10分間測定して8787カウントあった. また自然計数を測定したら30分間に1830カウントあった. この場合の正味計数率を求めなさい.

【解】 正味計数率 $=\left(\dfrac{8787}{10}-\dfrac{1830}{30}\right)\pm\sqrt{\dfrac{8787}{10^2}+\dfrac{1830}{30^2}}$

$=(878.7-61)\pm\sqrt{87.87+2.03}=817.7\pm9.48$(cpm)

問題 4. 試料を 1 分間測定して900カウントあった. 自然計数は20分間に400カウントであった. 正味計数率を求めなさい.

9・3・10 β線の散乱への応用

β線の散乱は散乱体によって異なるので,線源からの後方散乱を GM カウンターで測定すると各散乱体による計数値が得られる. ここでは散乱体としてBe(4), Al(13), Fe(26), Mo(42), Nd(60), Pb(82) を用いて調べたところ次のようなデータが得られた. この時の自然計数は10分間で274カウントであった.

283

第9章　確率と統計

ここで用いた元素の計数値の増加率(％)と各元素の原子番号との関係式を最小二乗法を使い計算してみる.

表9・4

散乱体	カウント/min
なし	2576
Be	2738
Al	2781
Fe	2973
Mo	3120
Nd	3321
Pb	3513

(1)　正味計数率

$$自然放射能 = \frac{274 \pm \sqrt{274}}{10} = 27 \pm 2 \ カウント/分$$

Be について：

$$(2738 \pm \sqrt{2738}) - (27 \pm 2)$$
$$= (2738 - 27) \pm \sqrt{2738 + 4}$$
$$= 2711 \pm 52$$

Al について：

$$(2781 \pm \sqrt{2781}) - (27 \pm 2)$$
$$= (2781 - 27) \pm \sqrt{2781 + 4}$$

表9・5

散乱体	カウント/分
なし	2549±51
Be	2711±52
Al	2754±52
Fe	2946±55
Mo	3093±56
Nd	3294±58
Pb	3486±58

(2)　散乱体によるカウント数の増加

Be：

$$(2711 \pm 52) - (2549 \pm 51)$$
$$= (2711 - 2549) \pm \sqrt{52^2 + 51^2}$$
$$= 162 \pm 73$$

Al：
$$(2754) \pm 53) - (2549 \pm 51)$$
$$= (2754 - 2549) - \sqrt{53^2 + 51^2}$$
$$= 205 \pm 74$$

表9・6

散乱体	カウント/分
Be	162±73
Al	205±74
Fe	397±75
Mo	544±76
Nd	745±77
Pb	937±78

9・3 確率分布

(3) 散乱体がない時の増加率

Be：

$$\frac{162\pm73}{2711\pm52}\times100$$

$$=\left\{\frac{162}{2711}\pm\frac{162}{2711}\sqrt{\left(\frac{73}{162}\right)^2+\left(\frac{52}{2711}\right)^2}\right\}\times100=5.97\pm2.92\%$$

$$\frac{205\pm74}{2754\pm53}\times100=\left\{\frac{205}{2754}\pm\frac{205}{2754}\cdot\sqrt{\left(\frac{74}{205}\right)^2+\left(\frac{53}{2754}\right)^2}\right\}\times100\%$$

$$=7.44\pm2.69\%$$

表9・7

散乱体	カウント／分
Be	5.97±2.92
Al	7.44±2.69
Fe	13.47±2.56
Mo	17.58±2.47
Nd	22.62±2.37
Pb	26.87±2.28

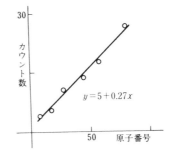

図9・10 散乱体とカウント数のグラフ

9・3・11 最小二乗法

(1) **直線のあてはめ**

標本の測定値を $(x_1,\ y_1),\ (x_2,\ y_2),\ \cdots\cdots(x_n,\ y_n)$ とする．この測定値に対して直線をあてはめてみる．実際には，荷重（おもり）x とバネの伸び y との関係を求めるときのように直線関係にはこの方法を使う．

直線の方程式を

$$y=a+bx$$

とおく．係数 a，b を最もよく合致するように求める（図9・10）．

そこで，測定値と推定値との差の二乗の総和 S

$$S=(y_1-a-bx_1)^2+(y_2-a-bx_2)^2+\cdots\cdots+(y_n-a-bx_n)^2$$

をつくる．この S の値ができるだけ小さくなるように a と b の値を選ばなけ

第9章　確率と統計

ればならない.

$$\frac{\partial S}{\partial a}=0, \quad \frac{\partial S}{\partial b}=0$$

とおいて，a, b についての連立方程式を解くことになる.

$$-\sum_{i=1}^{n}y_i+\sum_{i=1}^{n}1\cdot a+b\sum_{i=1}^{n}x_i=0$$

$$-\sum_{i=1}^{n}x_iy_i+a\sum_{i=1}^{n}x_i+b\sum_{i=1}^{n}x_i{}^2=0$$

【例題 9−24】　表9・8のデータを使い，最小二乗法によって直線の方程式を求めなさい.

【解】　表9・9から

$$\sum 1=5 \qquad \sum x^2=9349$$

$$\sum x=167 \qquad \sum y^2=1297$$

$$\sum y=71 \qquad \sum xy=3410$$

$$-71+5a+167b=0$$

$$-3410+167a+9349b=0$$

これを解いて

$$a=5.0$$

$$b=0.27$$

故に，$y=5+0.27x$

表9・8

原子番号 x	カウント/分 y
4	6
13	8
26	12
42	18
82	27

表9・9

	x	y	x^2	y^2	xy
1	4	6	16	36	24
2	13	8	169	64	104
3	26	12	676	144	312
4	42	18	1764	324	756
5	82	27	6724	729	2214
計	167	71	9349	1297	3410

(2)　**相関係数 r**

相関係数 r は直線的関連性の度合であり

$$r=\frac{\sum_{i=1}^{n}(x_i-\overline{x})(y_i-\overline{y})}{\sqrt{\sum_{i=1}^{n}(x_i-\overline{x})\cdot\sum_{i=1}^{n}(y_i-\overline{y})}}$$

で示される．表9・9から相関係数 r を求めてみると，

$$\sum_{i=1}^{5}(x_i-\overline{x})=3771.2$$

$$\sum(y_i-\overline{y})=288.8 \quad \sum(x_i-\overline{x})(y_i-\overline{y})=1038.6$$

9・3 確率分布

$$\therefore \quad r = \frac{1038.6}{\sqrt{3771.2 \times 288.8}} = 0.995$$

となって，散乱体と計数値の間にはかなり強い直線関係にあるといえる．

(3) 放物線のあてはめ

放物線をあてはめるには

$$y = a + bx + cx^2$$

とおいて，

$$S = (y_1 - a - bx_1 - cx_1^2)^2 + (y_2 - a - bx_2 - cx_2^2)^2 + \cdots\cdots + (y_n - a - bx_n - cx_n^2)^2$$

をつくり，S を最も小さくなるように a，b，c を求める．

$\dfrac{\partial S}{\partial a} = 0$，$\dfrac{\partial S}{\partial b} = 0$，$\dfrac{\partial S}{\partial c} = 0$ とおいて連立方程式を解く．

(4) 指数関数のあてはめ

X 線の透過や放射能の減衰などの場合は

$$I = Ae^{Bx}$$

の型をあてはめる．両辺の対数をとると

$$\log_e I = \log_e A + Bx$$

が得られる．$\log_e I = y$，$\log_e A = a$ とおけば

$$y = a + Bx$$

と書くことができる．(1)の場合と同じように $(x_1,\ \log_e I_1)$，$(x_2,\ \log_e I_2)$，$\cdots\cdots(x_n,\ \log_e I_n)$ をあてはめることができ，半対数方眼紙を用いれば直線で表すことができる．

9・3・12　t 検定

(1) 平均値差の検定（大標本の場合）

第 1 集団の平均値を μ_1，第 2 集団の平均値を μ_2 として，仮説 $\mu_1 = \mu_2$ すなわち，平均値は等しいということを検定するものとする．この二つの集団から，標本の数を n_1，n_2，標本の平均値を $\overline{x_1}$，$\overline{x_2}$，標本標準偏差を s_1，s_2 とし，ま

第9章　確率と統計

た，集団標準偏差を σ_1, σ_2 とする．n_1, n_2 が大きければ $\overline{x}_1$ の標本分布は平均値 μ_1, 標準偏差 $\dfrac{\sigma_1}{\sqrt{n_1}}$ の正規分布に近似され，$\overline{x}_2$ の標本分布は平均値 μ_2, 標準偏差 $\dfrac{\sigma_2}{\sqrt{n_2}}$ の正規分布に近似される．このとき，$\overline{x}_1 - \overline{x}_2$ の標本分布は平均値 $\mu_1 - \mu_2$, 標準偏差 $\sqrt{\dfrac{\sigma_1^2}{n_1} + \dfrac{\sigma_2^2}{n_2}}$ の正規分布で近似される．

$\dfrac{(\overline{x}_1 - \overline{x}_2) - (\mu_1 - \mu_2)}{\sqrt{\dfrac{\sigma_1^2}{n_1} + \dfrac{\sigma_2^2}{n_2}}}$ の標本分布はやはり正規分布に近似される．

ここで，仮説 $\mu_1 = \mu_2$ が正しいものとすれば $\mu_1 - \mu_2 = 0$ とおいた $\dfrac{\overline{x}_1 - \overline{x}_2}{\sqrt{\dfrac{\sigma_1^2}{n_1} + \dfrac{\sigma_2^2}{n_2}}}$

も正規分布に近似される．

σ_1, σ_2 は与えられていないが n が大きい場合 σ_1, σ_2 の代わりに s_1, s_2 を用いることができる．すると $\mu_1 = \mu_2$ を使い

$$t = \frac{\overline{x}_1 - \overline{x}_2}{\sqrt{\dfrac{s_1^2}{n_1} + \dfrac{s_2^2}{n_2}}}$$

とすると，同様にこの t が正規分布に近似される．これを利用して $\mu_1 = \mu_2$ の検定を行う．

$|t| < 0$　なら仮説は棄却されない．

$|t| > 0$　なら仮説は棄却される．

(2) 平均値差の検定（小標本の場合）

集団1，集団2の平均値を μ_1, μ_2 とし，仮説 $\mu_1 = \mu_2$ を検定するものとする．そこで，標本の大きさを n_1, n_2, 標本の平均値を $\overline{x}_1$, $\overline{x}_2$, 標本の標準偏差を s_1, s_2 とすると大標本の式の代わりに

$$t = \frac{(\overline{x}_1 - \overline{x}_2) - (\mu_1 - \mu_2)}{\sqrt{\left(\dfrac{1}{n_1} + \dfrac{1}{n_2}\right) \cdot \dfrac{n_1 s_1^2 + n_2 s_2^2}{n_1 + n_2 - 2}}}$$

を考慮すると，これが自由度 $n_1 + n_2 - 2$ の t 分布に従う．

そこで，$\mu_1=\mu_2$ であれば $\mu_1-\mu_2=0$ とおいた式

$$t=\cfrac{\overline{x_1}-\overline{x_2}}{\sqrt{\left(\cfrac{1}{n_1}+\cfrac{1}{n_2}\right)\cdot\cfrac{n_1{s_1}^2+n_2{s_2}^2}{n_1+n_2-2}}}$$

が自由度 n_1+n_2-2 の t 分布に従う．これを利用して検定を行う．

【例題 9-25】 次のデータの平均値の差の検定を行いなさい．

$$n_1=62 \quad \overline{x}_1=63.0 \quad s_1=8.2$$
$$n_2=70 \quad \overline{x}_2=68.3 \quad s_2=9.1$$

【解】 $t=\cfrac{68.3-63.0}{\sqrt{\cfrac{8.2^2}{62}+\cfrac{9.1^2}{70}}}=3.52$

t 分布の表から 5 ％ (0.05)，$n_1+n_2=132(\infty)$ をみると1.960 であり，$t>1.960$ であるから，仮説 $(\mu_1=\mu_2)$ は棄却される．平均値は等しいとはいえない．

【例題 9-26】 次のデータから平均値差の検定を行いなさい．

仮説 $\mu_1=\mu_2$

$$n_1=5 \quad \overline{x_1}=68.6 \quad n_1{s_1}^2=348.2$$
$$n_2=5 \quad \overline{x_2}=69.6 \quad n_2{s_2}^2=1224.65$$

【解】 $t=\cfrac{69.6-68.6}{\sqrt{\left(\cfrac{1}{5}+\cfrac{1}{5}\right)\cdot\cfrac{348.2+1224.65}{5+5-2}}}=0.112$

0.05 ％，自由度 8 を引くと 2.306 である．$t<2.306$ であるから，仮説は採択される．故に平均値は等しいといえる．

練 習 問 題

1．次の計算をしなさい．

(1) $_{20}C_{18}$ 　　(2) $_{50}P_3$ 　　(3) $_6C_2\times_4C_2$

(4) $_3P_2\times_5P_1$ 　　(5) $_{50}C_{48}\times_{10}P_2$

2．$(2x-3)^{10}$ の展開式における x^2 の係数を求めなさい．

3．二つのサイコロを同時にふったとき，出る目の和が5になる確率はいくら

第9章　確率と統計

か答えなさい.

4．4枚のコインを同時に投げるとき，3枚が表，1枚が裏の出る確率はいくらか答えなさい.

5．1000本のくじの中に5本の当たりくじがある. このくじを1本ずつひいてゆくとき，最初の人が当たりくじをひく確率はいくらか. また，第 n 番目の人が当たりくじをひく確率はいくらか答えなさい.

6．試料を GM カウンターで測定したところ全計数 10000 ± 256cpm で，自然計数 100 ± 25cpm であった. 標準偏差を求めなさい.

7．試料を GM カウンターで1分間測定して100カウントを得た. 標準偏差を求めなさい.

8．30分間における計数が2300カウントで，60分間における自然カウントが1600カウントであった. 計数率と標準偏差を求めなさい.

9．10分間における計数が900カウントで，20分間における自然カウントが400カウントであった. 正味の計数率を求めなさい.

10．試料計数が5000cpm で自然計数が50cpm のとき，最大の正確さを得るためにはそれぞれの計数時間をどのように決めればよいか. 全計数時間が60分のときを求めなさい.

11．試料計数が40分間に1600カウントで，自然計数は30分間に900カウントであった. 正味計数率を求めなさい.

12．確率密度関数 $f(x)$ が次の式であるとき，次の問いに答えなさい.

$$f(x) = \begin{cases} 3x^2 (0 \le x \le 1) \\ 0 \ (x < 0, \ x > 1) \end{cases}$$

(1) 平均値はいくらか.　　(2) 標準偏差を求めなさい.

(3) $p_r\{0 \le x \le 0.5\}$ を求めなさい.

■解　答

9・1・2　**1**．$_8P_2 = 56$　　**2**．(1) 720　　(2) 120　　(3) 30　　(4) 840　　(5) 720

9・1・3　**1**．(1) 84　　(2) 220　　(3) 5　　(4) 1　　(5) 4

290

練習問題

9・3・1　**1.**

x	0	1	2	3
結果	NNN	TNN NTN NNT	TTN TNT NTT	TTT
$p_r(x)$	$\left(\dfrac{5}{6}\right)^3$	$3\left(\dfrac{1}{6}\right)\left(\dfrac{5}{6}\right)^2$	$3\left(\dfrac{1}{6}\right)^2\left(\dfrac{5}{6}\right)$	$\left(\dfrac{1}{6}\right)^3$

$$B\left(3,\frac{1}{6}\right): p_r = {}_3C_r\left(\frac{1}{6}\right)^r\cdot\left(\frac{5}{6}\right)^{3-r}$$

$$P_0 = {}_3C_0\left(\frac{1}{6}\right)^0\cdot\left(\frac{5}{6}\right)^{3-0} = \left(\frac{5}{6}\right)^3$$

$$P_1 = {}_3C_1\left(\frac{1}{6}\right)^1\cdot\left(\frac{5}{6}\right)^{3-1} = 3\cdot\left(\frac{1}{6}\right)\cdot\left(\frac{5}{6}\right)^2$$

$$P_2 = {}_3C_2\left(\frac{1}{6}\right)^2\cdot\left(\frac{5}{6}\right)^{3-2} = 3\cdot\left(\frac{1}{6}\right)^2\cdot\left(\frac{5}{6}\right)$$

$$P_3 = {}_3C_3\left(\frac{1}{6}\right)^3\cdot\left(\frac{5}{6}\right)^{3-3} = \left(\frac{1}{6}\right)^3$$

9・3・2　**1.** $\dfrac{70-60}{10}=1.0$ であるから $\displaystyle\int_{70}^{100} f(x)\,dx = \int_{1.0}^{\infty}\phi(t)\,dt$

$$= 0.5 - \int_{0}^{1.0}\phi(t)\,dt = 0.5 - 0.34134 = 0.15864 \quad 16人$$

9・3・6　**1.** 130 ± 17　　**2.** 2400 ± 100.5

9・3・9　**1.** 2%　　**2.** $22\mu c_i$　　**3.** 60分のとき $t=45$ 分 $t_B=15$ 分. 30

分のとき $t=23$ 分 $t_B=7$ 分.　　**4.** 880 ± 30

練習問題の解答

1.　(1)　${}_{20}C_{18}=\dfrac{20!}{18!\,(20-18)!}=\dfrac{20\times19\times18!}{18!\times2!}=190$

(2)　${}_{50}P_3=\dfrac{50!}{(50-3)!}=\dfrac{50\times49\times48\times47!}{47!}=117600$

(3)　${}_6C_2\times{}_4C_2=\dfrac{6!}{2!\times4!}\cdot\dfrac{4!}{2!\cdot2!}=90$

(4)　${}_3P_2\times{}_5P_1=\dfrac{3!}{(3-2)!}\times\dfrac{5!}{(5-1)!}=30$

(5)　${}_{50}C_{48}\times{}_{10}P_2=\dfrac{50!}{48!\cdot2!}\times\dfrac{10!}{(10-2)!}=110250$

291

第9章　確率と統計

2．$(2x-3)^{10}$ の一般項は $_{10}C_r(2x)^{10-r} \cdot (-3)^r = _{10}C_r \cdot 2^{10-r} \cdot (-3)^r \cdot x^{10-r}$

x^2 のとき，$10-r=2$　よって $r=8$

$$_{10}C_8 \cdot 2^2 \cdot (-3)^8 = \frac{10 \cdot 9}{2 \cdot 1} \cdot 2^2 \cdot (-3)^8 = 1180980$$

3．全事象は36通りある．そのうち和が5になるのは4通りであるので，求める確率は $P_r = \dfrac{4}{36} = \dfrac{1}{9}$

4．すべての事象は 2^4 で3枚が表，1枚が裏になるのは4通りある．

$$\therefore \quad P_r = \frac{4}{2^4} = \frac{1}{4}$$

5．1000本のうち5本当りくじがあるので $\dfrac{5}{1000} = \dfrac{1}{200}$，ひく人が1000人以下であればすべて $\dfrac{1}{200}$ である．

6．$\sqrt{256+25} = \sqrt{281} = 16.8$

7．$\sqrt{100} = 10$

8．$\dfrac{2300}{30} - \dfrac{1600}{60} \pm \sqrt{\dfrac{2300}{30^2} - \dfrac{1600}{60^2}} = 50 \pm \sqrt{3}$

9．$\left(\dfrac{900}{10} + \dfrac{900}{10^2}\right) - \left(\dfrac{400}{20} + \dfrac{400}{20^2}\right) = (90-20) \pm \sqrt{\dfrac{900}{10^2} + \dfrac{400}{20^2}} = 70 \pm \sqrt{10}$

10．$\dfrac{t}{t_B} = \sqrt{\dfrac{5000}{50}} = \sqrt{100} = 10$　　$\therefore \quad t = 10t_B$

$t + t_B = 60$　$10t_B + t_B = 60$　$\therefore \quad t_B = \dfrac{60}{11} \fallingdotseq 5.5$分

$t = 54.5$分

11．$\dfrac{1600}{40} - \dfrac{900}{30} \pm \sqrt{\dfrac{1600}{40^2} + \dfrac{900}{30^2}} = (40-30) \pm \sqrt{1+1} = 10 \pm \sqrt{2}$

12．(1)　$m = \displaystyle\int_a^b xf(x)dx = \int_0^1 x \cdot 3x^2 dx = \frac{3}{4}[x]_0^1 = 0.75$

(2)　$\sigma^2 = \displaystyle\int_a^b (x-m)^2 f(x)dx - m^2 = \frac{3}{5}[x]_0^1 - \left(\frac{3}{4}\right)^2 = 0.194$

(3)　$Pr(0 \leqq x \leqq 0.5) = \displaystyle\int_0^{0.5} 3x^2 dx = [x^3]_0^{0.5} = 0.125$

第10章　数　表

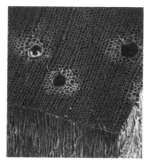
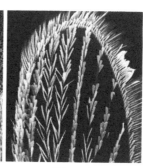

桐　　　　　　　昆虫の羽根

第 10 章　数　表

10・1　平方・平方根・逆数表

n	n^2	$\sqrt{n}$	$\sqrt{10n}$	$\dfrac{1}{n}$	数	立　方	立方根
1	1	1.0000	3.1623	1.0000	1	1	1.0000
2	4	1.4142	4.4721	0.5000	2	8	1.2599
3	9	1.7321	5.4772	0.3333	3	27	1.4422
4	16	2.0000	6.3246	0.2500	4	64	1.5874
5	25	2.2361	7.0711	0.2000	5	125	1.7100
6	36	2.4495	7.7460	0.1667	6	216	1.8171
7	49	2.6458	8.3666	0.1429	7	343	1.9129
8	64	2.8284	8.9443	0.1250	8	512	2.0000
9	81	3.0000	9.4868	0.1111	9	729	2.0801
10	100	3.1623	10.0000	0.1000	10	1000	2.1544
11	121	3.3166	10.4881	0.0909	11	1331	2.2240
12	144	3.4641	10.9545	0.0833	12	1728	2.2894
13	169	3.6056	11.4018	0.0769	13	2197	2.3513
14	196	3.7417	11.8322	0.0714	14	2744	2.4101
15	225	3.8730	12.2474	0.0667	15	3375	2.4662
16	256	4.0000	12.6491	0.0625	16	4096	2.5198
17	289	4.1231	13.0384	0.0588	17	4913	2.5713
18	324	4.2426	13.4164	0.0556	18	5832	2.6207
19	361	4.3589	13.7840	0.0526	19	6859	2.6684
20	400	4.4721	14.1421	0.0500	20	8000	2.7144
21	441	4.5826	14.4914	0.0476	21	9261	2.7589
22	484	4.6904	14.8324	0.0455	22	10648	2.8020
23	529	4.7958	15.1658	0.0435	23	12167	2.8439
24	576	4.8990	15.4919	0.0417	24	13824	2.8845
25	625	5.0000	15.8114	0.0400	25	15625	2.9240
26	676	5.0990	16.1245	0.0385	26	17576	2.9625
27	729	5.1962	16.4317	0.0370	27	19683	3.0000
28	784	5.2915	16.7332	0.0357	28	21952	3.0366
29	841	5.3852	17.0294	0.0345	29	24389	3.0723
30	900	5.4772	17.3205	0.0333	30	27000	3.1072
31	961	5.5678	17.6068	0.0323	31	29791	3.1414
32	1024	5.6569	17.8885	0.0313	32	32768	3.1748
33	1089	5.7446	18.1659	0.0303	33	35937	3.2075
34	1156	5.8310	18.4391	0.0294	34	39304	3.2396
35	1225	5.9161	18.7083	0.0286	35	42875	3.2711
36	1296	6.0000	18.9737	0.0278	36	46656	3.3019
37	1369	6.0828	19.2354	0.0270	37	50653	3.3322
38	1444	6.1644	19.4936	0.0263	38	54872	3.3620
39	1521	6.2450	19.7484	0.0256	39	59319	3.3912
40	1600	6.3246	20.0000	0.0250	40	64000	3.4200
41	1681	6.4031	20.2485	0.0244	41	68921	3.4482
42	1764	6.4807	20.4939	0.0238	42	74088	3.4760
43	1849	6.5574	20.7364	0.0233	43	79507	3.5034
44	1936	6.6332	20.9762	0.0227	44	85184	3.5303
45	2025	6.7082	21.2132	0.0222	45	91125	3.5569
46	2116	6.7823	21.4476	0.0217	46	97336	3.5830
47	2209	6.8557	21.6795	0.0213	47	103823	3.6088
48	2304	6.9282	21.9089	0.0208	48	110592	3.6342
49	2401	7.0000	22.1359	0.0204	49	117649	3.6593
50	2500	7.0711	22.3607	0.0200	50	125000	3.6840

10・1 平方・平方根・逆数表

n	n^2	$\sqrt{n}$	$\sqrt{10n}$	$\dfrac{1}{n}$	数	立　方	立方根
51	2601	7.1414	22.5832	0.0196	51	132651	3.7084
52	2704	7.2111	22.8035	0.0192	52	140608	3.7325
53	2809	7.2801	23.0217	0.0189	53	148877	3.7563
54	2916	7.3485	23.2379	0.0185	54	157464	3.7798
55	3025	7.4162	23.4521	0.0182	55	166375	3.8030
56	3136	7.4833	23.6643	0.0179	56	175616	3.8259
57	3249	7.5498	23.8747	0.0175	57	185193	3.8485
58	3364	7.6158	24.0832	0.0172	58	195112	3.8709
59	3481	7.6811	24.2899	0.0169	59	205379	3.8930
60	3600	7.7460	24.4949	0.0167	60	216000	3.9149
61	3721	7.8102	24.6982	0.0164	61	226981	3.9365
62	3844	7.8740	24.8998	0.0165	62	238328	3.9579
63	3969	7.9373	25.0998	0.0159	63	250047	3.9791
64	4096	8.0000	25.2982	0.0156	64	262144	4.0000
65	4222	8.0623	25.4951	0.0154	65	274625	4.0207
66	4356	8.1240	25.6905	0.0152	66	287496	4.0412
67	4489	8.1854	25.8844	0.0149	67	300763	4.0615
68	4624	8.2462	26.0768	0.0147	68	314432	4.0817
69	4761	8.3066	26.2679	0.0145	69	328509	4.1016
70	4900	8.3666	26.4575	0.0143	70	343000	4.1213
71	5041	8.4261	26.6458	0.0141	71	357911	4.1408
72	5184	8.4853	26.8328	0.0139	72	373248	4.1602
73	5329	8.5440	27.0185	0.0137	73	389017	4.1793
74	5476	8.6023	27.2029	0.0135	74	405224	4.1983
75	5625	8.6603	27.3861	0.0133	75	421875	4.2172
76	5776	8.7178	27.5681	0.0132	76	438976	4.2358
77	5929	8.7750	27.7489	0.0130	77	456533	4.2543
78	6084	8.8318	27.9285	0.0128	78	474552	4.2727
79	6241	8.8882	28.1069	0.0127	79	493039	4.2908
80	6400	8.9443	28.2843	0.0125	80	512000	4.3089
81	6561	9.0000	28.4605	0.0123	81	531441	4.3267
82	6724	9.0554	28.6356	0.0122	82	551368	4.3445
83	6889	9.1104	28.8097	0.0120	83	571787	4.3621
84	7056	9.1652	28.9828	0.0119	84	592704	4.3795
85	7225	9.2195	29.1548	0.0118	85	614125	4.3968
86	7396	9.2736	29.3258	0.0116	86	636056	4.4140
87	7569	9.3274	29.4958	0.0115	87	658503	4.4310
88	7744	9.3808	29.6648	0.0114	88	681472	4.4480
89	7921	9.4340	29.8329	0.0112	89	704969	4.4647
90	8100	9.4868	30.0000	0.0111	90	729000	4.4814
91	8281	9.5394	30.1662	0.0110	91	753571	4.4979
92	8464	9.5917	30.3315	0.0109	92	778688	4.5144
93	8649	9.6437	30.4959	0.0108	93	804357	4.5307
94	8836	9.6954	30.6594	0.0106	94	830584	4.5468
95	9025	9.7468	30.8221	0.0105	95	857375	4.5629
96	9216	9.7980	30.9839	0.0104	96	884736	4.5789
97	9409	9.8489	31.1448	0.0103	97	912673	4.5947
98	9604	9.8995	31.3050	0.0102	98	941192	4.6104
99	9801	9.9499	31.4643	0.0101	99	970299	4.6261
100	10000	10.0000	31.6228	0.0100	100	1000000	4.6416

第10章　数　表

10・2　数の対数表(1)

数	0	1	2	3	4	5	6	7	8	9	1 2 3	4 5 6	7 8 9
1.0	.0000	.0043	.0086	.0128	.0170	.0212	.0253	.0294	.0334	.0374	4 8 12	17 21 25	29 33 37
1.1	.0414	.0453	.0492	.0531	.0569	.0607	.0645	.0682	.0719	.0755	4 8 11	15 19 23	26 30 34
1.2	.0792	.0828	.0864	.0899	.0934	.0969	.1004	.1038	.1072	.1106	3 7 10	14 17 21	24 28 31
1.3	.1139	.1173	.1206	.1239	.1271	.1303	.1335	.1367	.1399	.1430	3 6 10	13 16 19	23 26 29
1.4	.1461	.1492	.1523	.1553	.1584	.1614	.1644	.1673	.1703	.1732	3 6 9	12 15 18	21 24 27
1.5	.1761	.1790	.1818	.1847	.1875	.1903	.1931	.1959	.1987	.2014	3 6 8	11 14 17	20 22 25
1.6	.2041	.2068	.2095	.2122	.2148	.2175	.2201	.2227	.2253	.2279	3 5 8	11 13 16	18 21 24
1.7	.2304	.2330	.2355	.2380	.2405	.2430	.2455	.2480	.2504	.2529	2 5 7	10 12 15	17 20 22
1.8	.2553	.2577	.2601	.2625	.2648	.2672	.2695	.2718	.2742	.2765	2 5 7	9 12 14	16 19 21
1.9	.2788	.2810	.2833	.2856	.2878	.2900	.2923	.2945	.2967	.2989	2 4 7	9 11 13	16 18 20
2.0	.3010	.3032	.3054	.3075	.3096	.3118	.3139	.3160	.3181	.3201	2 4 6	8 11 13	15 17 19
2.1	.3222	.3243	.3263	.3284	.3304	.3324	.3345	.3365	.3385	.3404	2 4 6	8 10 12	14 16 18
2.2	.3424	.3444	.3464	.3483	.3502	.3522	.3541	.3560	.3579	.3598	2 4 6	8 10 12	14 15 17
2.3	.3617	.3636	.3655	.3674	.3692	.3711	.3729	.3747	.3766	.3784	2 4 6	7 9 11	13 15 17
2.4	.3802	.3820	.3838	.3856	.3874	.3892	.3909	.3927	.3945	.3962	2 4 5	7 9 11	12 14 16
2.5	.3979	.3997	.4014	.4031	.4048	.4065	.4082	.4099	.4116	.4133	2 3 5	7 9 10	12 14 15
2.6	.4150	.4166	.4183	.4200	.4216	.4232	.4249	.4265	.4281	.4298	2 3 5	7 8 10	11 13 15
2.7	.4314	.4330	.4346	.4362	.4378	.4393	.4409	.4425	.4440	.4456	2 3 5	6 8 9	11 13 14
2.8	.4472	.4487	.4502	.4518	.4533	.4548	.4564	.4579	.4594	.4609	2 3 5	6 8 9	11 12 14
2.9	.4624	.4639	.4654	.4669	.4683	.4698	.4713	.4728	.4742	.4757	1 3 4	6 7 9	10 12 13
3.0	.4771	.4786	.4800	.4818	.4829	.4843	.4857	.4871	.4886	.4900	1 3 4	6 7 9	10 11 13
3.1	.4914	.4928	.4942	.4955	.4969	.4983	.4997	.5011	.5024	.5038	1 3 4	6 7 8	10 11 12
3.2	.5051	.5065	.5079	.5092	.5105	.5119	.5132	.5145	.5159	.5172	1 3 4	5 7 8	9 11 12
3.3	.5185	.5198	.5211	.5224	.5237	.5250	.5263	.5276	.5289	.5302	1 3 4	5 6 8	9 10 12
3.4	.5315	.5328	.5340	.5353	.5366	.5378	.5391	.5403	.5416	.5428	1 3 4	5 6 8	9 10 11
3.5	.5441	.5453	.5465	.5478	.5490	.5502	.5514	.5527	.5539	.5551	1 2 4	5 6 7	9 10 11
3.6	.5563	.5575	.5587	.5599	.5611	.5623	.5635	.5647	.5658	.5670	1 2 4	5 6 7	8 10 11
3.7	.5682	.5694	.5705	.5717	.5729	.5740	.5752	.5763	.5775	.5786	1 2 3	5 6 7	8 9 10
3.8	.5798	.5809	.5821	.5832	.5843	.5855	.5866	.5877	.5888	.5899	1 2 3	5 6 7	8 9 10
3.9	.5911	.5922	.5933	.5944	.5955	.5966	.5977	.5988	.5999	.6010	1 2 3	4 5 7	8 9 10
4.0	.6021	.6031	.6042	.6053	.6064	.6075	.6085	.6096	.6107	.6117	1 2 3	4 5 7	8 9 10
4.1	.6128	.6138	.6149	.6160	.6170	.6180	.6191	.6201	.6212	.6222	1 2 3	4 5 6	7 8 9
4.2	.6232	.6243	.6253	.6263	.6274	.6284	.6294	.6304	.6314	.6325	1 2 3	4 5 6	7 8 9
4.3	.6335	.6345	.6355	.6365	.6375	.6385	.6395	.6405	.6415	.6425	1 2 3	4 5 6	7 8 9
4.4	.6435	.6444	.6454	.6464	.6474	.6484	.6493	.6503	.6513	.6522	1 2 3	4 5 6	7 8 9
4.5	.6532	.6542	.6551	.6561	.6571	.6580	.6590	.6599	.6609	.6618	1 2 3	4 5 6	7 8 9
4.6	.6628	.6637	.6646	.6656	.6665	.6675	.6684	.6693	.6702	.6712	1 2 3	4 5 6	7 7 8
4.7	.6721	.6730	.6739	.6749	.6758	.6767	.6776	.6785	.6794	.6803	1 2 3	4 5 5	6 7 8
4.8	.6812	.6821	.6830	.6839	.6848	.6857	.6866	.6875	.6884	.6893	1 2 3	4 4 5	6 7 8
4.9	.6902	.6911	.6920	.6928	.6937	.6946	.6955	.6964	.6972	.6981	1 2 3	4 4 5	6 7 8
5.0	.6990	.6998	.7007	.7016	.7024	.7033	.7042	.7050	.7059	.7067	1 2 3	3 4 5	6 7 8
5.1	.7076	.7084	.7093	.7101	.7110	.7118	.7126	.7135	.7143	.7152	1 2 3	3 4 5	6 7 8
5.2	.7160	.7168	.7177	.7185	.7193	.7202	.7210	.7218	.7226	.7235	1 2 2	3 4 5	6 7 7
5.3	.7243	.7251	.7259	.7267	.7275	.7284	.7292	.7300	.7308	.7316	1 2 2	3 4 5	6 6 7
5.4	.7324	.7332	.7340	.7348	.7356	.7364	.7372	.7380	.7388	.7396	1 2 2	3 4 5	6 6 7

296

数の対数表(2)

数	0	1	2	3	4	5	6	7	8	9	1	2	3	4	5	6	7	8	9
5.5	.7404	.7412	.7419	.7427	.7435	.7443	.7451	.7459	.7466	.7474	1	2	2	3	4	5	5	6	7
5.6	.7482	.7490	.7497	.7505	.7513	.7520	.7528	.7536	.7543	.7551	1	2	2	3	4	5	5	6	7
5.7	.7559	.7566	.7574	.7582	.7589	.7597	.7604	.7612	.7619	.7627	1	2	2	3	4	5	5	6	7
5.8	.7634	.7642	.7649	.7657	.7664	.7672	.7679	.7686	.7694	.7701	1	1	2	3	4	4	5	6	7
5.9	.7709	.7716	.7723	.7731	.7738	.7745	.7752	.7760	.7767	.7774	1	1	2	3	4	4	5	6	7
6.0	.7782	.7789	.7796	.7803	.7810	.7818	.7825	.7832	.7839	.7846	1	1	2	3	4	4	5	6	6
6.1	.7853	.7860	.7868	.7875	.7882	.7889	.7896	.7903	.7910	.7917	1	1	2	3	4	4	5	6	6
6.2	.7924	.7931	.7938	.7945	.7952	.7959	.7966	.7973	.7980	.7987	1	1	2	3	3	4	5	6	6
6.3	.7993	.8000	.8007	.8014	.8021	.8028	.8035	.8041	.8048	.8055	1	1	2	3	3	4	5	5	6
6.4	.8062	.8069	.8075	.8082	.8089	.8096	.8102	.8109	.8116	.8122	1	1	2	3	3	4	5	5	6
6.5	.8129	.8136	.8142	.8149	.8156	.8162	.8169	.8176	.8182	.8189	1	1	2	3	3	4	5	5	6
6.6	.8195	.8202	.8209	.8215	.8222	.8228	.8235	.8241	.8248	.8254	1	1	2	3	3	4	5	5	6
6.7	.8261	.8267	.8274	.8280	.8287	.8293	.8299	.8306	.8312	.8319	1	1	2	3	3	4	5	5	6
6.8	.8325	.8331	.8338	.8344	.8351	.8357	.8363	.8370	.8376	.8382	1	1	2	3	3	4	4	5	6
6.9	.8388	.8395	.8401	.8407	.8414	.8420	.8426	.8432	.8439	.8445	1	1	2	2	3	4	4	5	6
7.0	.8451	.8457	.8463	.8470	.8476	.8482	.8488	.8494	.8500	.8505	1	1	2	2	3	4	4	5	6
7.1	.8513	.8519	.8525	.8531	.8537	.8543	.8549	.8555	.8561	.8567	1	1	2	2	3	4	4	5	5
7.2	.8573	.8579	.8585	.8591	.8597	.8603	.8609	.8615	.8621	.8627	1	1	2	2	3	4	4	5	5
7.3	.8633	.8639	.8645	.8651	.8657	.8663	.8669	.8675	.8681	.8686	1	1	2	2	3	4	4	5	5
7.4	.8692	.8698	.8704	.8710	.8716	.8722	.8727	.8733	.8739	.8745	1	1	2	2	3	4	4	5	5
7.5	.8751	.8756	.8762	.8768	.8774	.8779	.8785	.8791	.8797	.8802	1	1	2	2	3	3	4	5	5
7.6	.8808	.8814	.8820	.8825	.8831	.8837	.8842	.8848	.8854	.8859	1	1	2	2	3	3	4	5	5
7.7	.8865	.8871	.8876	.8882	.8887	.8893	.8899	.8904	.8910	.8915	1	1	2	2	3	3	4	4	5
7.8	.8921	.8927	.8932	.8938	.8943	.8949	.8954	.8960	.8965	.8971	1	1	2	2	3	3	4	4	5
7.9	.8976	.8982	.8987	.8993	.8998	.9004	.9009	.9015	.9020	.9025	1	1	2	2	3	3	4	4	5
8.0	.9031	.9036	.9042	.9047	.9053	.9058	.9063	.9069	.9074	.9079	1	1	2	2	3	3	4	4	5
8.1	.9085	.9090	.9096	.9101	.9106	.9112	.9117	.9122	.9128	.9133	1	1	2	2	3	3	4	4	5
8.2	.9138	.9143	.9149	.9154	.9159	.9165	.9170	.9175	.9180	.9186	.1	1	2	2	3	3	4	4	5
8.3	.9191	.9196	.9201	.9206	.9212	.9217	.9222	.9227	.9232	.9238	1	1	2	2	3	3	4	4	5
8.4	.9243	.9248	.9253	.9258	.9263	.9269	.9274	.9279	.9284	.9289	1	1	2	2	3	3	4	4	5
8.5	.9294	.9299	.9304	.9309	.9315	.9320	.9325	.9330	.9335	.9340	1	1	2	2	3	3	4	4	5
8.6	.9345	.9350	.9355	.9360	.9365	.9370	.9375	.9380	.9385	.9390	1	1	2	2	3	3	4	4	5
8.7	.9395	.9400	.9405	.9410	.9415	.9420	.9425	.9430	.9435	.9440	0	1	1	2	2	3	3	4	4
8.8	.9445	.9450	.9455	.9460	.9465	.9469	.9474	.9479	.9484	.9489	0	1	1	2	2	3	3	4	4
8.9	.9494	.9499	.9504	.9509	.9513	.9518	.9523	.9528	.9533	.9538	0	1	1	2	2	3	3	4	4
9.0	.9542	.9547	.9552	.9557	.9562	.9566	.9571	.9576	.9581	.9586	0	1	1	2	2	3	3	4	4
9.1	.9590	.9595	.9600	.9605	.9609	.9614	.9619	.9624	.9628	.9633	0	1	1	2	2	3	3	4	4
9.2	.9638	.9643	.9647	.9652	.9657	.9661	.9666	.9671	.9675	.9680	0	1	1	2	2	3	3	4	4
9.3	.9685	.9689	.9694	.9699	.9703	.9708	.9713	.9717	.9722	.9727	0	1	1	2	2	3	3	4	4
9.4	.9731	.9736	.9741	.9745	.9750	.9754	.9759	.9763	.9768	.9773	0	1	1	2	2	3	3	4	4
9.5	.9777	.9782	.9786	.9791	.9795	.9800	.9805	.9809	.9814	.9818	0	1	1	2	2	3	3	4	4
9.6	.9823	.9827	.9832	.9836	.9841	.9845	.9850	.9854	.9859	.9863	0	1	1	2	2	3	3	4	4
9.7	.9868	.9872	.9877	.9881	.9886	.9890	.9894	.9899	.9903	.9908	0	1	1	2	2	3	3	4	4
9.8	.9912	.9917	.9921	.9926	.9930	.9934	.9939	.9943	.9948	.9952	0	1	1	2	2	3	3	4	4
9.9	.9956	.9961	.9965	.9969	.9974	.9978	.9983	.9987	.9991	.9996	0	1	1	2	2	3	3	3	4

$\log_{10}2.83 = 0.4518$ $\qquad \log_{10}4.58 = 0.6609$ $\qquad \log_{10}7.56 = 0.8785$

比例部分の使い方はP107, 表4.3をみること.

第10章　数　表

10・3　e^{-x}, e^xの表　$(x=0\sim10.0)$

$(x=0\sim1.19)$

x	e^{-x}	e^x	x	e^{-x}	e^x	x	e^{-x}	e^x
0.00	1.00000	1.0000	0.40	0.67032	1.4918	0.80	0.44933	2.2255
0.01	0.99005	1.0101	0.41	0.66365	1.5068	0.81	0.44486	2.2479
0.02	0.98020	1.0202	0.42	0.65705	1.5220	0.82	0.44043	2.2705
0.03	0.97045	1.0305	0.43	0.65051	1.5373	0.83	0.43605	2.2933
0.04	0.96079	1.0408	0.44	0.64404	1.5527	0.84	0.43171	2.3164
0.05	0.95123	1.0513	0.45	0.63763	1.5683	0.85	0.42742	2.3396
0.06	0.94177	1.0618	0.46	0.63128	1.5841	0.86	0.42316	2.3632
0.07	0.93239	1.0725	0.47	0.62500	1.6000	0.87	0.41895	2.3869
0.08	0.92312	1.0833	0.48	0.61878	1.6161	0.88	0.41478	2.4109
0.09	0.91393	1.0942	0.49	0.61263	1.6323	0.89	0.41066	2.4351
0.10	0.90484	1.1052	0.50	0.60653	1.6487	0.90	0.40657	2.4596
0.11	0.89583	1.1163	0.51	0.60050	1.6653	0.91	0.40252	2.4843
0.12	0.88692	1.1275	0.52	0.59452	1.6820	0.92	0.39852	2.5093
0.13	0.87810	1.1388	0.53	0.58861	1.6989	0.93	0.39455	2.5345
0.14	0.86936	1.1503	0.54	0.58275	1.7160	0.94	0.39063	2.5600
0.15	0.86071	1.1618	0.55	0.57695	1.7333	0.95	0.38674	2.5857
0.16	0.85214	1.1735	0.56	0.57121	1.7507	0.96	0.38289	2.6117
0.17	0.84367	1.1853	0.57	0.56553	1.7683	0.97	0.37908	2.6379
0.18	0.83527	1.1972	0.58	0.55990	1.7860	0.98	0.37531	2.6645
0.19	0.82696	1.2092	0.59	0.55433	1.8040	0.99	0.37158	2.6912
0.20	0.81873	1.2214	0.60	0.54881	1.8221	1.00	0.36788	2.7183
0.21	0.81058	1.2337	0.61	0.54335	1.8404	1.01	0.36422	2.7456
0.22	0.80252	1.2461	0.62	0.53794	1.8589	1.02	0.36060	2.7732
0.23	0.79453	1.2586	0.63	0.53259	1.8776	1.03	0.35701	2.8011
0.24	0.78663	1.2712	0.64	0.52729	1.8965	1.04	0.35346	2.8292
0.25	0.77880	1.2840	0.65	0.52205	1.9155	1.05	0.34994	2.8577
0.26	0.77105	1.2969	0.66	0.51685	1.9348	1.06	0.34646	2.8864
0.27	0.76338	1.3100	0.67	0.51171	1.9542	1.07	0.34301	2.9154
0.28	0.75578	1.3231	0.68	0.50662	1.9739	1.08	0.33960	2.9447
0.29	0.74826	1.3364	0.69	0.50158	1.9937	1.09	0.33622	2.9743
0.30	0.74082	1.3499	0.70	0.49659	2.0138	1.10	0.33287	3.0042
0.31	0.73345	1.3634	0.71	0.49164	2.0340	1.11	0.32956	3.0344
0.32	0.72615	1.3771	0.72	0.48675	2.0544	1.12	0.32628	3.0649
0.33	0.71892	1.3910	0.73	0.48191	2.0751	1.13	0.32303	3.0957
0.34	0.71177	1.4049	0.74	0.47711	2.0959	1.14	0.31982	3.1268
0.35	0.70469	1.4191	0.75	0.47237	2.1170	1.15	0.31664	3.1582
0.36	0.69768	1.4333	0.76	0.46767	2.1383	1.16	0.31349	3.1899
0.37	0.69073	1.4477	0.77	0.46301	2.1598	1.17	0.31037	3.2220
0.38	0.68386	1.4623	0.78	0.45841	2.1815	1.18	0.30728	3.2544
0.39	0.67706	1.4770	0.79	0.45385	2.2034	1.19	0.30422	3.2871

10・3 e^{-x}, e^x の表

$(x = 1.20 \sim 2.54)$

x	e^{-x}	e^x	x	e^{-x}	e^x	x	e^{-x}	e^x
1.20	0.30119	3.3201	1.65	0.19205	5.2070	2.10	0.12246	8.1662
1.21	0.29820	3.3535	1.66	0.19014	5.2593	2.11	0.12124	8.2482
1.22	0.29523	3.3872	1.67	0.18825	5.3122	2.12	0.12003	8.3311
1.23	0.29229	3.4212	1.68	0.18637	5.3656	2.13	0.11884	8.4149
1.24	0.28938	3.4556	1.69	0.18452	5.4195	2.14	0.11766	8.4994
1.25	0.28651	3.4903	1.70	0.18268	5.4739	2.15	0.11648	8.5849
1.26	0.28365	3.5254	1.71	0.18087	5.5290	2.16	0.11533	8.6711
1.27	0.28083	3.5609	1.72	0.17907	5.5845	2.17	0.11418	8.7583
1.28	0.27804	3.5966	1.73	0.17728	5.6407	2.18	0.11304	8.8463
1.29	0.27527	3.6328	1.74	0.17552	5.6973	2.19	0.11192	8.9352
1.30	0.27253	3.6693	1.75	0.17377	5.7546	2.20	0.11080	9.0250
1.31	0.26982	3.7062	1.76	0.17205	5.8124	2.21	0.10970	9.1157
1.32	0.26714	3.7434	1.77	0.17033	5.8709	2.22	0.10861	9.2073
1.33	0.26448	3.7810	1.78	0.16864	5.9299	2.23	0.10753	9.2999
1.34	0.26185	3.8190	1.79	0.16696	5.9895	2.24	0.10646	9.3933
1.35	0.25924	3.8574	1.80	0.16530	6.0496	2.25	0.10540	9.4877
1.36	0.25666	3.8962	1.81	0.16365	6.1104	2.26	0.10435	9.5831
1.37	0.25411	3.9354	1.82	0.16203	6.1719	2.27	0.10331	9.6794
1.38	0.25158	3.9749	1.83	0.16041	6.2339	2.28	0.10228	9.7767
1.39	0.24908	4.0149	1.84	0.15882	6.2965	2.29	0.10127	9.8749
1.40	0.24660	4.0552	1.85	0.15724	6.3598	2.30	0.10026	9.9742
1.41	0.24414	4.0960	1.86	0.15567	6.4237	2.31	0.09926	10.074
1.42	0.24171	4.1371	1.87	0.15412	6.4883	2.32	0.09827	10.176
1.43	0.23931	4.1787	1.88	0.15259	6.5535	2.33	0.09730	10.278
1.44	0.23693	4.2207	1.89	0.15107	6.6194	2.34	0.09633	10.381
1.45	0.23457	4.2631	1.90	0.14957	6.6859	2.35	0.09537	10.486
1.46	0.23224	4.3060	1.91	0.14808	6.7531	2.36	0.09442	10.591
1.47	0.22993	4.3492	1.92	0.14661	6.8210	2.37	0.09348	10.697
1.48	0.22764	4.3929	1.93	0.14515	6.8895	2.38	0.09255	10.805
1.49	0.22537	4.4371	1.94	0.14370	6.9588	2.39	0.09163	10.913
1.50	0.22313	4.4817	1.95	0.14227	7.0287	2.40	0.09072	11.023
1.51	0.22091	4.5267	1.96	0.14086	7.0993	2.41	0.08982	11.134
1.52	0.21871	4.5722	1.97	0.13946	7.1707	2.42	0.08892	11.246
1.53	0.21654	4.6182	1.98	0.13807	7.2427	2.43	0.08804	11.359
1.54	0.21438	4.6646	1.99	0.13670	7.3155	2.44	0.08716	11.473
1.55	0.21225	4.7115	2.00	0.13534	7.3891	2.45	0.08629	11.588
1.56	0.21014	4.7588	2.01	0.13399	7.4633	2.46	0.08544	11.705
1.57	0.20805	4.8066	2.02	0.13266	7.5383	2.47	0.08459	11.822
1.58	0.20598	4.8550	2.03	0.13134	7.6141	2.48	0.08374	11.941
1.59	0.20393	4.9037	2.04	0.13003	7.6906	2.49	0.08291	12.061
1.60	0.20190	4.9530	2.05	0.12874	7.7679	2.50	0.08209	12.182
1.61	0.19989	5.0028	2.06	0.12745	7.8460	2.51	0.08127	12.305
1.62	0.19790	5.0531	2.07	0.12619	7.9248	2.52	0.08046	12.429
1.63	0.19593	5.1039	2.08	0.12493	8.0045	2.53	0.07966	12.554
1.64	0.19398	5.1522	2.09	0.12369	8.0849	2.54	0.07887	12.680

299

第10章 数 表

$(x = 2.55 \sim 10.0)$

x	e^{-x}	e^x	x	e^{-x}	e^x	x	e^{-x}	e^x
2.55	0.07808	12.807	2.90	0.05502	18.174	4.50	0.01111	90.017
2.56	0.07731	12.936	2.91	0.05448	18.357	4.60	0.01005	99.484
2.57	0.07654	13.066	2.92	0.05393	18.541	4.70	0.00910	109.95
2.58	0.07577	13.197	2.93	0.05340	18.728	4.80	0.00823	121.51
2.59	0.07502	13.330	2.94	0.05287	18.916	4.90	0.00745	134.29
2.60	0.07427	13.464	2.95	0.05234	19.106	5.00	0.00674	148.41
2.61	0.07354	13.599	2.96	0.05182	19.298	5.10	0.00610	164.02
2.62	0.07280	13.736	2.97	0.05130	19.492	5.20	0.00552	181.27
2.63	0.07208	13.874	2.98	0.05079	19.688	5.30	0.00499	200.34
2.64	0.07136	14.013	2.99	0.05029	19.886	5.40	0.00452	221.41
2.65	0.07065	14.154	3.00	0.04979	20.086	5.50	0.00409	244.69
2.66	0.06995	14.296	3.05	0.04736	21.115	5.60	0.00370	270.43
2.67	0.06925	14.440	3.10	0.04505	22.198	5.70	0.00335	298.87
2.68	0.06856	14.585	3.15	0.04285	23.336	5.80	0.00303	330.30
2.69	0.06788	14.732	3.20	0.04076	24.533	5.90	0.00274	365.04
2.70	0.06721	14.880	3.25	0.03877	25.790	6.00	0.00248	403.43
2.71	0.06654	15.029	3.30	0.03688	27.113	6.25	0.00193	518.01
2.72	0.06588	15.180	3.35	0.03508	28.503	6.50	0.00150	665.14
2.73	0.06522	15.333	3.40	0.03337	29.964	6.75	0.00117	854.06
2.74	0.06457	15.487	3.45	0.03175	31.500			
						7.00	0.00091	1096.6
2.75	0.06393	15.643	3.50	0.03020	33.115	7.50	0.00055	1808.0
2.76	0.06329	15.800	3.55	0.02873	34.813			
2.77	0.06266	15.959	3.60	0.02732	36.598	8.00	0.00034	2981.0
2.78	0.06204	16.119	3.65	0.02599	38.475	8.50	0.00020	4914.8
2.79	0.06142	16.281	3.70	0.02472	40.447			
						9.00	0.00012	8103.1
2.80	0.06081	16.445	3.75	0.02352	42.521	9.50	0.00008	13360
2.81	0.06021	16.610	3.80	0.02237	44.701			
2.82	0.05961	16.777	3.85	0.02128	46.993	10.00	0.00005	22026
2.83	0.05901	16.945	3.90	0.02024	49.402			
2.84	0.05843	17.116	3.95	0.01926	51.935			
2.85	0.05784	17.288	4.00	0.01832	54.598			
2.86	0.05727	17.462	4.10	0.01657	60.340			
2.87	0.05670	17.637	4.20	0.01500	66.686			
2.88	0.05614	17.814	4.30	0.01357	73.700			
2.89	0.05558	17.993	4.40	0.01228	81.451			

$x = 2.63$　$e^{-2.63} = 0.07208$　$e^{2.63} = 13.874$

$x = 3.65$　$e^{-3.65} = 0.02599$　$e^{3.65} = 38.475$, P95参照

xが小さいときは$e^x = 1 + x$で近似できる.

$e^{-0.03} = 1 - 0.03 = 0.97$　　$e^{0.03} = 1 + 0.03 = 1.03$

10・4 自然対数──→常用対数

$\log_e x$	$\log_{10} x$	$\log_e x$	$\log_{10} x$	$\log_e x$	$\log_{10} x$	$\log_e x$	$\log_{10} x$
1	0.43429448	26	11.29165653	51	22.14901858	76	33.00638062
2	0.86858896	27	11.72595101	52	22.58331306	77	33.44067511
3	1.30288345	28	12.16024549	53	23.01760754	78	33.87496959
4	1.73717793	29	12.59453998	54	23.45190202	79	34.30926407
5	2.17147241	30	13.02883446	55	23.88619650	80	34.74355855
6	2.60576689	31	13.46312894	56	24.32049099	81	35.17785303
7	3.04006137	32	13.89742342	57	24.75478547	82	35.61214752
8	3.47435586	33	14.33171790	58	25.18907995	83	36.04644200
9	3.90865034	34	14.76601238	59	25.62337443	84	36.48073648
10	4.34294482	35	15.20030687	60	26.05766891	85	36.91503096
11	4.77723930	36	15.63460135	61	26.49196340	86	37.34932544
12	5.21153378	37	16.06889583	62	26.92625788	87	37.78361993
13	5.64582826	38	16.50319031	63	27.36055236	88	38.21791441
14	6.08012275	39	16.93748479	64	27.79484684	89	38.65220889
15	6.51441723	40	17.37177928	65	28.22914132	90	39.08650337
16	6.94871171	41	17.80607376	66	28.66343581	91	39.52079785
17	7.38300619	42	18.24036824	67	29.09773029	92	39.95509234
18	7.81730067	43	18.67466272	68	29.53202477	93	40.38938682
19	8.25159516	44	19.10895720	69	29.96631925	94	40.82368130
20	8.68588964	45	19.54325169	70	30.40061373	95	41.25797578
21	9.12018412	46	19.97754617	71	30.83490822	96	41.69227026
22	9.55447860	47	20.41184065	72	31.26920270	97	42.12656474
23	9.98877308	48	20.84613513	73	31.70349718	98	42.56085923
24	10.42306757	49	21.28042961	74	32.13779166	99	42.99515371
25	10.85736205	50	21.71472410	75	32.57208614	100	43.42944819

底の変更公式（P99）を用いる．自然対数 $\log_e x = \ln x$ 　常用対数 $\log_{10} x$

$$\log_e x = \frac{\log_{10} x}{\log_{10} e} = \frac{\log_{10} x}{0.43429} = 2.30258 \cdot \log_{10} x$$

$$\log_{10} x = \frac{\log_e x}{\log_e 10} = \frac{\log_e x}{2.30258} = 0.43429 \cdot \log_e x$$

$$\log 3.4 = \frac{\ln 3.4}{\ln 10} = 0.531478$$

$$\ln 6.5 = \frac{\log 6.5}{\log e} = 1.871802$$

$$\log_2 4.6 = \frac{\log 4.6}{\log 2} = \frac{0.6627578}{0.30102999} = 2.201633$$

第 10 章　数　表

10·5　常用対数──→自然対数

$\log_{10}x$	$\log_e x$	$\log_{10}x$	$\log_e x$	$\log_{10}x$	$\log_e x$	$\log_{10}x$	$\log_e x$
1	2.30258509	26	59.86721242	51	117.43183974	76	174.99646707
2	4.60517019	27	62.16979751	52	119.73442484	77	177.29905216
3	6.90775528	28	64.47238260	53	122.03700993	78	179.60163725
4	9.21034037	29	66.77496770	54	124.33959502	79	181.90422235
5	11.51292546	30	69.07755279	55	126.64218011	80	184.20680744
6	13.81551056	31	71.38013788	56	128.94476521	81	186.50939253
7	16.11809565	32	73.68272298	57	131.24735030	82	188.81197763
8	18.42068074	33	75.98530807	58	133.54993539	83	191.11456272
9	20.72326584	34	78.28789316	59	135.85252049	84	193.41714781
10	23.02585093	35	80.59047825	60	138.15510558	85	195.71973290
11	25.32843602	36	82.89306335	61	140.45769067	86	198.02231800
12	27.63102112	37	85.19564844	62	142.76027576	87	200.32490309
13	29.93360621	38	87.49823353	63	145.06286086	88	202.62748818
14	32.23619130	39	89.80081863	64	147.36544595	89	204.93007328
15	34.53877639	40	92.10340372	65	149.66803104	90	207.23265837
16	36.84136149	41	94.40598881	66	151.97061614	91	209.53524346
17	39.14394658	42	96.70857391	67	154.27320123	92	211.83782856
18	41.44653167	43	99.01115900	68	156.57578632	93	214.14041365
19	43.74911677	44	101.31374409	69	158.87837142	94	216.44299874
20	46.05170186	45	103.61632918	70	161.18095651	95	218.74558383
21	48.3528695	46	105.91891428	71	163.48354160	96	221.04816893
22	50.65687205	47	108.22149937	72	165.78612670	97	223.35075402
23	52.95945714	48	110.52408446	73	168.08871179	98	225.65333911
24	55.26204223	49	112.82666956	74	170.39129688	99	227.95592421
25	57.56462732	50	115.12925465	75	172.69388197	100	230.25850930

10·6　自然対数

0.00—0.99　　　　　　　$-\log_e x$

x	0	1	2	3	4	5	6	7	8	9
0.0	∞	4.60517	3.91202	3.50656	3.21888	2.99573	2.81341	2.65926	2.52573	2.40795
0.1	2.30259	2.20727	2.12026	2.04022	1.96611	1.89712	1.83258	1.77196	1.71480	1.66073
0.2	1.60944	1.56065	1.51413	1.46968	1.42712	1.38629	1.34707	1.30933	1.27297	1.23787
0.3	1.20397	1.17118	1.13943	1.10866	1.07881	1.04982	1.02165	0.99425	0.96758	0.94161
0.4	0.91629	0.89160	0.86750	0.84397	0.82098	0.79851	0.77653	0.75502	0.73397	0.71335
0.5	0.69315	0.67334	0.65393	0.63488	0.61619	0.59784	0.57982	0.56212	0.54473	0.52763
0.6	0.51083	0.49430	0.47804	0.46204	0.44629	0.43078	0.41552	0.40048	0.38566	0.37106
0.7	0.35667	0.34249	0.32850	0.31471	0.30111	0.28768	0.27444	0.26136	0.24846	0.23572
0.8	0.22314	0.21072	0.19845	0.18633	0.17435	0.16252	0.15082	0.13926	0.12783	0.11653
0.9	0.10536	0.09431	0.08338	0.07257	0.06188	0.05129	0.04082	0.03046	0.02020	0.01005

10 · 6 自然対数

1.000—5.89 $\log_e x$

x		0	1	2	3	4	5	6	7	8	9
1.0	0.0	0000	0995	1980	2956	3922	4879	5827	6766	7696	8618
1.1		9531	0436	1333	2222	3103	3976	4842	5700	6551	7395
1.2	0.1	8232	9062	9885	0701	1511	2314	3111	3902	4686	5464
1.3	0.2	6236	7003	7763	8518	9267	0010	0748	1481	2208	2930
1.4	0.3	3647	4359	5066	5767	6464	7156	7844	8526	9204	9878
1.5	0.4	0547	1211	1871	2527	3178	3825	4469	5108	5742	6373
1.6		7000	7623	8243	8858	9470	0078	0682	1282	1879	2473
1.7	0.5	3063	3649	4232	4812	5389	5962	6531	7098	7661	8222
1.8		8779	9333	9884	0432	0977	1519	2058	2594	3127	3658
1.9	0.6	4185	4710	5233	5752	6269	6783	7294	7803	8310	8813
2.0		9315	9813	0310	0804	1295	1784	2271	2755	3237	3716
2.1	0.7	4194	4669	5142	5612	6081	6547	7011	7473	7932	8390
2.2		8846	9299	9751	0200	0648	1093	1536	1978	2418	2855
2.3	0.8	3291	3725	4157	4587	5015	5442	5866	6289	6710	7129
2.4		7547	7963	8377	8789	9200	9609	0016	0422	0826	1228
2.5	0.9	1629	2028	2426	2822	3216	3609	4001	4391	4779	5166
2.6		5551	5935	6317	6698	7078	7456	7833	8208	8582	8954
2.7		9325	9695	0063	0430	0796	1160	1523	1885	2245	2604
2.8	1.0	2962	3318	3674	4028	4732	4732	5082	5431	5779	6126
2.9		6471	6815	7158	7500	7841	8181	8519	8856	9192	9527
3.0		9861	0194	0526	0856	1186	1514	1841	2168	2493	2817
3.1	1.1	3140	3462	3783	4103	4422	4740	5057	5373	5688	6002
3.2		6315	6627	6938	7248	7557	7865	8173	8479	8784	9089
3.3		9392	9695	9996	0297	0597	0896	1194	1491	1788	2083
3.4	1.2	2378	2671	2964	3256	3547	3837	4127	4415	4703	4990
3.5		5276	5562	5846	6130	6413	6695	6976	7257	7536	7815
3.6		8093	8371	8647	8923	9198	9473	9746	0019	0291	0563
3.7	1.3	0833	1103	1372	1641	1909	2176	2442	2708	2972	3237
3.8		3500	3763	4025	4286	4547	4807	5067	5325	5584	5841
3.9		6098	6354	6609	6864	7118	7372	7624	7877	8128	8379
4.0		8629	8879	9128	9377	9624	9872	0118	0364	0610	0854
4.1	1.4	1099	1342	1585	1828	2070	2311	2552	2792	3031	3270
4.2		3508	3746	3984	4220	4456	4692	4927	5161	5395	5629
4.3		5862	6094	6326	6557	6787	7018	7247	7476	7705	7933
4.4		8160	8387	8614	8840	9065	9290	9515	9739	9962	0185
4.5	1.5	0408	0630	0851	1072	1293	1513	1732	1951	2170	2388
4.6		2606	2823	3039	3256	3471	3687	3902	4116	4330	4543
4.7		4756	4969	5181	5393	5604	5844	6025	6235	6444	6653
4.8		6862	7070	7277	7485	7691	7898	8104	8309	8515	8719
4.9		8924	9127	9331	9534	9737	9939	0141	0342	0543	0744
5.0	1.6	0944	1144	1343	1542	1741	1939	2137	2334	2531	2728
5.1		2924	3120	3315	3511	3705	3900	4094	4287	4481	4673
5.2		4866	5058	5250	5441	5632	5823	6013	6203	6393	6582
5.3		6771	6959	7147	7335	7523	7710	7896	8083	8269	8455
5.4		8640	8825	9010	9194	9378	9562	9745	9928	0111	0293
5.5	1.7	0475	0656	0838	1019	1199	1380	1560	1740	1919	2098
5.6		2277	1455	2633	2811	2988	3166	3342	3519	3695	3871
5.7		4047	4222	4397	4572	4746	4920	5094	5267	5440	5613
5.8		5786	5958	6130	6302	6473	6644	6815	6985	7156	7326

第10章　数　表

5.90—9.99　　　　　　　　$\log_e x$

x		0	1	2	3	4	5	6	7	8	9
5.9		7495	7665	7834	8002	8171	8339	8507	8675	8842	9009
6.0		9176	9342	9509	9675	9840	0006	0171	0336	0500	0665
6.1	1.8	0829	0993	1156	1319	1482	1645	1808	1970	2132	2294
6.2		2455	2616	2777	2938	3098	3258	3418	3578	3737	3896
6.3		4055	4214	4372	4530	4688	4845	5003	5160	5317	5473
6.4		5630	5786	5942	6097	6253	6408	6563	6718	6872	7026
6.5		7180	7334	7487	7641	7794	7947	8099	8251	8403	8255
6.6		8707	8858	9010	9160	9311	9462	9612	9762	9912	0061
6.7	1.9	0211	0360	0509	0658	0806	0954	1102	1250	1398	1545
6.8		1692	1839	1986	2132	2279	2425	2571	2716	2862	3007
6.9		3152	3297	3442	3586	3730	3874	4018	4162	4305	4448
7.0		4591	4734	4876	5019	5161	5303	5445	5586	5727	5869
7.1		6009	6150	6291	6431	6571	6711	6851	6991	7130	7269
7.2		7408	7547	7685	7824	7962	8100	8238	8376	8513	8650
7.3		8787	8924	9061	9198	9334	9470	9606	9742	9877	0013
7.4	2.0	0148	0283	0418	0553	0687	0821	0956	1089	1223	1357
7.5		1490	1624	1757	1890	2022	2155	2287	2419	2551	2683
7.6		2815	1946	3078	3209	3340	3471	3601	3732	3862	3992
7.7		4122	4252	4381	4511	4640	4769	4898	5027	5156	5284
7.8		5412	5540	5668	5796	5924	6051	6179	6306	6433	6560
7.9		6685	6813	6939	7065	7191	7317	7443	7568	7694	7819
8.0		7944	8069	8194	8318	8443	8567	8691	8815	8939	9063
8.1		9186	9310	9433	9656	9679	9802	9924	0147	0169	0291
8.2	2.1	0413	0535	0657	0779	0900	1021	1142	1263	1384	1505
8.3		1626	1746	1866	1986	2106	2226	2346	2465	2585	2704
8.4		2823	2942	3061	3180	3298	3417	3535	3653	3771	3889
8.5		4007	5124	4242	4359	4476	4593	4710	4827	4943	5060
8.6		5176	5292	5409	5524	5640	5756	5871	5987	6102	6217
8.7		6332	6447	6562	6677	6791	6905	7020	7134	7243	7361
8.8		7475	7589	7702	7816	7929	8042	8155	8267	8380	8493
8.9		8605	8717	8830	8942	9054	9165	9277	9389	9500	9611
9.0		9722	9834	9944	0055	0166	0276	0387	0497	0607	0717
9.1		0827	0937	1047	1157	1266	1375	1485	1594	1703	1812
9.2	2.2	1920	2029	2138	2246	2354	2462	2570	2678	2786	2894
9.3		3001	3109	3216	3324	3431	3538	3645	3751	3858	3965
9.4		4071	4177	4284	4390	4496	4601	4707	4813	4918	5024
9.5		5129	5234	5339	5444	5549	5654	5759	5863	5968	6072
9.6		6176	6280	6384	6488	6592	6696	6799	6903	7005	7109
9.7		7213	7316	7419	7521	7624	7727	7829	7932	8034	8136
9.8		8238	8340	8442	8544	8646	8747	8849	8950	9051	9152
9.9		9253	9354	9455	9556	9657	9757	9858	9958	0058	0158

$x=7.30$　　$\log_e 7.30=1.9878$　　　$x=9.05$　　$\log_e 9.05=2.20276$

$1.31372=\log_e 3.72$　　　$x=3.72$　　　$0.93216=\log_e 2.54$　　　$x=2.54$

x線の減弱や放射能の減衰では自然対数を使う。

10・7 三角関数表

角	正弦	余弦	正接	角	正弦	余弦	正接
0°	0.0000	1.0000	0.0000	45°	0.7071	0.7071	1.0000
1°	0.0175	0.9998	0.0175	46°	0.7193	0.6947	1.0355
2°	0.0349	0.9994	0.0349	47°	0.7314	0.6820	1.0724
3°	0.0523	0.9986	0.0524	48°	0.7431	0.6691	1.1106
4°	0.0698	0.9976	0.0699	49°	0.7547	0.6561	1.1504
5°	0.0872	0.9962	0.0875	50°	0.7660	0.6428	1.1918
6°	0.1045	0.9945	0.1051	51°	0.7771	0.6293	1.2319
7°	0.1219	0.9925	0.1228	52°	0.7880	0.6157	1.2799
8°	0.1392	0.9903	0.1405	53°	0.7986	0.6018	1.3270
9°	0.1564	0.9877	0.1584	54°	0.8090	0.5878	1.3764
10°	0.1736	0.9848	0.1763	55°	0.8192	0.5736	1.4281
11°	0.1908	0.9816	0.1944	56°	0.8290	0.5592	1.4826
12°	0.2079	0.9781	0.2126	57°	0.8387	0.5446	1.5399
13°	0.2250	0.9744	0.2309	58°	0.8480	0.5299	1.6003
14°	0.2419	0.9703	0.2493	59°	0.8572	0.5150	1.6643
15°	0.2588	0.9659	0.2679	60°	0.8660	0.5000	1.7321
16°	0.2756	0.9613	0.2867	61°	0.8746	0.4848	1.8040
17°	0.2924	0.9563	0.3057	62°	0.8829	0.4695	1.8807
18°	0.3090	0.9511	0.3249	63°	0.8910	0.4540	1.9626
19°	0.3256	0.9455	0.3443	64°	0.8988	0.4384	2.0503
20°	0.3420	0.9397	0.3640	65°	0.9063	0.4226	2.1445
21°	0.3584	0.9336	0.3839	66°	0.9135	0.4067	2.2460
22°	0.3746	0.9272	0.4040	67°	0.9205	0.3907	2.3559
23°	0.3907	0.9205	0.4245	68°	0.9272	0.3746	2.4751
24°	0.4067	0.9135	0.4452	69°	0.9336	0.3584	2.6051
25°	0.4226	0.9063	0.4663	70°	0.9397	0.3420	2.7475
26°	0.4384	0.8988	0.4877	71°	0.9455	0.3256	2.9042
27°	0.4540	0.8910	0.5095	72°	0.9511	0.3090	3.0777
28°	0.4695	0.8829	0.5317	73°	0.9563	0.2924	3.2709
29°	0.4848	0.8746	0.5543	74°	0.9613	0.2756	3.4874
30°	0.5000	0.8660	0.5774	75°	0.9659	0.2588	3.7321
31°	0.5150	0.8572	0.6009	76°	0.9703	0.2419	4.0108
32°	0.5299	0.8480	0.6249	77°	0.9744	0.2250	4.3315
33°	0.5446	0.8387	0.6494	78°	0.9781	0.2079	4.7046
34°	0.5592	0.8290	0.6745	79°	0.9816	0.1908	5.1446
35°	0.5736	0.8192	0.7002	80°	0.9848	0.1736	5.6713
36°	0.5878	0.8090	0.7265	81°	0.9877	0.1564	6.3138
37°	0.6018	0.7986	0.7536	82°	0.9903	0.1392	7.1154
38°	0.6157	0.7880	0.7813	83°	0.9925	0.1219	8.1443
39°	0.6293	0.7771	0.8098	84°	0.9945	0.1045	9.5144
40°	0.6428	0.7660	0.8391	85°	0.9962	0.0872	11.4301
41°	0.6561	0.7547	0.8693	86°	0.9976	0.0698	14.3007
42°	0.6691	0.7431	0.9004	87°	0.9986	0.0523	19.0811
43°	0.6820	0.7314	0.9325	88°	0.9994	0.0349	28.6363
44°	0.6947	0.7193	0.9657	89°	0.9998	0.0175	57.2900
45°	0.7071	0.7071	1.000	90°	1.0000	0.0000	∞

第10章　数　表

10・8　F 分布の限界点（有効数字3桁 m, nに対して F (0.05 ; m, n)）

n＼m	1	2	3	4	5	6	7	8	9	10	12	15	20	24	30	40	60	120	∞
1	161.	200.	216.	225.	230.	234.	237.	239.	241.	242.	244.	246.	248.	249.	250.	251.	252.	253.	254.
2	18.5	19.0	19.2	19.2	19.3	19.3	19.4	19.4	19.4	19.4	19.4	19.4	19.4	19.5	19.5	19.5	19.5	19.5	19.5
3	10.1	9.55	9.28	9.12	9.01	8.94	8.89	8.85	8.81	8.79	8.74	8.70	8.66	8.64	8.62	8.59	8.57	8.55	8.53
4	7.71	6.94	6.59	6.39	6.26	6.16	6.09	6.04	6.00	5.96	5.91	5.86	5.80	5.77	5.75	5.72	5.69	5.66	5.63
5	6.61	5.79	5.41	5.19	5.05	4.95	4.88	4.82	4.77	4.74	4.68	4.62	4.56	4.53	4.50	4.46	4.43	4.40	4.36
6	5.99	5.14	4.76	4.53	4.39	4.28	4.21	4.15	4.10	4.06	4.00	3.94	3.87	3.84	3.81	3.77	3.74	3.70	3.67
7	5.59	4.74	4.35	4.12	3.97	3.87	3.79	3.73	3.68	3.64	3.57	3.51	3.44	3.41	3.38	3.34	3.30	3.27	3.23
8	5.32	4.46	4.07	3.84	3.69	3.58	3.50	3.44	3.39	3.35	3.28	3.22	3.15	3.12	3.08	3.04	3.01	2.97	2.93
9	5.12	4.26	3.86	3.63	3.48	3.37	3.29	3.23	3.18	3.14	3.07	3.01	2.94	2.90	2.86	2.83	2.79	2.75	2.71
10	4.96	4.10	3.71	3.48	3.33	3.22	3.14	3.07	3.02	2.98	2.91	2.85	2.77	2.74	2.70	2.66	2.62	2.58	2.54
11	4.84	3.98	3.59	3.36	3.20	3.09	3.01	2.95	2.90	2.85	2.79	2.72	2.65	2.61	2.57	2.53	2.49	2.45	2.40
12	4.75	3.89	3.49	3.26	3.11	3.00	2.91	2.85	2.80	2.75	2.69	2.62	2.54	2.51	2.47	2.43	2.38	2.34	2.30
13	4.67	3.81	3.41	3.18	3.03	2.92	2.83	2.77	2.71	2.67	2.60	2.53	2.46	2.42	2.38	2.34	2.30	2.25	2.21
14	4.60	3.74	3.34	3.11	2.96	2.85	2.76	2.70	2.65	2.60	2.53	2.46	2.39	2.35	2.31	2.27	2.22	2.18	2.13
15	4.54	3.68	3.29	3.06	2.90	2.79	2.71	2.64	2.59	2.54	2.48	2.40	2.33	2.29	2.25	2.20	2.16	2.11	2.07
16	4.49	3.63	3.24	3.01	2.85	2.74	2.66	2.59	2.54	2.49	2.42	2.35	2.28	2.24	2.19	2.15	2.11	2.06	2.01
17	4.45	3.59	3.20	2.96	2.81	2.70	2.61	2.55	2.49	2.45	2.38	2.31	2.23	2.19	2.15	2.10	2.06	2.01	1.96
18	4.41	3.55	3.16	2.93	2.77	2.66	2.58	2.51	2.46	2.41	2.34	2.27	2.19	2.15	2.11	2.06	2.02	1.97	1.92
19	4.38	3.52	3.13	2.90	2.74	2.63	2.54	2.48	2.42	2.38	2.31	2.23	2.16	2.11	2.07	2.03	1.98	1.93	1.88
20	4.35	3.49	3.10	2.87	2.71	2.60	2.51	2.45	2.39	2.35	2.28	2.20	2.12	2.08	2.04	1.99	1.95	1.90	1.84
21	4.32	3.47	3.07	2.84	2.68	2.57	2.49	2.42	2.37	2.32	2.25	2.18	2.10	2.05	2.01	1.96	1.92	1.87	1.81
22	4.30	3.44	3.05	2.82	2.66	2.55	2.46	2.40	2.34	2.30	2.23	2.15	2.07	2.03	1.98	1.94	1.89	1.84	1.78
23	4.28	3.42	3.03	2.80	2.64	2.53	2.44	2.37	2.32	2.27	2.20	2.13	2.05	2.01	1.96	1.91	1.86	1.81	1.76
24	4.26	3.40	3.01	2.78	2.62	2.51	2.42	2.36	2.30	2.25	2.18	2.11	2.03	1.98	1.94	1.89	1.84	1.79	1.73
25	4.24	3.39	2.99	2.76	2.60	2.49	2.40	2.34	2.28	2.24	2.16	2.09	2.01	1.96	1.92	1.87	1.82	1.77	1.71
26	4.23	3.37	2.98	2.74	2.59	2.47	2.39	2.32	2.27	2.22	2.15	2.07	1.99	1.95	1.90	1.85	1.80	1.75	1.69
27	4.21	3.35	2.96	2.73	2.57	2.46	2.37	2.31	2.25	2.20	2.13	2.06	1.97	1.93	1.88	1.84	1.79	1.73	1.67
28	4.20	3.34	2.95	2.71	2.56	2.45	2.36	2.29	2.24	2.19	2.12	2.04	1.96	1.91	1.87	1.82	1.77	1.71	1.65
29	4.18	3.33	2.93	2.70	2.55	2.43	2.35	2.28	2.22	2.18	2.10	2.03	1.94	1.90	1.85	1.81	1.75	1.70	1.64
30	4.17	3.32	2.92	2.69	2.53	2.42	2.33	2.27	2.21	2.16	2.09	2.01	1.93	1.89	1.84	1.79	1.74	1.68	1.62
40	4.08	3.23	2.84	2.61	2.45	2.34	2.25	2.18	2.12	2.08	2.00	1.92	1.84	1.79	1.74	1.69	1.64	1.58	1.51
60	4.00	3.15	2.76	2.53	2.37	2.25	2.17	2.10	2.04	1.99	1.92	1.84	1.75	1.70	1.65	1.59	1.53	1.47	1.39
120	3.92	3.07	2.68	2.45	2.29	2.18	2.09	2.02	1.96	1.91	1.83	1.75	1.66	1.61	1.55	1.50	1.43	1.35	1.25
∞	3.84	3.00	2.60	2.37	2.21	2.10	2.01	1.94	1.88	1.83	1.75	1.67	1.57	1.52	1.46	1.39	1.32	1.22	1.00

10・9　*t* 分布の限界点

10・9　*t* 分布の限界点

α, n に対して $t(\alpha:n)$ を与える.

n \ α	0.10	0.05	0.02	0.01
1	6.314	12.71	31.82	63.66
2	2.920	4.303	6.965	9.925
3	2.353	3.182	4.541	5.841
4	2.132	2.776	3.747	4.604
5	2.015	2.571	3.365	4.032
6	1.943	2.447	3.143	3.707
7	1.895	2.365	2.998	3.499
8	1.860	2.306	2.896	3.355
9	1.833	2.262	2.821	3.250
10	1.812	2.228	2.764	3.169
11	1.796	2.201	2.718	3.106
12	1.782	2.179	2.681	3.055
13	1.771	2.160	2.650	3.012
14	1.761	2.145	2.624	2.977
15	1.753	2.131	2.602	2.947
16	1.746	2.120	2.583	2.921
17	1.740	2.110	2.567	2.898
18	1.734	2.101	2.552	2.878
19	1.729	2.093	2.539	2.861
20	1.725	2.086	2.528	2.845
21	1.721	2.080	2.518	2.831
22	1.717	2.074	2.508	2.819
23	1.714	2.069	2.500	2.807
24	1.711	2.064	2.492	2.797
25	1.708	2.060	2.485	2.787
26	1.706	2.056	2.479	2.779
27	1.703	2.052	2.473	2.771
28	1.701	2.048	2.467	2.763
29	1.699	2.045	2.462	2.756
30	1.697	2.042	2.457	2.750
40	1.684	2.021	2.423	2.704
60	1.671	2.000	2.390	2.660
120	1.658	1.980	2.358	2.617
∞	1.645	1.960	2.326	2.576

第10章 数表

10・10 正規分布 $N(0, 1)$ の確率積分

x（左端の数と上端の数の和）に対して $\displaystyle\int_0^x \frac{1}{\sqrt{2\pi}} e^{-\frac{t^2}{2}} dt$ を与える.

x	.00	.01	.02	.03	.04	.05	.06	.07	.08	.09
0.0	.00000	.00399	.00798	.01197	.01595	.01994	.02392	.02790	.03188	.03586
0.1	.03983	.04380	.04776	.05172	.05567	.05962	.06356	.06749	.07142	.07535
0.2	.07926	.08317	.08706	.09095	.09483	.09871	.10257	.10642	.11026	.11409
0.3	.11791	.12172	.12552	.12930	.13307	.13683	.14058	.14431	.14803	.15173
0.4	.15542	.15910	.16276	.16640	.17003	.17354	.17724	.18082	.18439	.18793
0.5	.19146	.19497	.19847	.20194	.20540	.20884	.21226	.21566	.21904	.22240
0.6	.22575	.22907	.23237	.23565	.23891	.24215	.24537	.24857	.25175	.25490
0.7	.25804	.26115	.26424	.26730	.27035	.27337	.27637	.27935	.28230	.28524
0.8	.28814	.29103	.29389	.29673	.29955	.30234	.30511	.30785	.31057	.31327
0.9	.31594	.31859	.32121	.32381	.32639	.32894	.33398	.33147	.33646	.33891
1.0	.34134	.34375	.34614	.34850	.35083	.35314	.35543	.35769	.35993	.36214
1.1	.36433	.36650	.36864	.37076	.37286	.37493	.37698	.37900	.38100	.38298
1.2	.38493	.38686	.38877	.39065	.39251	.39435	.39617	.39796	.39973	.40147
1.3	.40320	.40490	.40658	.40824	.40988	.41149	.41309	.41466	.41621	.41774
1.4	.41924	.42073	.42220	.42364	.42507	.42647	.42786	.42922	.43056	.43189
1.5	.43319	.43448	.43574	.43699	.43822	.43943	.44062	.44179	.44295	.44408
1.6	.44520	.44630	.44738	.44845	.44950	.45053	.45154	.45254	.45352	.45449
1.7	.45543	.45637	.45728	.45818	.45907	.45994	.46080	.46164	.46246	.46327
1.8	.46407	.46485	.46562	.46638	.46712	.46784	.46856	.46926	.46995	.47062
1.9	.47128	.47193	.47257	.47320	.47381	.47441	.47500	.47558	.47615	.47670
2.0	.47725	.47778	.47831	.47882	.47932	.47982	.48030	.48077	.48124	.48169
2.1	.48214	.48257	.48300	.48341	.48382	.48422	.48461	.48500	.48537	.48574
2.2	.48610	.48645	.48670	.48713	.48745	.48778	.48809	.48840	.48870	.48899
2.3	.48928	.48956	.48983	.49010	.49036	.49061	.49086	.49111	.49134	.49158
2.4	.49180	.49202	.49224	.49245	.49266	.49286	.49305	.49324	.49343	.49361
2.5	.49379	.49396	.49413	.49430	.49446	.49461	.49477	.49492	.49506	.49520
2.6	.49534	.49547	.49560	.49573	.49585	.49598	.49609	.49621	.49632	.49643
2.7	.49653	.49664	.49674	.49683	.49693	.49702	.49711	.49720	.49728	.49736
2.8	.49744	.49752	.49760	.49767	.49774	.49781	.49788	.49795	.49801	.49807
2.9	.49813	.49819	.49825	.49831	.49836	.49841	.49846	.49851	.49856	.49861
3.0	.49865	.49869	.49874	.49878	.49882	.49886	.49889	.49893	.49897	.49900
3.1	.49903	.49906	.49910	.49913	.49916	.49918	.49921	.49924	.49926	.49929
3.2	.49931	.49934	.49936	.49938	.49940	.49942	.49944	.49946	.49948	.49950
3.3	.49952	.49953	.49955	.49957	.49958	.49960	.49961	.49962	.49964	.49965
3.4	.49966	.49968	.49969	.49970	.49971	.49972	.49973	.49974	.49975	.49976
3.5	.49977	.49978	.49978	.49979	.49980	.49981	.49981	.49982	.49983	.49983
3.6	.49984	.49985	.49985	.49986	.49986	.49987	.49987	.49988	.49988	.49989
3.7	.49989	.49990	.49990	.49990	.49991	.49991	.49992	.49992	.49992	.49992
3.8	.49993	.49993	.49993	.49994	.49994	.49994	.49994	.49995	.49995	.49995
3.9	.49995	.49995	.49996	.49996	.49996	.49996	.49996	.49996	.49997	.49997

10・10 正規分布 $N(0, 1)$ の確率積分

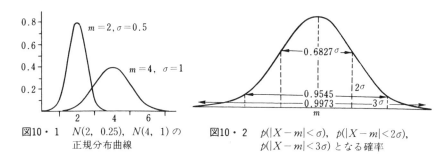

図10・1　$N(2, 0.25)$, $N(4, 1)$ の正規分布曲線

図10・2　$p(|X-m|<\sigma)$, $p(|X-m|<2\sigma)$, $p(|X-m|<3\sigma)$ となる確率

確率積分表の引き方

1. $\int_{-\infty}^{-2.5}\phi(t)dt = 0.5 - \int_{0}^{2.5}\phi(t)dt = 0.5 - 0.49379 = 0.00621$

2. $\int_{1.25}^{\infty}\phi(t)dt = 0.5 - \int_{0}^{1.25}\phi(t)dt = 0.5 - 0.39435 = 0.10565$

3. $\int_{-2.5}^{-0.5}\phi(t)dt = \int_{0}^{2.5}\phi(t)dt - \int_{0}^{0.5}\phi(t)dt = 0.49379 - 0.19146 = 0.30233$

4. $\int_{-1.25}^{1.25}\phi(t)dt = 2\int_{0}^{1.25}\phi(t)dt = 2\times 0.39435 = 0.78870$

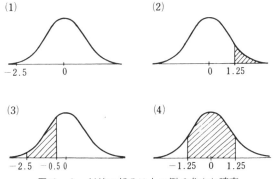

図10・3　斜線の部分は上の例で求めた確率

索　引

［い］

一次式 ……………………………41
一次方程式 ………………………37
位置ベクトル ……………………240
一般解 …………………………81,184
一般角 ……………………………71
因数定理 …………………………48
因数分解 …………………………28

［え］

n 巾根 …………………………68
F 分布 …………………………306
円順列 ……………………………259

［お］

オーバーシュート ………………211
黄金分割 …………………………44

［か］

Geiger-Nuttal …………………103
階級 ………………………………262
階乗 ………………………………259
回転 ………………………………86
回転体 ……………………………172
ガウス記号 ………………………54
確率 ………………………………258
確率変数 …………………………267
仮数 ………………………………106
加速度 …………………………135,173
傾き ………………………………41
加法定理 …………………………76

完全数 ……………………………7

［き］

基本ベクトル ……………………236
逆希釈法 …………………………40
逆行列 ……………………………245
逆三角関数 ……………………84,131
逆数 ………………………………10
逆数表 ……………………………294
逆 Z 変換 ………………………223
共通因数 …………………………28
共役 ………………………………64
行列 ………………………………241
行列式 ……………………………247
極形式 ……………………………65
極限値 ……………………………118
極座標 ……………………………65
曲線の長さ ………………………174
虚数 ……………………………2,46
虚数単位 ………………………46,62
近似値 ……………………………142

［く］

空間極座標 ………………………65
矩形波 ……………………………209
区分求積法 ………………………162
組合せ ……………………………260
グラフ ……………………………53

［け］

係数 ………………………………23
計数時間 …………………………282

310

索　引

計数率	279	実数	2
結合法則	3, 9	指標	106
原関数	195	写真濃度	103
原始関数	152	周期関数	202
検定	288	収束域	194

[こ]

交換法則	3, 9, 36	収束座標	194
高次導関数	137	周波数分析	211, 213
高次方程式	51	主値	84
合成関数	125	10進数	224
合成数	7	循環小数	12
高速フーリエ変換	212	純虚数	62
恒等式	36	順列	259
誤差	280	小行列式	252
弧度法	73	乗法公式	27
小町算	5	正味計数	280

[さ]

		常用対数	105, 301
		初期条件	184
最終速度	186	真数	106
最小公倍数	7	シンプソン公式	175
最小二乗法	285		
最大公約数	7		

[す]

座標平面	65	数学的確率	258
三角関数	69, 71, 127, 158	数値積分	175
三角関数表	79	数直線	6
三角級数	202	数平面	6
三角方程式	81	スカラー量	234
3倍角	78	スターリングの公式	272
サンプリング	218	ステップ関数	193
		スペクトル	211

[し]

[せ]

指数関数	69, 128, 159, 287	正規分布	267, 308
指数法則	25, 95	正弦級数	204
指数方程式	96	正弦定理	86
自然計数率	278	整数	2
自然数	2	整数部分	106
自然対数	105, 301	生存率	273
自然放射能	280	正方行列	242
		積分	152

311

索　引

積分法則 ……………………199
積和公式 ……………………77
接線 ……………………133
絶対値 ……………………65
Z変換 ……………………220
全計数 ……………………283
線型微分方程式 ……………185

［そ］

素因数分解 ……………………7
相関係数 ……………………286
像関数 ……………………195
双曲線関数 ……………………202
相対誤差 ……………………280
相対度数 ……………………258
総和 ……………………15
速度 ……………………135,173
素数 ……………………7

［た］

台形公式 ……………………175
対数 ……………………99
対数関数 ……………………129
対数計算 ……………………111
対数表 ……………………106,296
対数方程式 ……………………101
多項式 ……………………23
単位行列 ……………………244
単項式 ……………………23

［ち］

置換積分 ……………………165
置換積分法 ……………………156
超関数 ……………………191
重複順列 ……………………259
直交座標 ……………………64
直交性 ……………………202
直接希釈法 ……………………40
直線 ……………………41

［つ］

通分 ……………………4

［て］

t検定 ……………………287
t分布 ……………………307
定積分 ……………………163
テイラー ……………………139
ディジタル表示 ……………………224
デシベル ……………………104
テスト関数 ……………………191
デルタ関数 ……………………191
展開 ……………………28

［と］

導関数 ……………………124
統計表 ……………………262
等比級数 ……………………12
同類項 ……………………23
特殊解 ……………………184
独立試行 ……………………261
度数分布表 ……………………263
ド・モアブルの定理 ……………………66

［な］

ナイキスト周波数 ……………………223
内積 ……………………237

［に］

二項定理 ……………………261
二項分布 ……………………266
二次微分 ……………………137
二次方程式 ……………………44
二重希釈法 ……………………40
二重根号 ……………………19
2進数 ……………………224

312

索　引

［は］

媒介変数 …………………83,132
倍数 ……………………………6
半角 ……………………………78
判別式 …………………………49

［ひ］

非循環小数 ……………………12
ヒット …………………………273
微分 ……………………………124
微分係数 ………………………122
微分公式 ………………………124
微分法則 ………………………199
微分方程式 ……………………182
標準偏差 …………………263,280
比例式 …………………………42

［ふ］

フェイソル ……………………67
複素数 …………………………46,62
不定積分 ………………………152
部分積分法 ……………………161
部分分数 …………………50,160
フーリエ級数 …………………202
フーリエ展開 …………………205
フーリエ変換 …………………211
分解時間 …………………143,279
分数方程式 ……………………49
分配法則 ………………………9,36

［へ］

平均値 …………………138,263
平均変化率 ……………………122
平行移動 ………………………86
平方 ………………………16,294
平方根 ……………………16,294
ベクトル ………………………234
偏角 ……………………………66

［ほ］

変数分離 ………………………183
変数分離型 ……………………183
変数変換 ………………………193
偏微分 …………………………144

［ほ］

方向余弦 ………………………236
放射線 …………………………287
法線 ……………………………134
方程式 …………………………36
ポワッソン ……………………271

［ま］

マクローリン …………………139

［み］

未知数 …………………………36

［む］

無限等比級数 …………………12,222
無理数 …………………………2,17
無理方程式 ……………………51

［め］

面積 ………………………86,169

［や］

約数 ……………………………6,7
約分 ……………………………5

［ゆ］

有限小数 ………………………12
有理化 …………………………18
有理関数 ………………………160
有理数 …………………………2

［よ］

余弦級数 ………………………204
余弦定理 ………………………86

索　引

余弦法則 ……………………239

[ら]

ラジアン …………………………74
ラプラス逆変換 ………………197
ラプラス変換 …………………194
ランダム ………………………273

[り]

離散的関数 ……………………212
離散フーリエ変換 ……………218
立体角 ……………………………80
立体空間 …………………………6
利得 ……………………………104

[る]

累乗 …………………………8,94
累乗根 ……………………………94
累積度数 ………………………264

[れ]

レスポンス関数 ………………216
列ベクトル ……………………243
連立微分方程式 ………………189
連立方程式 …………………51,249

[わ]

和積公式 …………………………77

314

＜著者紹介＞
福田　覚（ふくだ　さとる）
　　1942 年　長崎県に生まれる。
　　1968 年　東京理科大学卒
　　1986 年　名古屋市立大学医学部解剖学　医学博士
　　現　在　東京大学医学部附属病院放射線科電子顕微鏡室
　　　　　　文部科学技官，東京大学医学部医学系研究科客員研究員，
　　　　　　中央医療技術専門学校講師

放射線技師のための数学 ［3訂版］ 価格はカバーに表示してあります

　　　　　　1991 年　 3 月 28 日　　初版 発行
　　　　　　1991 年 12 月 25 日　　初版 第 2 刷 発行
　　　　　　1997 年　 2 月　 5 日　　改訂版 第 1 刷 発行
　　　　　　2004 年　 3 月 20 日　　改訂版 第 3 刷 発行
　　　　　　2010 年 11 月 30 日　　三訂版 第 1 刷 発行
　　　　　　2014 年　 5 月 15 日　　三訂版 第 2 刷 発行
　　　　　　2016 年　 2 月 18 日　　三訂版 第 3 刷 発行
　　　　　　2020 年 10 月 19 日　　三訂版 第 5 刷 発行

著　者　　福田　覚 ©
　　　　　　　ふくだ　さとる
発行人　　古屋敷　信一
発行所　　株式会社 医療科学社
　　　　　〒 113-0033　東京都文京区本郷 3 － 11 － 9
　　　　　TEL 03（3818）9821　　FAX 03（3818）9371
　　　　　ホームページ　http://www.iryokagaku.co.jp

ISBN978-4-86003-468-9　　　　　（乱丁・落丁はお取り替えいたします）

本書の複製権・翻訳権・上映権・譲渡権・公衆送信権（送信可能化権を含む）は（株）医療科学社が保有します。

JCOPY ＜出版者著作権管理機構 委託出版物＞

本書の無断複製は著作権法上での例外を除き，禁じられています。
複製される場合は，そのつど事前に出版者著作権管理機構
（電話 03-5244-5088，FAX 03-5244-5089，e-mail: info@jcopy.or.jp）の
許諾を得てください。

2015 年 5 月出版元の東洋書店廃業により、2016 年 1 月より刊行の上記
書籍は医療科学社が発行元となります。

医療科学社の書籍案内

装いも新たに、【Base of Medical Science】シリーズ刊行！

初歩の数学演習 ― 分数式・方程式から微分方程式まで ―

共著：小林毅範・福田 覚・本田信広
- 数学計算が不得手な人でも必要最小限の計算力が身に付く内容構成。
- 各章冒頭に要項・公式・ポイントを示し、例題は解答と説明も示した。

● A5 判 318 頁　● 定価（本体 2,800 円＋税）
● ISBN978-4-86003-466-5

画像数学入門〔3 訂版〕― 三角関数・フーリエ変換から装置まで ―

共著：氏原真代・波田野浩・福田賢一・福田 覚
- 学生・初学者向けにフーリエ変換など応用数学の基礎を平易に解説。
- 教科書としても使いやすいように例題・練習問題を豊富に設ける。
- 3 訂版では、ディジタル画像処理の初歩について詳述した。

● A5 判 362 頁　● 定価（本体 3,200 円＋税）
● ISBN978-4-86003-467-2

放射線技師のための数学〔3 訂版〕

著：福田 覚
- デルタ関数の項を追加し、最近のディジタル表示についても説明。
- 放射線技師に必要な対数計算、微分、積分等の数学を詳しく解説。
- 例題→解説→練習問題の流れで無理のない学習ができる。

● A5 判 330 頁　● 定価（本体 3,700 円＋税）
● ISBN978-4-86003-468-9

初歩の医用工学

共著：西山 篤・大松将彦・長野宣道・加藤広宣・賈 棋・福田 覚
- 最新の診療放射線技師国家試験出題基準をもとにしたテキスト。
- 医用画像情報と診療画像機器の内容を含め系統的学習ができるよう配慮。

● A5 判 310 頁　● 定価（本体 3,500 円＋税）
● ISBN978-4-86003-469-6

医用工学演習 ― よくわかる電気電子の基礎知識 ―

編：西山 篤　共著：飯田孝保・高瀬勝也・福田 覚
- 医用工学の基礎となる電気・電子の知識について平易に解説。
- 独習で取り組める演習問題を数多く収録し、学習の便を図った。
- レーザーの性質や、2 進法、16 進法なども説明。

● A5 判 268 頁　● 定価（本体 2,500 円＋税）
● ISBN978-4-86003-470-2

初歩の物理学

共著：尾花 寛・小林嘉雄・高橋正敏・福嶋 裕・福田 覚・本間康浩
- 文科系の学生や専門学校の学生にわかるように、編集・記述。
- 学習の単調化をなくすよう、例題・練習問題を適度に配してある。

● A5 判 302 頁　● 定価（本体 2,800 円＋税）
● ISBN978-4-86003-471-9

放射線物理学演習〔第 2 版〕― 特に計算問題を中心に ―

共著：福田 覚・前川昌之
- 最新の学生の計算力が "低下している" といわれるなか、本書は、その計算力が確実に身に付く絶好のテキスト。国家試験受験にも最適。
- 豊富な例題と詳しい解説、演習問題で構成。

● A5 判 334 頁　● 定価（本体 3,000 円＋税）
● ISBN978-4-86003-472-6

放射線技師のための物理学〔3 訂版〕

著：福田 覚
- 診療放射線技師、第 1 種、第 2 種放射線取扱主任者、X 線作業主任者をめざす人のための入門書で、国家試験受験に最適の書。
- 3 訂版では「中性子の測定」などの補足や例題等の充実を図った。

● A5 判 330 頁　● 定価（本体 3,700 円＋税）
● ISBN978-4-86003-473-3

新版　わかる　音響の基礎と腹部エコーの実技

編著：菅 和雄
本書は、腹部超音波検査の教科書、実習テキストとして画像を深く理解ならびに推察できるよう画像収集までの過程である音響の基礎を充実。また、臓器別に基礎、基本走査法と超音波解剖、病態、症例を収載し、特に広い見識で画像を観察、検索する必要のために病態の解説も多くした。典型症例の供覧は経験にも値するといってよく、可能な限りを収載。参考の項では日常的に使用される略語や超音波サインについての収載を行った。

● A5 判 304 頁　● 定価（本体 3,500 円＋税）　● ISBN978-4-86003-474-0

2015 年 5 月出版元の東洋書店廃業により、2015 年 12 月より刊行の上記書籍は医療科学社が発行元となります。

医療科学社

〒 113-0033　東京都文京区本郷 3 丁目 11-9
TEL 03-3818-9821　FAX 03-3818-9371　郵便振替 00170-7-656570
ホームページ　http://www.iryokagaku.co.jp

本の内容はホームページでご覧いただけます
本のお求めは　● もよりの書店にお申し込み下さい。
● 弊社へ直接お申し込みの場合は、電話、FAX、ハガキ、ホームページの注文欄でお受けします（送料 300 円）。